常见病外治疗法丛书 · 刘万里 主编

骨伤常见病外治疗法

孙玉明 主编

中国中医药出版社
· 北京 ·

图书在版编目（CIP）数据

骨伤常见病外治疗法 / 孙玉明主编 . —北京：中国中医药出版社，2017.9
（常见病外治疗法丛书）

ISBN 978 – 7 – 5132 – 4343– 8

Ⅰ . ①骨…　Ⅱ . ①孙…　Ⅲ . ①骨损伤—外治法　Ⅳ . ① R274.05

中国版本图书馆 CIP 数据核字（2017）第 166313 号

中国中医药出版社出版

北京市朝阳区北三环东路 28 号易亨大厦 16 层
邮政编码　100013
传真　010-64405750
廊坊市三友印务装订有限公司印刷
各地新华书店经销

开本 710×1000　1/16　印张 21.25　字数 322 千字
2017 年 9 月第 1 版　2017 年 9 月第 1 次印刷
书号　ISBN 978 – 7 – 5132 – 4343 – 8

定价　65.00 元
网址　www.cptcm.com

社 长 热 线　010-64405720
购 书 热 线　010-89535836
维 权 打 假　010-64405753

微信服务号　zgzyycbs
微商城网址　https://kdt.im/LIdUGr
官 方 微 博　http://e.weibo.com/cptcm
天猫旗舰店网址　https://zgzyycbs.tmall.com

如有印装质量问题请与本社出版部联系（010-64405510）

郑培华（南京中医药大学附属南京市中西医结合医院）

姚　昶（南京中医药大学附属医院　江苏省中医院）

夏承志（南京中医药大学附属南京市中西医结合医院）

钱春发（南京中医药大学附属南京市中西医结合医院）

徐天舒（南京大学医学院附属鼓楼医院）

徐梅昌（南京中医药大学附属南京市中西医结合医院）

黄子慧（南京中医药大学附属南京市中西医结合医院）

崔　倪（南京中医药大学附属南京市中西医结合医院）

章一凡（南京中医药大学苏州附属医院　苏州市中医医院）

韩元龙（南通市第六人民医院）

颜延凤（南京中医药大学附属南京市中西医结合医院）

戴奇斌（南京中医药大学附属南京市中西医结合医院）

顾伏龙（南京中医药大学南通附属医院　南通市中医院）

徐旭东（海安县中医院）

黄振超（南京中医药大学附属南京市中西医结合医院）

蒋东明（南京中医药大学附属医院　江苏省中医院）

蒋仕玉（南京中医药大学）

嵇　辉（南京中医药大学附属南京市中西医结合医院）

前言

中医药学是中华民族原创的医学科学，是中华文明的重要组成部分，几千年来在保障中华民族的繁衍昌盛方面做出了巨大贡献，即使在现代医学飞速发展的今天，中医药仍在为维护人民健康发挥不可替代的作用。经过历代医家的不断摸索总结与经验传承，中医药学已经建立了从理论到临床的一个非常完善的诊治体系，在疾病的预防、诊断与治疗方面独具特色，在众多中医治疗方法中，外治法历史悠久，自成体系，具有非常重要的地位；它既可独立使用，也可与其他疗法结合使用，具有简便验廉的特点，深受广大医护人员与患者的欢迎，目前广泛应用于临床。

中医外治疗法的内容非常丰富，据有关文献记载多达 400 余种，概括起来可分两大类：药物外治法、非药物外治法。在治疗范围上一般分内病外治、外病外治两大类，具体到临床，外治法又分为内科疾病外治法、外科疾病外治法、妇科疾病外治法、儿科疾病外治法、骨科疾病外治法等。常用的外治疗法包括：按摩、熏洗、敷贴、膏药、脐疗、足疗、耳穴疗法、针灸、物理疗法等百余种。与内治法相比，外治法具有"殊途同归，异曲同工"之妙，对"不肯服药之人，不能服药之症"，尤其对危重病症，更能显示出独特的疗效，故有"良丁（高明的医生）不废外治"之说。

为整理规范中医外治疗法，传承中医治疗特色，推广中医适宜技术，让更多的临床医生，尤其是基层医生、全科医生系统了解中医外治疗法，进而学习掌握其治疗范围、适应病症、操作要点，更好地服务于临床，提高临床疗效，江苏省中西医结合学会外治法专业委员会会同南京市中西医结合医院的上百位中医外治专家及临床医师共同撰写了本丛书。

江苏省中西医结合学会外治法专业委员会是江苏省中医药系统成立较早的专业学会，集中了全省在外治法使用方面具有丰富经验的中医专家，而作为学会主委单位的南京市中西医结合医院是江苏省中西医结合学会外治法研究中心，医院的传统特色专科——中医外科（瘰疬、骨痨）是国家中医药管理局的重点专科，外治疗法效果突出，在全国有较大的影响力；在此基础上医院一直鼓励各临床专科医生使用外治疗法，均已形成各专科自己的外治特色。

丛书分为五个分册：《内科常见病外治疗法》《外科常见病外治疗法》《妇科常见病外治疗法》《儿科常见病外治疗法》《骨伤常见病外治疗法》。各分册均分上篇和下篇两个部分。上篇为总论，主要介绍本专科常用的外治方法；下篇为各论，主要介绍外治疗法在疾病治疗中的具体运用，以疾病为纲，治疗方法为目，按优先推荐次序分别列举临床技术成熟、疗效可靠的外治疗法，详细说明其适应证、操作方法、疗法特点及注意事项等，并在临床应用方面也加以论述，部分病种还附有插图和典型案例。全套书力求行文简明扼要，重点突出疗法的临床实用性和操作规范性，共总结了内科、外科、妇科、儿科、骨伤等共计 170 余个病种的外治疗法，可谓汇集目前各临床专科常见病种外治疗法之大成。

丛书编写从 2015 年 9 月启动以来，得到了江苏省中西医结合学会、南京市中西医结合医院、中国中医药出版社领导的大力支持，参加编写的专家投入了大量的时间和精力，倾注了大量的心血，历时一年半，终于得以完成。但因编者能力水平有限，疏漏之处在所难免，恳请广大读者与同道提出批评意见，以便再版时修正。

期待这套丛书的出版发行，为广大临床医生及中医爱好者提供中医外治疗法的专业上乘之作，以便更好地推广中医外治技术，进一步突出中医的诊治特色，提高临床疗效，最终为广大患者服务。

江苏省中西医结合学会外治法专业委员会主任委员
南京市中西医结合医院院长　　　　　　　　　刘万里

2017 年 5 月

编写说明

　　外治法是运用药物、手法或配合相应器械等直接作用于患者体表或病变部位以达到治疗目的一种治疗方法。清代吴师机在《理瀹骈文》中指出："外治之理，即内治之理，外治之药，即内治之药，所异者法耳。"外治法具有悠久的历史，随着现代医疗模式的转变，以及"以人为本"医疗理念的逐步深化，外治法以其便捷、安全、有效的特性而更加受到重视，被广泛地运用于各科临床。骨伤科疾病有其自身特点，外治法在骨伤科疾病的治疗中发挥了重大作用，是骨科疾病的重要治疗方法之一。

　　为了充分展示中医骨伤科外治法的特色和临床优势，更好地服务于广大患者，同时也为了全面系统总结现代中医骨伤科外治法的新技术、新方法、新成果，我们组织了长期从事骨伤科临床和教学工作的专家编撰完成《骨伤常见病外治疗法》一书。全书分为总论和各论两部分：总论详细地介绍了骨伤科常用外治疗法；各论介绍了骨伤科临床常见疾病的具体外治疗法，共分为软组织疾病、骨骼疾病、关节疾病、骨与关节感染四章，每一个病种均挑选临床疗效突出、操作方法具体的外治方法进行阐述，从外治法的操作方法、疗法特点、注意事项及最新临床应用研究进展四个方面进行了详细介绍。希望本书能给广大临床医师，尤其是基层医师、全科医师提供医疗参考。

　　由于编委会人员有限，难以全面体现骨伤科疾病外治法的全貌，本书必定存在不足之处，恳望广大读者提出宝贵意见和建议。

《骨伤常见病外治疗法》编委会

2017 年 6 月

目录

上篇　总　论　　　　　　　　　　　　001

第一章　绪　论　　　　　　　　　　　003
　　第一节　中医外治疗法发展简史　　005
　　第二节　中医外治疗法的
　　　　　　临床应用特点　　　　　　010
　　第三节　中医外治疗法的分类　　　015
第二章　骨伤科常用外治疗法　　　　　017
　　第一节　药物熏洗疗法　　　　　　019
　　第二节　药物外敷疗法　　　　　　023
　　第三节　药浴疗法　　　　　　　　026
　　第四节　针刀疗法　　　　　　　　035
　　第五节　拔罐疗法　　　　　　　　040
　　第六节　离子导入疗法　　　　　　054

下篇 各 论 059

第三章 软组织疾病 061

第一节 落枕 063

第二节 颈椎病 068

第三节 肩周炎 083

第四节 冈上肌肌腱炎 090

第五节 肱骨外上髁炎 098

第六节 桡骨茎突狭窄性腱鞘炎 103

第七节 腱鞘囊肿 109

第八节 腕管综合征 114

第九节 指屈肌腱腱鞘炎 119

第十节 梨状肌综合征 124

第十一节 髌骨软化症 130

第十二节 膝关节半月板损伤 136

第十三节 踝关节扭伤 140

第十四节 跖管综合征 144

第十五节 跟腱周围炎 151

第十六节 跟痛症 158

第十七节 急性腰扭伤 163

第十八节 腰肌劳损 171

第十九节 第三腰椎横突综合征 178

第二十节 腰椎间盘突出症 186

第二十一节 腰椎椎管狭窄症 194

第四章 骨骼疾病 201

第一节 股骨头骨骺炎 203

第二节 胫骨结节骨骺炎 208

第三节　股骨头无菌性坏死　　213

第四节　骨折延迟愈合　　221

第五节　强直性脊柱炎　　227

第六节　骨质疏松症　　236

第五章　关节疾病　　247

第一节　髋关节暂时性滑膜炎　　249

第二节　膝关节创伤性滑膜炎　　254

第三节　膝关节骨性关节炎　　260

第四节　腰椎骨质增生症　　268

第五节　类风湿关节炎　　275

第六节　痛风性关节炎　　280

第七节　骨化性肌炎　　285

第六章　骨与关节感染　　293

第一节　急性血源性骨髓炎　　295

第二节　慢性骨髓炎　　300

第三节　创伤后骨髓炎　　304

第四节　化脓性关节炎　　310

第五节　脊柱结核　　315

第六节　髋关节结核　　319

第七节　膝关节结核　　324

上篇

总论

第一章 绪论

第一节　中医外治疗法发展简史

外治法是指一切施于体表或从体表进行操作的疗法，包括药物外用的治疗方法、使用医疗器械的治疗方法（如针灸、刮痧等）、使用手法的治疗方法（如推拿等），以及使用天然物理因素的治疗方法等。外治法是中医学宝库中的一个重要组成部分，不仅方法繁多，而且适应证广泛，具有"简、验、廉、效"的临床应用特点。这种萌芽于原始社会，经历了数千年曲折发展历程的中医疗法，在现代科学技术的渗透及影响下，呈现出一个崭新的局面，展示了无限广阔的发展前景。

一、中医外治疗法的萌芽期

中医外治法历史悠久。在古老的原始社会已有多种外治法产生，如包扎、止血、外敷、热熨、砭石、按摩、针灸、舞蹈等。那个时代，人们的生活环境艰苦险恶，劳动工具简陋，在与野兽的搏斗或生产生活的实践中发生跌仆损伤，古人有意无意地在负伤处用手压迫、抚摩，便起到了散瘀消肿、减轻疼痛的作用，这就是按摩法产生的源头。当人们被野兽咬伤或劳动过程中被刺伤体表引起出血时，用手指压迫或用捣烂的草茎、树叶等来涂敷伤口，就可以止血，促进伤口愈合，逐渐发现某些植物具有止血作用，有些树脂还能杀菌、防腐、促进血液循环，这样就产生了最早的敷贴法。随着生产工具的改进，以及与疾病斗争经验的积累，古人逐渐懂得了用兽角进行"杯吸术"，即拔罐法；用甲壳、兽骨、鱼刺、砭石等除去异物、开放脓肿、实施放血，即放血法。古人发明火以后，很快应用于医疗，他们在围火取暖的同时，逐渐懂得用烧热的石块和砂石热熨身体可减轻或消除因寒湿引起的病痛；用某些干枯的植物茎叶作燃料，进行身体的温热刺激，能治愈腹痛、腹泻等疾病，这就是现代热熨法和灸法的萌芽。

我国现存最早的医学典籍《黄帝内经》，全面系统地阐述了中医学理论体系，并介绍了多种外治方法。如书中记载了"形苦志乐，病生于筋，治之以熨引"的熨法、"导引按蹻"的按摩法及浴法、膏法、熏法等外治法，以及"桂心渍酒，热熨寒痹""白酒和桂以涂风中血脉"等外治药物。医圣张仲景在《伤寒杂病论》中记载了鼻内吹药、塞鼻、灌耳、舌下含药、润导、浸足、坐药、扑法、洗法、熏法、暖脐法、点药法、温覆取汗法、温粉止汗法、头风摩顶法，以及救自缢而死的类似现代人工呼吸法等十余种外治方法。

可以看出，中医外治疗法从最早无意识的萌芽状态，发展到秦汉时期，已经具有了初步的医学模式，并已开始应用于医疗实践。

二、中医外治疗法的发展期

从三国时期开始，中医外治疗法进入了一个快速的发展阶段。名医华佗应用"麻沸汤"给患者内服麻醉做开腹手术，并用"神膏"外敷伤口，促进伤口愈合。晋代葛洪著《肘后备急方》着眼于临床急救，书中近一半的篇幅介绍了中医外治法，如用竹管导尿，救猝死用半夏末吹鼻，治卒中五尸以商陆根煎熬囊贮，更番热熨，以及"令爪其患者人中取醒"以治卒中的方法等。南北朝龚庆宣著《刘涓子鬼遗方》是我国现存最早的一部创伤外科专书，记载了脓肿切开排脓和用水银治疗皮肤病等经验。晋代以后外治法趋于细化，开始向专科发展。晋代皇甫谧著《针灸甲乙经》问世后，针灸疗法涉及的经络穴位逐渐统一规范，经验日趋丰富。推拿则又分化出正骨推拿、小儿推拿、喉科推拿、养生按摩等。物理治疗出现后，已有泥疗、沙浴、日光浴、温泉浴、蜡疗之分。天然磁石应用于临床，产生了磁疗法。唐代医家孙思邈创造了磁穴疗法、磁水疗法、磁粥疗法和磁酒疗法。他的医学著作《千金要方》共30卷，其中23卷涉及外治法；全书共收集医方4500多首，其中有1200余首外治方，运用了50多种外治方法，涉及内、外、妇、儿、五官、皮肤科及各种急症。《千金要方》还记载了对尿潴留患者以葱管作导尿器械的记载。唐代医家王焘著《外台秘要》也收集了大量外治方，如用苦参煎汤淋浴治小儿身热等。宋代的医学著作《太平圣惠方》和《圣济总录》等书中都载有伤科外治法的内容。如《圣济总录》中有治疗骨折脱位的方法，对开放性创伤强调要清创缝合，若有感染则要采取外洗疮口的方法以祛秽解毒等。

在中医外治疗法的发展期，中医外治法无论是治疗方法的种类，还是治疗疾病的范围，都较以前有了大幅度的进步，为中医外治疗法成熟鼎盛期的到来奠定了坚实的基础。

三、中医外治疗法的成熟鼎盛期

中医外治疗法发展的成熟鼎盛期是在明清时期，此时外治法已广泛应用于临床各科、多种疾病的治疗。明代陈实功著《外科正宗》堪称此时期的代表作。在治疗脓肿方面，他强调要"开户逐贼""使毒外出为第一"，运用刀、针扩创引流，或采用腐蚀药物清除坏死组织；书中还记载有截肢术、鼻息肉摘除术、气管缝合术、咽喉食道内异物清除术，以及竹筒吸脓法、枯痔散治痔法、火针治瘰疬法等，均具有极高的临床价值，体现了当时外治法的发展水平。明代医家李时珍著《本草纲目》辑录了大量外治方药。经初步统计，其外治方法有80余种之多，除皮肤科和伤科外，其余各科还有1600余首外治方药。此外，《本草纲目》还记载了很多穴位敷药疗法，使药物外治法与经络腧穴相结合，提高了临床疗效。清代程鹏程编撰的外治专书《急救广生集》，又名《得生堂外治秘方》，专门介绍中医外治疗法，汇集了清代以前千余年的外治经验和疗法。全书共十卷，收治病症400余种，选方1500余首，涉及杂证、急证、妇科、儿科、皮肤科、骨伤科等各科。所载处方，具有简、便、廉、验的特点。如取五倍子末填脐中以及临卧用川郁金末均匀调涂乳上治疗自汗盗汗；用蒜泥贴足心治疗鼻血不止；绿豆皮、决明子、野菊花等药制成"药枕"以平肝明目；以葱白杵烂填脐中、艾火灸之治疗大小便不通；硼砂末点眼治疗腰部扭伤等，均属外治佳法。清代医家赵学敏著

《串雅外篇》所收的外治法，资料十分丰富。该书分为禁药门、起死门、保生门、奇药门、针法门、灸法门、熏法门、贴法门、蒸法门、洗法门、熨法门、吸法门、取虫门等共28门；包括各种外治方法共600条；认为内、外、妇、儿、五官等科的一些急慢性疾病，均可以选择外治法治疗。吴师机著《理瀹骈文》是清代成就最大、最具影响的一部外治专著，书中收集了近百种外治方法，并重点介绍了膏药治病的经验。书中记载治疗胸部以上部位的疾病时，运用涂顶、覆额、点眼、塞鼻、塞耳、揉项及敷手腕、膻中、背心等方法；治疗脐以上胸部以下的中部疾病时，运用敷脐、熏脐、蒸脐、填脐等方法；治疗脐以下部位的疾病时，运用坐浴、坐熏、摩腰、暖腰、兜肚、敷膝、熏腿、贴腿肚、掏脚跟等方法。吴师机不仅系统整理和总结了千余年来的中医外治法的经验，还从理论上进行了深入探讨，指出内治与外治在治病祛邪方面并没有本质的区别，只是方法不同而已，医理是一致的。此外，他还将众多的外治方法，归纳为嚏、填、坐三法，创立了表、里和半表半里"三焦分治"的外治体系。

明清时期，人们对中医外治疗法研究之深、运用之广、整理之系统，远远超过以前的任何时期，标志着中医外治疗法达到了一个鼎盛期。

四、中医外治疗法的复兴期

清代末期以后，中医药事业的发展不断受到歧视、排斥和摧残，跌入了前所未有的低谷，中医外治法也一度湮没不彰。

新中国成立以后，随着中医药政策的贯彻落实，中医外治疗法也获得了新的发展。尤其是与现代科学技术相结合后，采用了新的仪器和器具，催生了新的外治方法，如超声药物透入疗法、超声雾化吸入法、中药电离子导入法、红外线疗法、激光疗法、磁疗法、肌电生物反馈疗法、音乐疗法、心理疗法等，借助声、光、电、化、磁的作用，促进药物由外而内，延伸和发展了传统的中医外治疗法，提高了外治法的疗效。中医外治疗法还不断吸收现代药物研究成果，大胆改革创新外用药物的传统剂型，提高用药效率。如在膏药的生产制作中，使用的新型贴膏剂，有助于表皮的水合作用和角质软化，可加速药物的渗透吸收；有的膏药应用透皮控释剂，可使药物缓慢释放持续 72 小时。中医外治疗法与保健物品的结合，是中医外治法发展的一个亮点，其内涵还在不断地丰富之中。如在治疗高血压、颈椎病、鼻炎、神经衰弱等慢性病时应用的药枕以及各种药物背心、兜肚、护肩、护膝、腰带、保健衣裤等。这既是对中医外治方法的继承与进一步发展，也是中医外治法朝着现代化方向发展的又一条途径。

中医外治疗法的不断发展进步，说明了中医外治疗法在医疗实践应用方面正在全面复兴，而且将达到一个新的高度，同时也展现了中医外治法强大的生命力和广阔的发展前景。

（孙玉明）

第二节　中医外治疗法的临床应用特点

中医外治法具有简、便、廉、捷、验等优点，且易学易用、使用安全、毒副作用少，在临床各科病症中有显著疗效，尤其适用于老幼虚弱之体、攻补难施之时、不肯服药之人、不能服药之证。

一、治法多样、简便易行

中医外治法源于医疗实践，方式方法多种多样，如手法、器械、药物并用，施治部位广泛，具有多种可供选择的治疗途径。由于外治法大多作用于人体患部、经穴和特定部位，因而可选用点眼、塞鼻、塞耳、敷脐、敷手心、塞肛门、塞阴道等方法，这些部位均很容易找到且易于施术，故极易推广应用。此外，外治法所用的材料大多较为简单，如艾灸、拔罐、挑刺等，药物也可以用葱、蒜等。特别是中药外治所需的药物一般剂量较小，无须高、精、尖或特殊的仪器、设备，可以节约大量药材，减少开支，也便于操作。

二、疗效可靠、适应证广

实践证明，中医外治法能够迅速而有效地控制和消除临床症状，对内、外、妇、儿、皮肤、五官诸科的多种疾病有很好的治疗和辅助治疗作用。对病情轻浅单纯的疾病尤其是在疾病的初期，完全可起到主治作用；对于不肯服药的儿童，不能服药的病种，久病体虚或脾胃运化功能失常、难以接受攻补之人均无过多禁忌，每能起到内治所不能及的效果。如高热，用冰块敷前额降温，防止发生变症；鼻衄可以用冰块敷双侧的迎香穴来止血；癫痫发作，急掐人中而使其缓解；中暑昏倒之患者，用卧龙丹取嚏即使其苏醒；对尿潴留患者，采用搐鼻、敷脐等手段，可使尿液排出；对睑腺炎患者，可行背部挑刺治愈等。外治法对临床各种疾病的治愈创造了有利的条件，是一种行之有效的治疗方法。中医外治法不仅对急性病有迅速控制症状的作用，而且对某些慢性病的疗效也十分显著。如治疗支气管哮喘采用外敷消喘膏；脐敷罂粟壳治疗慢性腹泻；神阙穴贴五倍子膏治疗自汗、盗汗等，均可以收到显著的效果。

三、安全可靠、副作用少

中药外治所需的药量远远小于内服药量，且往往仅在患病局部或病位相邻的部位施药，在局部的药物浓度高，而血中药物浓度则甚微。有的药物即使通过人体直接吸收而发挥作用，因其选择适宜的途径直接进入大循环，避免了药物对肝脏及其他器官的毒害。而敷脐、耳压等疗法则几乎无毒害作用。由于外治法是施治于体表，通过皮肤、黏膜的渗透作用起到治疗效果，这样就可以随时观察患者的用药反应。因此，其用药方法较内服法安全可靠，副作用小，并且可避免意外事故的发生。正如《理瀹骈文》所言："外治法治而不效，亦不致造成坏症，尤可另易他药而收效，未若内服不当则有贻误病机之弊。"外治法只要辨证准确，施治得法，操作细致，一般来说，比起内服药相对安全可靠，且副作用很少。

四、精于辨证、定位用药

辨证论治是中医遣方用药的根本，古今历代医家均十分重视审证求因，通过望、闻、问、切四诊全面地了解患者的症状和体征，然后进行分析、综合、归纳，探究疾病发生的原因、部位；性质、轻重程度、范围大小及发展趋势，从而选择适宜的外治方法进行治疗。但是，虚实不明、寒热不辨、表里相混、阴阳不分地使用外治法，就不会取得应有的效果，甚至会使病情恶化，这是在使用外治法时要特别注意的。《理瀹骈文》曰："外治之法，间有不效者，乃看证未的，非药不效也。""大凡外治用药，皆本内治之理，而其中有巧妙处，则法为之也。"故其强调治病要"明阴阳，识脏腑"。著作中也始终贯穿应用阴阳五行、脏腑经络理论来指导临床的思想。如小儿发热辨证属风热者，可选用薄荷叶捣烂揉擦迎香穴，以疏风散热。只有辨证准确，才能使外治法有据可依、有法可循、治之无误，更好地发挥其治疗作用。中医外治法施于局部组织的药物浓度显著高于血液浓度，故发挥作用充分，局部疗效明显优于内治，且取效迅捷。如用气雾剂平喘；用锡类散灌肠治疗溃疡性结肠炎，可在病灶局部直接发挥解毒生肌的作用；颈椎病项强臂麻，用活血通络的药物作枕，其疗效不逊于内服，且免除了长期服药之苦；关节局部寒冷疼痛，用温经活血通络药局部外敷加热熨，散寒效果较内服药为优。

五、重视剂型、防治结合

外治法所用药物的剂型颇多，除传统的丸、散、膏、丹等外，目前又开发出气雾剂、灌肠剂、乳剂、熨剂等，各种剂型由于制剂工艺的不同，作用特点各异，因而临床辨证施治时，要有针对性地加以选择，以充分发挥其疗效。如虚寒胃痛或妇女痛经则宜选用热熨剂或灸法来温通经络止痛；跌打损伤则宜选用中药外洗或外擦；疮疡溃烂则不宜选用对皮肤有刺激的药物，如酊剂。剂型选择的合理与否，会直接影响到疗效的高低，故应引起足够的重视。古代文献中有麻油点鼻预防瘟疫的记载，有用液状石蜡点鼻预防流感，认为可能是油类在鼻黏膜上形成保护层的作用。亦有用食醋熏蒸或滴鼻预防流感，对流脑、腮腺炎均有较好的预防效果，已普遍为群众所接受。许多中药外治法，如药物兜肚、药枕、药榻、药被、药衣疗法，以及佩戴香囊等，不但可用于治疗疾病，还可健脑益聪、强身健体，经实践证实具有较高的养生保健和防治疾病的价值。

六、三因制宜、天人相应

中医学"天人相应"的自然辩证法，说明了大自然的千变万化、寒暑交替、斗转星移都直接影响着人体的生理与病理，而人体本身又有禀赋、年龄、体质、性别之不同，以及各地区的生活习惯和环境差异，因而运用外治法时就要注意到自然、地理及人为的因素，即所谓因人、因地、因时制宜。

（一）因人制宜

外治法和内治法一样均需要根据患者的体质、年龄、性别、生活习惯，以及既往病史等具体情况来采取适当的治疗，而不能片面、孤立地看待疾病，机械地使用外治法。如小儿患风寒感冒，用葱白、生姜、胡椒加水煮沸，令患儿吸其蒸汽，汗出即愈；而成人患风寒感冒则用搐鼻取嚏、生姜擦背方可收功。因为小儿脏腑娇嫩，形气未充，而年长者气血已衰，耐受力差，故不能使用刺激力强的治法。对孕妇则禁止在腹部使用刺激力强的外治法。凡此种种，说明外治法要因人施治，正确使用，方能祛除邪疾。

（二）因时制宜

四时气候变化，对人体的生理功能、病理变化均产生一定的影响，根据不同季节气候特点，采取适宜的治疗方法，是十分必要的。吴师机治疗四时伤寒的伤寒通用膏，春夏加石膏、枳实，秋冬加细辛、桂枝，就充分体现了这一特色。如麻疹欲出不透者，在夏季气候炎热时，宜用紫背浮萍、椿根皮、西河柳、生姜煮水擦背，而在冬季气候寒冷则应采用熏汽疗法。

（三）因地制宜

我国地域辽阔，各地四季气候差异悬殊，因而在运用外治法时，必须结合当地的气候特点，采取适当的治疗方法。如采用灌肠治疗小儿外感高热时，在西北严寒地区，宜用辛温解表之品，如桂枝、麻黄等；而在东南温热之地，则辛温解表宜少用，以免过汗伤正。如有的地区，药源匮乏，则需选择用药，以他药代之，切不可死板僵化，而治之失时。

（孙玉明）

第三节 中医外治疗法的分类

中医外治疗法细分有数百种之多，常用的有四五十种。随着科学技术的不断发展及其在医疗临床实践中越来越多的应用，中医外治疗法又出现很多应用现代化仪器的新方法。总体来说，中医外治疗法主要分为以下几种。

1. 针法 针法根据针刺部位的不同可分为体针、头针、耳针、鼻针、面针、眼针、舌针、脊背针、手针、足针、腕踝针、皮内针等疗法；根据针具不同又可分为毫针、三棱针、巨针、七星针、芒针、火针、水针、温针、撳针、小针刀、脉冲电针、声电针、微波针、激光针等疗法。

2. 灸法 根据灸法使用的灸具、灸法的不同可分为艾炷灸、艾条灸、隔物灸（姜、蒜、药饼）、温针灸、温筒灸、发疱灸、丹灸、雷火灸、灯火灸等法。

3. 推拿疗法 根据手法、施治部位、治疗对象的不同可分为成人推拿法、小儿推拿法、正骨推拿法、足部按摩法、保健按摩法、捏脊疗法、整脊疗法、按脊疗法、拍击疗法、指拨法、推扳法、颠簸疗法等。

4. 药物外治法 根据药物的剂型、使用方法及附加物理治疗方法的不同可分为围药法、薄贴法、油膏法、掺药法、药捻法、吹法、滴法、点法、拭法、导法、吸法、注射法、洗涤法、熏法、熨法、烘法、神灯照射法、蜡治法，以及磁石疗法等。

5. 拔罐疗法 拔罐疗法，又称角法，根据使用罐具、治疗方法的不同可分为火罐法、水罐法、抽气罐法、药罐法、针罐法、走罐法。

6. 手术疗法 根据治疗目的、手术方式、使用器械的不同可分为麻醉法、手术法、烙法、割治法、挑治法、结扎法、埋线法、挂线法、枯痔法、放腹水法、刮痧法、修脚术、夹板固定术、棉垫压迫术等。

7. 天然物理疗法 根据利用的自然条件可分为日光浴法、沙浴法、泥疗法、温泉疗法等。

8. 气功疗法 常用的有太极拳、易筋经、八段锦、十二段锦、十六段锦、五禽戏等。

9. 其他疗法 常用的有离子导入疗法、磁疗法、蜂蜇疗法等。

（孙玉明）

第二章　骨伤科常用外治疗法

2

　　中医外治疗法包括针灸疗法、推拿疗法、牵引疗法、药物熏洗疗法、药物外敷疗法、药浴疗法、穴位埋线疗法、针刀疗法、拔罐疗法、离子导入疗法，以及磁疗法等多种方法，本章仅就骨伤科临床中常用的药物熏洗疗法、药物外敷疗法、药浴疗法、针刀疗法、拔罐疗法和离子导入疗法六种疗法做详细论述。

第一节 药物熏洗疗法

药物熏洗疗法是将中药煎煮后，先利用蒸汽熏蒸，待药液降温后，再用药液淋洗、浸浴全身或局部的一种治疗疾病的方法。药物熏洗疗法根据治疗的形式和使用的部位不同，可以分为溻渍法、淋洗法、熏洗法和热罨法四种类型。本法是借助热力和药力的综合作用，具有促进腠理疏通、气血通畅，改善局部营养和全身功能的作用，具有应用广泛、奏效迅捷、操作简便、经济实惠等特点。

一、药物熏洗疗法的作用原理

中药熏洗疗法主要是利用物理热量与中草药结合产生大量的药物蒸汽，将药物施于皮肤或患部，借温度、机械和药物的作用对机体发挥直接或间接的治疗作用，疏通经络，调和气血，促进血液循环，改善局部营养状况和全身功能，从而达到治愈疾病的目的。熏洗疗法具有直接作用和间接作用。直接作用是药物通过熏洗，透过皮肤，到达腠理，深入脏腑，使其被吸收、输布全身，以发挥功效；间接作用指除了药物之外，皮肤或患部受到温热、机械等物理刺激，通过经络系统的调节而起到纠正脏腑、阴阳、气血的偏盛偏衰，补虚泻实、扶正祛邪以达到治疗疾病的目的。

二、药物熏洗疗法的操作方法

（一）药物熏洗疗法的器具

1. **浴盆** 洗浴、熏洗用。

2. **面盆** 通常选用搪瓷脸盆，用于头面部、四肢熏洗，亦可作坐浴盆用。

3. **木桶** 用于全身熏洗，小木桶用于四肢、手足浸洗或熏洗。

4. **冲洗器** 淋洗患处用。

5. 火炉或电炉 煎煮药物用。

6. 砂锅或沙罐 煎煮药物用，也可用大搪瓷锅或脸盆代替。

7. 小木凳、带孔木架、坐浴椅 熏洗时放置患肢或臀部用。

8. 布单、毯子或浴罩 用于熏洗时围盖盆、桶。

9. 毛巾或浴巾 用于熏洗后擦干身体或患部。

（二）熏洗的操作规程

1. 熏洗前准备阶段

（1）室温的调节：室内备温度计，以便随时测试室内温度变化并加以调节。冬季室温保持在20℃以上，室内备取暖设备；夏季注意室内通风，换气，使空气流通。

（2）熏洗的时机：宜在饭后1～2小时进行。饱餐后不应立即熏洗。空腹时由于肠胃空虚，体能下降，熏洗时大量汗出，易造成虚脱；而饭后立即熏洗，可造成胃肠或内脏血液流动减少，不利于消化，甚至可引起胃肠不适而恶心呕吐。

2. 全身熏洗法 ①将配选的药物先煎汤去渣取汁，趁热倒入浴盆中，盆内放一小木凳，高出药水面约10cm，患者坐在小木凳上，腿放在浴盆外，用浴罩或布单、毛毯等在上面盖住（仅头部暴露在外）勿使热气外泄，待温度适宜，取出小木凳，再进行洗浴，以出汗为宜。②熏洗完毕后用浴巾擦干全身，卧床被覆浴巾休息，如能小憩片刻更好，待汗干后再换穿衣服。

3. 局部熏洗法

（1）手部熏洗：将所选药物煎汤取汁，趁热倒入盆中，将患手放于盆上进行熏，用布将手和盆口盖严，不使热气外泄，待温度适宜，把手或腕部与前臂浸入药液中浸洗。

（2）足部熏洗：将所选药物煎汤取汁，趁热倒入瓷盆或小木桶内，将患足放在带孔小木架上，外以布单将口盖严，待水温适宜，取出小木架，把患足及小腿浸入药液中浸洗。

三、药物熏洗疗法的适应证

全身熏洗法主要用于全身性创伤后遗症、全身劳损性疾病，如类风湿性关节炎、强直性脊柱炎、骨质疏松症等。局部熏洗法主要用于局部损伤后遗症、局部劳损性疾病，如肩周炎、跟痛症、股骨头坏死等。

四、药物熏洗疗法的禁忌证与注意事项

（一）药物熏洗疗法的禁忌证

1. 急性传染病、重症心脏病、高血压等忌用熏洗法。

2. 妇女妊娠期及月经期，不宜进行熏洗。

（二）药物熏洗疗法的注意事项

1. 饥饿及过度疲劳时不宜熏洗。

2. 药汤温度要适宜，一般为 50 ~ 60℃，不可太热，以免烫伤皮肤，也不可太凉，以免产生不良刺激。如果熏洗时间较久药汤稍凉时，须再加热，这样持续温热熏洗，才能收到良好的治疗效果。

3. 严格掌握熏洗时间，一般 15 ~ 30 分钟。

4. 在全身熏洗过程中，若患者感到头晕、不适，应停止熏洗，平卧于通风处或卧床休息。同时监测血压、呼吸、脉搏等生命体征。

5. 患者熏洗完成后，慢慢起身，防止猛然站起引起体位性低血压而致眼前发黑、眩晕。

6. 熏洗完毕后，应立即用浴巾擦干身体的水分，协助患者穿好衣服，休息10 ~ 20 分钟，回病房卧床休息。

7.冬季熏洗时应注意保暖，夏季要通风。全身熏洗后皮肤血管扩张，血液循环旺盛，全身温热出汗，必须待汗干、穿好衣服后再外出，以免感受风寒，发生感冒等疾病。

8.夏季要当日煎汤当日使用，药汤不要放置过夜或太久以免变质，降低药性，影响治疗效果，甚至发生不良反应。

9.若熏洗无效或病情反而加重者，应改用其他治疗方法。

（孙玉明）

第二节 药物外敷疗法

药物外敷疗法是将药物制成膏、丹、丸、散、糊、饼等剂型，外敷于腧穴或患处，通过皮肤、黏膜及腧穴等部位吸收，以达到治疗目的的方法。外敷药物剂型较多，主要有膏、丹、丸、散、锭等。

一、药物外敷疗法的作用原理

药物外敷疗法是以脏腑经络、辨证施治为指导，将药物施于皮肤、腧穴等部位，以发挥疏通经络、调理气血、活血化瘀、解毒消肿、蚀疮去腐、扶正祛邪等作用，从而调整脏腑功能，纠正阴阳偏盛偏衰，提高机体抗病能力，达到治愈疾病目的的一种治疗方法。药物外敷的功用是由其药理作用和物理作用相结合而达成的，根据其配方选药的不同而有不同的功效。膏药因其富有黏性，敷贴于患处，能固定患部位置，使之得到充分的吸收，并可保护溃疡疮面，避免外来刺激，能使患处得到较长时间的治疗，改善局部的血液循环，增强抵抗力。药物外敷的作用有：①整体作用：药物外敷的整体作用是指药物通过皮肤孔窍、腧穴、黏膜等部位直接吸收，进入经脉、血络，输布全身以发挥其调节或治疗作用。外敷药物还可起到温热刺激、化学刺激和机械物理刺激等作用，以加速血液循环，促进药物的渗透与吸收，增强药物的全身整体效应。②局部作用：外敷药物的局部作用是指药物对病灶局部的治疗或保健作用。其特点是药物直接作用于局部组织，奏效迅捷，效果明显。如三七粉调敷活血止痛，治疗跌打损伤等。③综合作用：药物外敷的综合作用是指药物既有经过皮肤、黏膜、腧穴等吸收后产生的治疗调节作用，又具有药物对局部组织的物理、化学等刺激作用。

二、药物外敷疗法的操作方法

（一）基质的选择

基质又称赋形剂，即加入药物中使其成形的"佐料"，能加强药物的经皮吸收，因此，基质的选择十分重要。

1. 水及新鲜药汁 水可以溶解药物中的有效成分，新鲜药汁一般具有清热解毒的作用。但水及新鲜药汁的缺点是黏稠度不够，药粉易于干燥，药效持续性差，需经常更换。

2. 酒 酒具有活血消肿、通经活络、祛风散寒、杀菌消炎等作用，可以扩张皮肤血管、加快血流速度，促进药物的吸收；能提高某些药物的经皮渗透速率；还可通过膨胀和软化角质层，使汗腺、毛囊开口变大，有利于药物离子通过皮肤。缺点是容易干燥，且具有一定的刺激性。

3. 醋 醋能散瘀、止血、解毒、杀虫，具有消痈散肿的作用。现代研究表明，醋中所含的醋酸、乳酸、氨基酸、甘油和醛等化合物对皮肤有柔和的刺激作用，能使小血管扩张，增加局部血液循环，有利于药物成分穿透皮肤。不足之处在于容易干燥。

4. 蜂蜜 蜂蜜具有润肤、解毒、生肌及止痛作用，能保持一定的湿度和黏稠度，具有无刺激性、不易蒸发等优点。常用于外伤及溃疡，能促进疮口愈合。

5. 植物油 常用的植物油为菜籽油、麻油，具有不易酸败及油腻小等优点，缺点是黏稠度低、穿透性较差。

6. 动物油脂 常用的动物油脂有猪油、羊油等，具有润滑和软化皮肤的作用，其优点是黏稠度较为适宜、有良好的涂展性、易吸收，缺点是容易酸败。

7. 凡士林 凡士林具有很好的黏稠度和涂展性，但吸水性较差，不宜用于有大量渗出液的患处；对药物的释放和穿透性较差，但可以通过加入适量的表面活性剂改善，如用于各种感染性伤口或皮肤烫伤时，凡士林纱布可以防止敷料与伤口粘连，并能保持伤口湿润。

（二）操作方法

由于膏药的组成方剂不同，药物性味有别，各类膏药的适应证也不同，因此，临床应用药物外敷疗法时，应根据具体病症，选择相应的膏药敷贴于选定的经穴、患处或相应的解剖部位。在贴药之前，应先剃净汗毛或尽可能避开汗毛较多的地方，用热毛巾或生姜片将患处或穴位处的皮肤擦净拭干后再贴。使用黑膏药类膏药，应先将膏药用微火加温软化后再贴。

三、药物外敷疗法的适应证、禁忌证与注意事项

（一）适应证

适用于骨伤科扭挫伤、急慢性劳损疾病及化脓性骨髓炎、骨结核伴寒性脓肿等。

（二）禁忌证

凡含有麝香、乳香、红花、没药、桃仁等活血化瘀成分的膏药，孕妇均应禁用。孕妇的脐部、腹部、腰部都不宜贴膏药，以免引起流产。

（三）注意事项

1. 在应用过程中，如出现皮肤过敏现象，即应停用。

2. 外敷时注意调节干湿度，若药物变干，须随时更换，或加基质湿润后再敷。

3. 对已溃的疮口，宜用薄型膏药，每天更换 1 次；未溃之肿疡，宜用厚型膏药，2～3 天换 1 次；阴证骨痨或乳癖等，可 5～7 天换 1 次。

4. 体表部位使用膏药后，有时可引起皮肤焮红，或起丘疹、小疱，瘙痒异常，甚至溃烂等皮肤过敏的反应，即俗称的膏药风（接触性皮炎）；或溃疡脓水过多，淹渍疮口，浸淫皮肤，从而引起皮肤湿疮，此时宜改用油膏或其他药物。

（孙玉明）

第三节 药浴疗法

药浴疗法，是中医外治技术的重要方法之一，是在中医理论指导下，选配一定的中草药经煎汤、浸泡、洗浴全身或局部，以达到治疗疾病和保健、养生、美容为目的的疗法。药浴疗法具有操作简单、疗效显著、毒副作用少、适用范围广、无痛苦治疗、费用低等特点，可分为沐浴、浸洗浴、蒸汽浴、坐浴等多种方式。

一、药浴疗法的作用原理

药浴疗法的治疗作用是多方面的。首先是水本身的直接作用。水在常温下为液体，可与身体各部位密切接触，既是传递刺激的最佳介质，又是良好溶剂，可以溶解绝大部分具有治疗作用的物质，因而可以加入各种药物。水具有很大的热比和热容量，能够持续地对人体释放热量或吸收热量，是空气导热力的 33 倍，故借助"温度"治病时，多以水为媒介。水具有对流、浮力、压力、射流的冲击力等特点，可有效地治疗多种疾病。运用药浴疗法防治疾病，增强人们体质，历来受到重视。

（一）刺激作用

刺激作用是指洗浴时浴水首先对体表和穴位所施加的温热或冷刺激、化学刺激和机械物理刺激等。它首先表现在浴水对局部所产生的一定刺激，通过经络、腧穴将刺激信息传入内脏或直达病所，发挥调节或治疗作用。其次是加速血液循环，促进药物的渗透、吸收和传播，以增强药物的治疗作用。现代研究认为，药浴对体表某一部位的刺激，可通过反馈原理将刺激信息传入体内相应的部位，而起到防病或治疗的作用。

（二）药效作用

利用药物透过皮肤、孔窍、腧穴等部位直接吸收，进入经脉血络，输布全身，发挥其药理作用。根据不同病症选择相应的药物配伍组方，因而产生不同的治疗作用。骨伤科疾病在治疗上常选用活血化瘀的药物，如当归、桃仁、丹参、川芎等，这类药物能够扩张末梢血管，对血液成分起到调节作用，促进血液循环，起到活血、散瘀、通经、利痹、消肿及定痛等功效。根据具体的病症按照辨证论治的原则选择方药和施浴方法，借助药浴的刺激作用和药力，使腠理疏通、气血调和、脏腑阴阳平衡，从而达到治病强身的目的。

二、药浴疗法的操作方法

药浴中起根本治疗作用的是药物本身。药浴选药与内服用药一样要遵守中药配伍的基本原则，如君、臣、佐、使的配伍，但是药浴又有其独特之处。如中药黄连是口服、外用、洗浴皆良的典型药物；炉甘石、煅石膏为外洗常用药，却不宜内服；生石膏内服清热解毒，外用几乎丧失功效。因此，药浴常用一些水溶性好、挥发成分高的药物。药物不溶或难溶于水，刺激性强，过于黏腻，色深污秽等不宜选用。

（一）加工药物

洗浴用药一般需经过一定加工后方可入浴，药物种类、药性不同，加工方法及制剂各异。

1. 清洁处理　翻抖药物，除去灰尘泥土，挑出异物、树枝和杂草，冷水迅速冲洗一遍。冲洗后不能久放，应立即煎煮或进行其他加工。

2. 粉碎药物　粉碎药物的目的是充分发挥药力。植物根茎、天然矿物等不易粉碎者，可用粉碎机。云苓、山药、半夏等含淀粉或易粉碎的物品可在家中用蒜臼等工具打碎。叶类药品可用手搓碎。一些鲜品植物茎叶及柔软药品如熟地黄、瓜蒌等，可用刀、剪类工具粉碎。

3. 药物研末 冰片等药物须研末入药，可用研钵。家中亦可用擀面杖在玻璃板、硬质木板上擀压。

4. 药物榨汁 水果类及新鲜块茎、叶类可榨汁入药。水果、蔬菜等，使用家用榨汁器、粉碎器等最为方便；或用刀将水果、蔬菜类切碎后白布包裹后挤压出汁，如无禁忌，少加食盐以便于汁液渗出。榨汁后应立即使用。

（二）配制药浴液

根据不同药物的特性，采用不同的方法配制药浴液，常用的有如下四种。

1. 水煎法 常用制取浴液方法之一。选用砂锅或其他非金属器皿，按内服药的方法进行煎制。一般加水没过药品 1 寸左右，煎煮 10 ~ 30 分钟。疏风解表类、花草类和新鲜植物类煎煮时间缩短；块根类、矿物类、补益类煎煮时间延长，可煎煮多次；有毒药物应先煎 30 ~ 60 分钟。

2. 水浸法 一些花、叶类药和加热可能破坏有效成分的药物不宜水煎时则用水浸法。一般将药物研碎成粗末，以冷水或温水浸泡。夏季浸泡 4 ~ 8 小时，冬季可浸泡 24 小时。

3. 酒浸法 某些药物成分易溶于酒精，适用酒浸法。时间一般在 1 周以上或更久。根据需要随时添加新酒和药物。黄酒浸泡液，药液可保留半年至 1 年。用 60% ~ 70% 酒精浸泡，可保留 2 年以上。药物与酒液比例，一般为 30 ~ 60g 药用 1000mL 酒液。浸好的药液可直接用于擦浴、局部浴，也可兑入其他水煎浴液中混合使用。

4. 冲兑 冲兑的含义有二：①酒浸或榨汁后将药液兑入浴液。②一些不宜煎汁、酒浸的药物在洗浴前直接用水冲泡，如鲜花类、新鲜果蔬类。

（三）器具

1. 浴器

（1）全身浸浴用具：最常用的是家用澡盆、浴缸等。要求器皿清洁，内表面光滑无尖刺。质地通常有搪瓷、瓷砖、铝、铁、木等，其中以木质者最佳，其次为陶、搪瓷等。避免使用金属器皿。深度以能半躺、坐、蹲为宜。自制（砌）时，长度一般为身高的五分之四至一个身高之间，高度一般不超过 60 ~ 70cm，过高易给老人、行动不方便者带来危险。容器外的地面要进行防滑处理，预防发生跌滑事故。容器内为防滑可铺上浴巾、橡胶垫等物。容器安置要牢靠。器皿清洁用 1∶1000 新洁尔灭液或 1∶1000 高锰酸钾溶液等消毒液冲洗、浸泡。用手指遍抚内表面及边沿一遍，如有毛刺、尖突，用砂纸仔细磨平，以防划伤皮肤。

（2）局部浸浴用具：常用家庭中的盆、缸、罐等物，最好选铜质器皿，既可煎药，又能洗浴；铝质次之，最好不用铁质；搪瓷不耐加热，可先用砂锅、陶器煎煮好后再配成浴液，倒入搪瓷盆中使用；连续应用浴液时，应使用有盖的容器。

（3）淋浴用具：一般洗澡直接使用水管或安装喷头即可，有条件者可自制安装水箱，将符合要求的浴液配入水箱中，进行淋浴。亦可采用如下办法：①将药液装入小型容器中，固定在淋浴水管或附近的墙上，容器底部通细塑料管，与淋浴水管并在一起，不使用喷头。水由原淋浴水管龙头控制，药液由安在塑料管上的卡子（可用医用输液管、氧气管上的卡子）控制，洗浴时药液溶于水柱中一同冲下，效果良好。②亦可使用市售简便淋浴器，两根水管，主管连于水管，另一根插入盛着药液的容器中。加热后的药液被自来水带着流出喷头时稀释成理想的浓度和温度。③局部冲淋时，可用较小容器连接长度适宜的塑料管，管端连接尖嘴玻璃管、铜管等。冲洗力量大小靠容器高度来调节，可以使用废弃的地灯柱等作支架，或初次调节好高度后于墙壁、屋顶、水管等处置一钩子，悬吊容器。

（4）棉织品：浴巾专人专用，专病专用。每次用后以清水洗净、晒干，一次一换，定期消毒，避免交叉感染。洗浴有溃损的伤口或阴部等黏膜处，应选医用脱脂棉，用锅蒸 30 分钟以上后，随用随取，用后即弃之。

2. 浴室 除局部浴外，全身浴要求在特定浴室内进行。家庭浴室常与厕所共用一室。浴室首要的要求是室内通风良好，应在洗浴时（蒸汽浴除外）应有非直接对流的通风，而平时又能有直接畅快的通风，以利室内干燥防霉、防虫。浴室地面应进行防滑处理，墙壁安置老人用的扶手，长期做浴室的处所要定期消毒。

（四）药浴方式

1. 沐浴法 沐浴法即是用药物煎汤来沐浴治疗疾病的方法。本法与一般疗法的区别在于洗浴范围大、浸浴时间长。本法是治疗疾病的重要外治法之一，是借沐浴时浴水的温热之力及药物本身的功效，使周身腠理疏通、毛窍开放，起到发汗退热、祛风除湿、温经散寒、疏通经络、调和气血、消肿止痛、祛腐生肌等作用。沐浴法有全身沐浴法和局部沐浴法之分。全身沐浴法适用于治疗各种痹证（风湿性关节炎、类风湿关节炎）、腰腿关节疼痛、扭伤等。使用本法时，辨病辨证选取适当的方药，将所选药物制成煎剂，然后将药液加入沐浴用的热水中，趁热洗遍全身或局部；也可将药物装入沙包，放入热水中进行沐浴。一般每天洗 1 ~ 2 次。

2. 浸洗法 浸洗法是用药物煎成汤汁，浸洗身体某一局部，以达治疗目的的方法。本法可使药液较长时间地作用于病变局部，借助药液的荡涤之力，发挥药物的直接作用，如清热解毒、祛风除湿、祛腐生肌等；也可经过浸洗局部，药物经皮毛腧穴由表入里，循行于经络血脉，内达脏腑，以调节机体脏腑功能，通调血脉，扶正祛邪。此法适用于伤科多种局部病症的治疗。使用本法时，要根据不同病症，选取适当的方药。具体方法是将所选药物煎煮，去渣取液，用以浸洗患处或身体局部。每天浸洗 1 ~ 2 次，每次浸洗 30 ~ 60 分钟，同时可根据病症的寒热，采用冷浸或热浸。

3. 蒸汽法　蒸汽法（即中药蒸汽浴）是用药物煎成汤液，并加热至沸腾时产生的蒸汽熏蒸身体的某一局部，以治疗疾病的方法。药液轻清氤氲之气，直透腠理，发挥散寒除湿、发汗祛风、温通经络、除痛止痒的作用。本法适用于运动系统疾病、慢性风湿性疾病等。治疗方法分全身蒸汽浴和局部蒸汽浴两种。

（1）全身蒸汽浴：①在密闭小室中，将所选用药物加热煮沸，产生蒸汽，患者裸露（只穿短裤）坐或卧于室中，治疗室内气温从 30 ～ 35℃开始，渐增至 40 ～ 45℃，一般熏蒸 15 ～ 30 分钟。熏蒸后患者要安静卧床休息，不要求冲洗。治疗可每天或隔天 1 次，5 ～ 10 次为 1 个疗程。②简易蒸熏浴：用较大容器将加热煮沸的中药煎剂倾入容器中，容器上置木板，患者裸坐其上，用被单围住全身，仅露头面，使药汽徐徐熏蒸。

（2）局部熏蒸浴：将加热煮沸的中药煎剂，倾入适当大小的容器中，使药液占容器体积的 1/2 ～ 2/3，让患者将患部置于容器中，与药液保持适当距离，以感觉皮肤温热舒适为度，进行熏蒸，并可用塑料薄膜或浴巾围住熏蒸部与容器，以延长熏蒸时间，避免蒸汽的散失。

4. 坐浴法　坐浴法是用药物煮汤置盆中，让患者坐浴，使药液直接浸入骶尾部，以治疗某些疾病的方法。本法可使药液较长时间地直接作用于病变部位，并借助热力，促使皮肤黏膜吸收，从而发挥清热除湿、活血行气、收涩固脱等功效。本法适用于骶尾损伤后遗症及有关病变等。使用本法时，应根据具体病情，选择适当的药物，煎汤后置盆中，让患者趁热坐浴，至药液冷凉。每天 1 ～ 2 次，病情严重者可增加 1 ～ 2 次。

5. 溻渍法　溻渍法是将四肢浸泡在药液中，以治疗疾病的方法。本法借助药物的荡涤之力，促进患处腠理疏通、气血流畅，具有消肿止痛、祛腐生肌、祛风除湿、清热解毒之功，适用于四肢远端之痛疽疮疡、初起肿痛、溃后脓水淋漓，或腐肉不脱等。使用本法时应根据病症选择药物，将药物煎汤，趁热将患部肢体浸泡于药液中，浸泡时间与次数可视病情而定。

6. 淋射法 淋射法是用药物煎成汤汁不断喷洒患处的一种治法。本法可利用喷洒药液的刺激和冲洗作用，促使局部经络疏通、气血流畅，具有解毒消肿、散瘀止痛、清洁创口等作用，适用于跌打损伤所致的局部肿痛等。具体方法是将所选药物煎汤去渣，趁热把药汁装入小喷壶内，不断淋射患处。喷淋时下面放置容器，用以接药汁。若药汁已凉，可加热后倒入小喷壶里继续喷淋。每天淋射 2 ~ 4 次，每次 15 分钟，每剂药可连用 2 天。

7. 擦洗法 擦洗法是用药物煎汁，擦洗患处的一种治疗方法。借助药力和摩擦之力作用于患处，起到清热解毒、活血化瘀、散结通络等作用，适用于各种风湿性关节疼痛等。使用本法时应辨病辨证选药，将所选药物加水浓煎，去渣，待药汁温热时擦洗患处。每天 2 ~ 3 次，每次擦洗 10 分钟左右，注意不可用力过猛。

此外，药浴还可以根据部位分为全身浴、头浴、颜面浴、手浴、足浴等。

（五）药浴温度

1. 热浴 洗浴温度在 50℃ 左右最为常用，适合于各类患者及正常人，一般来说，体质好，可温度高些，体质弱则温度低些。热浴不但有药物作用的疗效，其本身的物理效应即可起到许多治疗作用。热浴对体力有一定消耗，洗浴后应休息并补充水分及适量食物，或于睡前洗浴。

2. 温浴 洗浴温度在 20 ~ 40℃，适合老年体弱者、各类慢性病患者，以及有皮肤美容需求的患者。一般水温与人体接近，容易接受。开始进行药浴疗法时可使用温浴，待适应后逐渐升温或降温。

3. 冷浴 洗浴温度在 20℃ 以下，一般不低于 5℃，冷浴适合年轻体壮者。温度应逐渐降低。但温度越低，时间应越短。

4. 冷热交替浴 调节水温，使冷热变化，先热后冷，或先冷后热，或冷热交替。此法又称"血管操"，适合于体质强者。开始时最好每次只进行 1 次冷热交替，先冷后热或先热后冷应随个人爱好、洗浴目的不同而定，适应后可在 1 次洗浴时进行多次交替。

三、药浴疗法的适应证

药浴疗法的应用范围相当广泛，在骨伤科疾病的治疗中疗效显著，适用于各种痹证（风湿性关节炎、类风湿性关节炎）、肩周炎、腰腿关节疼痛、损伤后期症状等的治疗。

四、药浴疗法的禁忌证与注意事项

（一）禁忌证

1.严重心脑血管疾病患者。

2.哮喘患者。

3.皮肤有伤口、破溃的患者。

4.骨折未愈的患者。

5.对药物过敏的患者。

6.妇女月经期慎用。

7.凡有高热大汗、高血压、主动脉瘤及有出血倾向等的患者禁用。

8.凡属恶性肿瘤、癫痫、急性炎症、心肺功能不全者禁用本法。

（二）注意事项

1.沐浴时浴液温度以能耐受为度，不可过热，以免烫伤；也不可太凉，否则会降低疗效。沐浴房间应保暖，洗浴后擦干，盖被保暖，注意避风。

2.坐浴时药水温度应略高些（通常 40℃为宜），效果好，但不能过热，防止烫伤皮肤及黏膜。

3.使用溻渍法要注意药液温度应适中，以皮肤能耐受为度，以免烫伤皮肤；

药液冷后，可加热后再浸泡。治疗时要注意保暖、避风寒。

4.使用淋射法时，可视具体病情决定药液量的大小和淋射时间的长短；用于疮痈溃疡的药水不能反复使用。此外，应注意保暖，药液不宜放置时间过长。

5.蒸汽室应设有观察窗口，治疗时应有专人随时注意患者情况，以便做相应处理。用简易蒸熏法治疗时，应注意避风保暖，防止受寒。治疗后擦干皮肤，盖被避风保暖。

6.年老体弱者须加强防护措施，药浴时最好由家人陪伴。

（孙玉明）

第四节 针刀疗法

针刀疗法是以针刀为工具治疗疾病的方法。"针刀"与《黄帝内经》中的"九针"在基本结构和作用机制上有很大差异,"九针"中"带刃的针"叫"铍针",是作为体表放脓、放血的针具,没有方向性,它不能任意进入人体深层组织,而针刀其针柄和刀刃在同一个平面内,通过针柄可以判定刀刃在人体内的方向。

一、针刀疗法的作用原理

针刀以解剖学、生理学、病理学、现代生物力学等医学理论为指导,当进入人体时是个"针",进入并达到相应解剖位置后,就成为手术刀,以切、削、铲、磨、刮、凿和组织剥离等手术方式,达到治疗疾病的目的。在临床实践中针刀按中医针灸理论进行循经取穴,同样可以收到很好的治疗效果,但它的治疗机制和针灸有不同之处。针刀是切开粘连,利用针刀的方向性达到调节电生理,从而达到治疗疾病的目的。

二、针刀疗法的操作方法

(一)针刀的种类

针刀根据其形态、尺寸和应用的不同,可分为有三种类型、6 种型号。

1. I 型齐平口针刀 根据其尺寸不同分为 4 种型号,适应于治疗各种软组织损伤和骨关节损伤,以及其他杂病。

(1) I 型 1 号针刀:全长 15cm,针柄长 2cm,针身长 12cm,针头长 1cm,针柄为一扁平葫芦形,针身为圆柱形,直径 1mm,针头为楔形,末端扁平带刃,刀口线为 0.8mm，刀口为齐平口，同时要使刀口线和刀柄在同一平面内，只有在同一平面内才能在刀锋刺入肌肉后，从刀柄的方向辨别刀口线在体内的方向。

（2）Ⅰ型2号针刀：结构模型与Ⅰ型1号相同，只是针身长度比Ⅰ型1号短3cm，即针身长度为9cm。

（3）Ⅰ型3号针刀：结构模型与Ⅰ型1号相同，只是针身长度比Ⅰ型1号短5cm，即针身长度为7cm。

（4）Ⅰ型4号针刀，结构模型与Ⅰ型1号相同，只是针身长度比Ⅰ型1号短8cm，即针身长度为4cm。

2. Ⅱ型截骨针刀（小号） 全长12.5cm，针柄长2.5cm，针身长9cm，针头长1cm，针柄为一梯形葫芦状，针身为圆柱形，直径3mm，针头为楔形，末端扁平带刃，末端刀口线0.8mm，刀口线和刀柄在同一平面内，刀口为齐平口。适用于较小骨折畸形愈合凿开骨痂、折骨术、较小关节融合剥开术。

3. Ⅲ型截骨针刀（大号） 全长15cm，针柄长3cm，针身长11cm，针头长1cm，结构模型和Ⅱ型同。适用于较大骨折畸形愈合凿开骨痂、折骨术、较大关节融合剥开术。

（二）针刀的持针方法

医师的右手拇指和示指捏住刀柄，控制刀口线的方向。中指托住针体，置于针体的中上部位。如果把针刀总体作为一个杠杆，中指就是杠杆的支点，便于针体根据治疗需要改变进针角度。无名指和小指置于施术部位的皮肤上，作为针体在刺入时的一个支撑点，以控制针刺的深度，在针刀刺入皮肤的瞬间，无名指和小指的支撑力和拇指、示指的刺入力的方向是相反的，以防止针刀在刺入皮肤时刺得过深。

（三）针刀治疗的无菌操作

针刀手术都是深入肌腱、关节间隙、软组织深部进行切割、剥离，所以一旦感染，就会造成深部脓肿，所以无菌操作必须规范化。

1. 手术环境 有条件的地方，室内须用紫外线消毒灭菌，手术台、治疗台，以及治疗床上的单子必须严格换洗消毒。

2. 术野皮肤消毒 先定进针点，用紫药水做一记号，然后用碘酒洗擦术野皮肤，再用 75% 酒精脱碘，覆盖上无菌洞巾，使进针点正对洞巾的洞口中间。

3. 洗手 医师在术前必须洗手，先用刷子和肥皂充分洗刷手掌面、手背面及指甲缝，用清水洗净后，在放于千分之一新洁尔灭液中浸泡 5 分钟，然后再用 75% 的酒精棉球洗擦全手。

4. 器械消毒 针刀洗干净，高压灭菌，每做一点、用一支针刀，不可一支针刀做完一点再继续使用。术时配合使用的所有器械（锤子、外固定器、各种型号的穿刺针）均需高压消毒。

5. 术中 医师和护士均应戴消毒口罩和帽子，穿隔离衣，护士递消毒巾及针刀时，均应用无菌镊子钳夹，千万勿使器械污染。

6. 术毕 针孔立即盖以无菌纱布，胶布固定，嘱患者 3 天内不可污染施术处。

三、针刀疗法的适应证

针刀疗法适用于骨伤科各种四肢躯干软组织损伤的一些顽固性疼痛、骨质增生、腱鞘炎、滑囊炎、肌肉和韧带积累性损伤、骨化性肌炎、外伤性肌痉挛和肌紧张（非脑源性）、损伤后遗症、手术损伤后遗症，以及各种病理性损伤后遗症，如骨髓炎愈合后、类风湿性关节炎导致的关节伸屈受限，软组织变性挛缩、结痂、粘连。

四、针刀疗法的禁忌证与注意事项

（一）禁忌证

1. 一切严重内脏疾病的发作期。

2. 施术部位有皮肤感染，肌肉坏死者。

3. 施术部位有红肿、灼热，或在深部有脓肿者。

4. 施术部位有重要神经血管，或重要脏器而施术时无法避开者。

5. 患有血友病者或其他出血倾向者。

6. 体质极度虚弱者。

7. 血压较高，且情绪紧张者。

（二）注意事项

1. 由于小针刀疗法是在非直视下进行操作治疗，如果对人体解剖特别是局部解剖不熟悉，手法不当，容易造成损伤，因此，医师必须做到熟悉欲刺激部位深部的解剖知识，以提高操作的准确性。

2. 选穴一定要准确，选择阿是穴作为治疗点也一定要找准痛点的中心进针，进针时保持垂直（非痛点取穴可以灵活选择进针方式），如偏斜进针易在深部错离病变部位，易损伤非病变组织。

3. 注意无菌操作，特别是做深部治疗，重要关节如膝、髋、肘、颈等部位的关节深处切割时尤当注意，必须严格消毒，必要时可在局部盖无菌洞巾，或在无菌手术室内进行。

4. 小针刀进针法要速而捷，这样可以减轻进针带来的疼痛。在深部进行铲剥、横剥、纵剥等剥离操作时，手法宜轻，不然会加重疼痛，甚或损伤周围的组织。在关节处做纵向切剥时，注意不要损伤或切断韧带、肌腱等。

5. 术后对某些创伤较小的治疗点可以做局部按摩，以促进血液循环和防止术后出血粘连。

6.部分患者短期疗效很好，但1～2个月后或更长一些时间，疼痛复发，又恢复原来疾病状态，尤其是负荷较大的部位如肩关节、肘关节、膝关节、腰部等，应注意下述因素：患者的习惯性生活、走路姿势、工作姿势等造成复发；手术解除了局部粘连，但术后创面因缺乏局部运动而造成粘连；局部再次遭受风、寒、湿邪的侵袭所致。因此，应当特别注意患者的生活起居。

（孙玉明）

第五节　拔罐疗法

拔罐疗法是指用加热、抽气等方法使杯、筒、罐等器具内气压低于普通大气压，使其吸附于体表部位或穴位以治疗疾病的方法。由于拔罐可以改变皮肤温度，形成局部充血或瘀血，故又将拔罐疗法称为瘀血疗法。

拔罐疗法是我国最古老的治疗疾病的方法之一。它属于中医外治法范畴，是广大劳动人民长期同疾病做斗争积累起来的宝贵经验的总结。随着现代文明的发展，科学技术的进步，拔罐疗法也有了新的发展变化。在拔罐的制作材料方面大有改进，从原始的兽角发展成竹罐、陶罐、瓷罐、玻璃罐、煮药罐、药水罐、抽气罐等多种罐种；在拔罐疗法的操作上，由简而繁，呈现多样化的趋势，如坐罐、走罐、闪罐、刺络拔罐、针罐等，由过去只是吸拉局部不移动，发展为配合中医辨证、选穴配方、循经行走，闪、摇、提、熨等十余种操作方法；在拔罐疗法的治病范围上，日益广泛，适用于内、外、妇、儿、五官、皮肤等科的疾病。拔罐疗法，以其操作简便、疗效确切、治病广泛、安全经济的特点在民间享有很高的信誉，值得大力推广和应用。

一、拔罐疗法的作用原理

（一）中医学原理

1. 温经散寒、活血通络　人体的经络系统内属于脏腑，外络于肢节，纵横交错，遍布全身，将人体内外、脏腑、肢节连接成为一个有机的整体，具有运行气血，沟通机体表里、上下和调节脏腑组织活动的作用。若人体经络系统气血功能失调，经络闭阻不通，气血循环障碍，就会产生各种病变。拔罐疗法借助于罐内负压的吸引力，作用于人体的经络和穴位处，引起局部皮肤充血或瘀血，在脏腑经络气血凝滞或经脉空虚时，可起到疏通经络、行气活血的作用，鼓动经脉气血，濡养脏腑组织器官，温煦皮毛；同时使衰弱的脏腑机能得以振奋，鼓舞正气，加强祛邪之力，从而使经络气血恢复正常，疾病得以祛除。

2. 平衡阴阳、扶正祛邪 人的生命活动，有赖于自身阴阳对立统一的协调关系，阴阳始终在不断的相互对立、依存、消长、转化。只有这样，才能保持人体各组织器官、脏腑的正常生理功能。如果某种原因导致阴阳的平衡遭到破坏，出现阴阳偏盛或偏衰，就会发生疾病。拔罐疗法平衡阴阳、扶正祛邪作用的产生，一方面是通过经络腧穴的配伍作用来实现，另一方面是通过吸拔作用，拔出体内的各种邪气，使邪去正安，阴阳平衡。如拔关元穴可以温阳祛寒，拔大椎穴可以清泄阳热。脾胃虚寒引起的泄泻，可取天枢、足三里、脾俞、胃俞等穴；肝阳上亢引起的头痛、高血压等可取大椎、肝俞穴，用三棱针刺血后加拔火罐；又如，由风、寒、湿邪引起的痹证，可在疼痛部位或压痛点进行刺络拔罐，拔除病邪，则气血得以正常濡润而疾病自愈；荨麻疹多是由于患者营血虚弱，卫外失固，腠理空虚，风邪乘虚侵袭肌肤而引起，治疗时可在病变局部进行刺血拔罐，以祛除风邪，同时配合曲池、血海以调营扶正，祛除邪气。

（二）现代医学原理

1. 物理学原理 拔罐疗法的作用原理在物理学方面，主要有压力刺激和温热作用两方面。在压力刺激方面，拔罐疗法的吸拔力主要是在罐内形成负压，这种负压作用的刺激，可使局部组织高度充血，加强局部组织的气体交换，局部毛细血管破裂，血液溢入组织间隙，从而产生瘀血，出现自身溶血现象，红细胞受到破坏，大量的血红蛋白释放出来，从而起到一种良性的刺激作用。在温热作用方面，拔罐疗法的罐口可以阻碍外周的血液进入罐口内部，当起罐后，聚集在罐口周围的血液涌入罐口内相对充盈不满的血管中，这种不典型的贫血后充血，可以使局部皮肤温度持续升高，增加了局部的血液循环，加速体内废物、毒素的排泄，改变局部组织的营养状态，改善血管壁的通透性，提高白细胞及网状细胞的吞噬活力,增强局部组织的耐受性,并通过反射机制调整全身的状况,从而达到祛病健身的目的。

2. 生物学方面 拔罐疗法的作用原理在生物学方面,主要表现在改善皮肤生理功能、促进微循环、提高免疫力、缓解疼痛、减轻局部炎症反应等方面。在改善皮肤生理功能方面,拔罐疗法可以使皮肤二氧化碳呼出量明显增加,局部皮脂分泌及皮下酸性产物渗出增多,汗腺中溶菌物质增多,从而使皮肤酸度增加,增强皮肤抗感染的能力;在促进微循环方面,拔罐疗法所产生的充血、瘀血可以使毛细血管扩张,血液循环加快,改善血管壁通透性和舒缩功能,调节器官组织的血液供应,改变全身代谢状况;在提高免疫力方面,拔罐疗法的负压作用,使局部毛细血管破裂,引起自体溶血现象,释放出组织胺、5-羟色胺及多种神经介质,提高白细胞吞噬指数和血清补体的效价,激活多种免疫反应途径,增强机体抗病能力;在缓解疼痛方面,拔罐疗法通过负压对皮肤的挤压、牵拉,直接改善了局部组织的新陈代谢,减少或消除了诸多致痛物质,如 K^+、Na^+、组织胺、5-羟色胺、前列腺素等对神经末梢的刺激,缓解局部痉挛,提高机体痛阈,进而缓解疼痛;在修复损伤方面,拔罐疗法可以加强局部血液循环,伸展肌肉,松解粘连,调整组织结构和功能,进而修复损伤。

二、拔罐疗法的操作方法

(一)常用拔罐器具

1. 传统拔罐器具

(1)竹罐:用坚韧成熟的青竹,截成长 6 ~ 9cm 的竹管,一端留节为底,一端为罐口,口径为 3 ~ 5cm。用刀刮去管口的青皮及内膜,管壁的厚度为 0.6 ~ 1cm,用砂纸磨光,罐口周围必须平整光滑,竹罐两端稍小,中间稍大,状如腰鼓。竹罐的特点是取材容易,制作简便,吸拔力强,能耐高温,不易破碎,可用于身体多个部位,适宜多种拔罐方法,尤其适用于水煮罐法。但竹罐易爆裂漏气，罐身不透明，难以观察罐内皮肤反应，不宜用作刺血拔罐。为防止竹罐破裂透气，应避免风吹日晒过于干燥，常用温水浸泡。

（2）陶罐：用陶土烧制而成，罐的两端较小，中间略向外展，状如水缸，口径大小不一。陶罐的特点是吸拔力大，易于消毒，适用于全身多个部位。但陶罐罐身不透明，难于观察治疗过程中罐内的变化。且陶罐较重，易于破碎。

（3）玻璃罐：用耐热质硬的透明玻璃制成。玻璃罐状如球形，下端开口，口小肚大，罐口边缘稍厚略向外翻，内外光滑。玻璃罐的特点是罐口光滑，吸拔力大，易于清洗消毒，质地透明，使用时可以随时观测罐内皮肤的瘀血程度，便于掌握情况，适用于身体各个部位。但玻璃罐传热较快，容易破碎。玻璃罐在临床上应用最为广泛，日常生活中用的广口瓶也是很理想的一种玻璃罐。

（4）金属罐：用铜或铁等金属材料制成，状如竹罐，口径大小不一。金属罐的特点是吸拔力大，不易破碎，比较耐用。但金属罐由于比重较大，吸拔相对不稳，难于留罐。且金属罐传热太快，容易烫伤皮肤。目前临床上已经较少使用。

2. 新型拔罐器具

（1）挤压罐：又名塑胶罐。用高弹性塑胶制成，状如双层叠塔。塑胶罐是靠手指挤压排气而产生吸拔力的罐具。操作时将罐口扣在吸拔部位后并压紧，挤压罐身后，塑胶罐靠本身弹力恢复原样，罐内形成负压而拔罐。塑胶罐的特点是携带方便，操作简单，无须点火。但塑胶罐无温热感，不能高温消毒，罐身不透明，吸拔力相对较小，罐口边缘较薄，吸拔时容易产生疼痛感，且材质容易老化。塑胶罐仅适宜拔固定罐，不宜施其他罐法。

（2）抽气罐：用带有锌皮橡胶封口玻璃瓶制成，如青、链霉素的药物空瓶等。保留瓶口带锌皮保护的橡皮塞，去掉瓶底，将边缘打磨光滑圆平而成。操作时将罐口扣在吸拔部位后压紧，用注射器针头经橡皮塞刺入罐内，抽空罐内空气产生负压而拔罐。

（3）多功能罐：即配置有其他治疗作用的新型罐具。如在罐内配置磁铁的磁疗罐、罐内配置刺血器具的刺血罐、罐内配置艾灸器具的灸罐、罐内配置电热元件的电热罐等，均具有拔罐和相应疗法的双重治疗作用。

（二）操作规程

1. 术前准备

（1）选择宽敞明亮、空气流通、室温适宜的房间作为治疗室，注意患者保暖，防止发生晕罐。

（2）仔细检查患者病情，确定临床诊断和施术方法。根据临床诊断确定拔罐的穴位与部位，帮助患者采取合适的体位，充分暴露施术穴位或部位；根据施术方法选择应用的拔罐器具与相关器材。如应用火罐法则需准备燃料和点火工具，应用针罐法则需准备针具等。

（3）做好罐具等施术器材的消毒工作，同时清洁患者施术穴位或部位，有汗液者应擦干，有粗长毛发的部位应剃刮干净，防止发生感染和漏气。

2. 施术方法 拔罐疗法吸拔力的产生主要是通过各种方法排出或抽出罐内的空气，从而使罐内出现负压。根据不同罐具吸拔力产生方法的不同，拔罐疗法一般分为火罐法、水罐法和抽气法三种。

（1）火罐法：火罐法是指施术时利用燃烧火焰的热力，排去空气，使罐内形成负压，将罐吸附于皮肤表面。具体操作方法有以下几种：①投火法：将酒精棉球或小纸片点燃后，投入罐内，趁火旺时迅速将罐扣于应拔的穴位或部位上。操作时应注意将落有燃烧残留物的一端向下，避免烫伤皮肤。此法一般多用于患者身体侧面横向拔罐，火罐纵轴与患者体表垂直。此法操作简单方便，一般应用于单罐、留罐、排罐等。②闪火法：用镊子夹着点燃的酒精棉球、小纸片或其他火材，或将蘸有少许酒精的纱布缠绕于粗铁丝上点燃，一手握罐，将燃烧物伸入罐内一闪即出，迅速将罐扣于应拔的穴位或部位上。操作时应注意棉球或纱布少蘸酒精，且不能沾于罐口，以免烫伤皮肤。此法适用于全身各部位，可用于留罐、闪罐、走罐等。③贴棉法：剪 $1cm^2$ 脱脂棉一块，不要过厚。蘸有适量酒精后，贴在罐内侧壁，点燃后迅速扣于应拔穴位或部位上。操作时注意脱脂棉不宜蘸太多酒精，以免酒精在燃烧时滴下，烫伤皮肤。此法一般多用于患者身体侧面横向拔罐，火罐纵轴与患者体表垂直。④架火法：将胶木瓶塞或薄小面饼、中药饮片等不易燃烧及传热的块状物，放在应拔的部位上，上置小块酒精棉球，点燃后迅速将火罐扣于应拔的穴位或部位上。此法安全简便，不易烫伤皮肤，适用于肌肉丰厚而平坦的部位，可用于留罐、排罐等。

（2）水罐法：水罐法是指施术时利用水的热力排出罐内空气，使罐内形成负压，将罐吸附于皮肤表面。具体操作方法有以下几种：①水煮法：将竹罐放入水中或药液中煮沸 2～3 分钟，然后用镊子将竹罐倒置夹起，甩去水液或立即用干毛巾捂住罐口，以吸去罐内的水液，降低罐口温度。趁热迅速将竹罐扣于应拔穴位或部位上，轻按半分钟左右，使之吸牢。但操作应适时，出水后拔罐过快易烫伤皮肤，过慢又易导致吸拔力不足。此法温热作用强，且可以罐药结合，适用于全身各个部位，可用于留罐、排罐等。②蒸汽法：将水或药液在容器中煮沸，用沸水的蒸汽对准罐口，使罐内充满蒸汽后（2～3 秒钟即可），迅速扣于应拔的穴位或部位上，轻按半分钟左右，使之吸牢。此法适用于全身各个部位，可用于留罐、排罐等。

（3）抽气法：抽气法是指施术时利用注射器或其他抽气装置抽走罐内空气，使罐内形成负压，将罐吸附于皮肤表面。具体的操作方法是：将带有锌皮橡胶封口的玻璃瓶，如青、链霉素的药物空瓶等，去掉瓶底，将边缘打磨光滑圆平制成罐具。将罐口扣于应拔穴位或部位后压紧，用注射器针头经橡皮塞刺入罐内，抽空罐内空气产生负压，使之吸拔于体表。此法适用于全身各个部位，可用于留罐、排罐等，但不宜进行走罐操作。塑胶罐等软质罐体的操作方法也属于抽气法范畴。

3. 常用罐法 根据患者不同的疾病性质和病变部位，临床上也采用不同的拔罐方式，以期达到不同的治疗作用。常用的拔罐方式有以下几种。

（1）单罐法：单罐法是指仅使用一个罐具的操作方式。此法适用于病变部位明确、病变范围局限的病症。一般在操作时多选取穴位或固定痛点，如治疗牙痛选拔颊车穴，治疗冈上肌肌腱炎选拔肩髃穴，治疗软组织扭挫伤选拔疼痛点，疮疖脓成时，破溃或切开后选拔病变局部以吸拔排脓等。

（2）多罐法：多罐法是指多个罐具一起使用的操作方式。此法适用于病变范围广泛、选拔穴位或部位较多的病症。一般又可分为以下两种操作方式：①排罐法：即沿着经脉、神经的循行部位或肌肉的解剖位置排列施罐。如治疗坐骨神经痛，可在坐骨神经循行路线上选拔环跳、承扶、殷门、委中、承山等多个穴位；治疗某一肌束劳损时，选拔肌束解剖位置上的多个部位。排罐法多应用于气血瘀滞、神经肌肉疼痛、陈旧性软组织损伤、骨科慢性疾病等。排罐法在操作时应注意排罐间距适中。②散罐法：即零散选择拔罐部位。适用于患者同时患有多种疾病，或虽患同一种疾病但选拔多个穴位或部位。如治疗肩关节周围炎，选拔肩关节周围的肩中俞、肩井、肩髃、天宗、肩前等多个穴位。

（3）留罐法：留罐法又称坐罐法，是指在治疗部位上将罐留置一定时间，是最常用的拔罐方式。留罐法一般留置 10 ~ 20 分钟，使局部皮肤和浅层肌肉及其他软组织被吸拔入罐内，呈现潮红或皮下出现紫黑色瘀血。留罐时间过长（半个小时以上），则容易出现水疱。此法适用于深部软组织损伤、颈肩腰腿痛、关节病及临床各科多种疾病。

（4）闪罐法：用闪火法使罐具吸附于应拔部位，随即快速提拉火罐并使其脱落，再次吸拔，再次取下，如此反复吸拔、提拉，使局部皮肤发红发热为度。操作时要求动作迅速准确。此法兴奋作用明显，多用于治疗外感风寒、风湿痹痛、肌肤麻木萎缩、卒中后遗症及体弱久病等。

（5）走罐法：走罐法又称行罐法，是指在操作中采取前后或左右移动罐具的

拔罐方式。本法所采用的罐具要求大口径，罐口边宽而平滑。走罐法的具体操作
方法是：在施术部位或罐口边缘涂抹一些润滑剂，用闪火法将罐具吸附于应拔部
位，然后以手握住罐底，稍倾斜，即以罐口后半边着力，前半边不着力，慢慢向
前推动，或后半边不着力，前半边着力向后拉动。这样使罐具在皮肤上沿着肌肉
骨骼或经络循行路线来回推拉移动，至局部皮肤呈潮红、紫红或起丹痧点为止。
本法适用于病变范围广泛、肌肉丰厚的部位，如腰背部、下肢部、腹部、肩关节
等部位，多用于治疗急性热病、气血痹阻疼痛、麻木、肌肉萎缩等病症。

（6）针罐法：针罐法是指将拔罐与针刺相结合的一种拔罐方式。常用的针罐
法一般分为以下几种：①留针罐法：在应拔的穴位或部位上进行针刺得气后，不
需持续捻针，即可拔罐，用罐口罩住针柄，启罐后再出针。操作时应注意针柄不
宜过长，以防罐底挤压针柄，造成针刺过深伤及有关组织器官。对于胸腹部、胁
肋部、背部、肾区及有较大血管、神经分布的四肢部穴位，要用浅于正常直刺深
度的手法进针，以免拔罐后由于吸力作用，针尖逆势深入，造成针刺事故，如气
胸等。针罐结合，增强了对经络穴位的刺激量，常用于比较顽固的病症，如顽固
性风湿痛、陈旧性筋骨损伤、坐骨神经痛、腰椎间盘突出症等。②出针罐法：在
应拔的穴位或部位进行针刺得气后，再持续快速行针后出针，不按压针孔，立
即在针孔处拔罐，吸出少许血液或组织液后起罐。此法适用于感冒、发热、风
湿痹痛、跌打损伤、瘀血肿痛等。小儿针刺不易配合留针者，适宜用此法治疗。
③刺络罐法：在应拔穴位或部位进行常规消毒后，用三棱针、粗毫针、皮肤针、
小刀片等点刺穴位、病灶、表皮显露的小血管，使之出血或出脓，或挑刺皮下血
络及肌纤维数根，然后拔罐，可吸出适量的血液、组织液、脓液或腐烂组织后起
罐。此法在操作时也可以先行拔罐，待局部出现瘀血或丹痧后，再选择瘀血或丹
痧最明显的部位进行点刺，使其出血。此法适用于热证、实证、瘀血证及某些皮
肤病，如各种急慢性软组织损伤、哮喘、坐骨神经痛，以及神经性皮炎、皮肤瘙
痒症、疮痈、丹毒等。

（7）药罐法：药罐法是指将拔罐与药物外治相结合的一种拔罐方式。药罐法最常用的拔罐方式是煮药罐法。具体操作是：将配制成的药物装入布袋中，扎紧袋口，放入清水煮至适当浓度，再把罐具投入药汁内煮 15 分钟。取出罐具，按水罐法吸拔在应拔穴位或部位上。此法多用于全身各部的风湿痹痛、肌肤麻木等病症。此外，药罐法在操作时还有将备用的药液、药膏、药油等摊涂于应拔部位或罐具内壁而再行拔罐。

4. 起罐方法　对于一般的罐具，医师一手持罐，稍用力使之向同侧倾斜，另一手的食指或拇指轻轻按压对侧罐口边缘的软组织，使空气缓慢进入罐内，罐具即可自行脱落。对于抽气罐，可用注射器或其他抽气装置将空气注入罐内，罐具即可自行脱落。操作时需注意起罐过程一定要缓慢，千万不能暴力硬拔，或快速倾斜火罐，造成被拔部位皮肤与肌肉的损伤与疼痛。

5. 罐后反应及处理

（1）罐后反应：患者在拔罐时局部可能产生多种感觉，如有牵拉、紧缩、发胀、温暖、酸楚、舒适、透凉气等感觉，均属正常。起罐后在吸拔部位上都会留下罐斑或罐印，一般为点片状紫红色瘀点或瘀块，或兼有微热痛感，这是正常的反应，1～2 天后即可自行消失。但是如果患者本身或吸拔部位存在着病邪，则会在吸拔部位出现一些异常的反应，在临床上应结合患者的其他症状综合分析。如罐斑显现水疱、水肿与水气状，提示湿盛或寒湿，若水气色黄为湿热；水疱呈现红色或黑色，提示久病湿盛血瘀；罐斑颜色深紫，提示瘀血为患；罐斑色深紫黑，触之疼痛，伴有身热，提示热毒瘀结；罐斑无皮色变化，触之不温，提示为虚寒证；罐斑微痒或出现皮纹，提示风邪为患；罐斑或水疱颜色浅淡，提示为虚证。针罐后，若出血颜色深红，提示有热，颜色青提示为寒凝血瘀等。在拔罐过程中，也有极少数患者发生休克和晕厥现象。患者如出现头晕眼花，心烦欲呕，面色苍白，四肢厥冷，冷汗淋漓，呼吸急促，脉搏频数而细小等现象，此时应立即将罐取下，使患者平卧床上，喝温开水，休息。严重者针刺十宣、人中穴，即可帮助患者恢复常态。如无毫针，可用手指按压人中穴。患者恢复常态后，应继续卧床休息一段时间才能离开治疗室。

（2）罐后处理：起罐后，应用消毒棉球轻轻擦拭拔罐部位的罐斑或罐印上的小水珠，若罐斑微觉痒痛，不可搔抓，数日内可自行消退。如果在拔罐部位出现小水疱，可不做处理，任其自行吸收；对于水疱较大者，可用消毒毫针刺破水疱，放出疱中水液，并用无菌敷料覆盖。若出血可用消毒棉球擦拭干净。若局部皮肤出现破损，可常规消毒，并用无菌敷料覆盖。一般在处置妥当后，应让患者休息片刻再离开治疗室，并嘱咐患者隔 1 ~ 2 天后再做治疗，同时还要参考患者的具体病情和反应。

三、拔罐疗法的适应证

拔罐疗法适用于骨伤科多种疾病的治疗，如风湿性关节炎、类风湿性关节炎、肩周炎、落枕、腱鞘炎、退行性骨关节病、骨质增生、腰背肌肉劳损、软组织扭挫伤、肌肉肌腱拉伤等。

四、拔罐疗法的禁忌证与注意事项

（一）禁忌证

1.凝血机制不好，有自发性出血倾向或损伤后出血不止的患者不宜使用拔罐疗法，如血友病、血小板减少性紫癜、白血病等。

2.皮肤严重过敏者或皮肤患有疥癣等皮肤传染性疾病的患者不宜拔罐；恶性皮肤肿瘤患者或局部皮肤破损溃烂处、静脉曲张、体表大动脉搏动处、瘰疬、疝气处等均不宜拔罐。

3.精神高度紧张、精神分裂症、抽搐、神经质及不合作患者不宜拔罐。

4.妊娠期妇女的腹部、腰骶部、乳房及前后二阴部不宜拔罐，拔其他部位时，手法也应轻柔。

5. 人体的眼、耳、口、鼻等五官部位和前后二阴部位不宜拔罐。

6. 重度心脏病、心力衰竭、呼吸衰竭的患者和急性外伤性骨折、严重水肿、活动性肺结核的患者不宜拔罐。

7. 醉酒、过饥、过饱、过渴、过劳的患者慎用拔罐。

8. 皮肤局部毛发太多、太过细嫩或充满褶皱处不宜拔罐。

（二）注意事项

1. 选择正确的吸拔部位或穴位　对于吸拔部位或穴位的选择，一般以肌肉丰满、皮下组织丰富、毛发稀少的部位为宜。如有皱纹、松弛、凹凸不平、体位移动等，都容易使罐具脱落。一般不在血管浅显处、颈部两侧、心脏搏动处、五官、骨突、瘢痕处拔罐。血管浅显处拔罐，易造成小血管破裂，出血不止；颈部两侧有颈动脉等大血管，如果拔罐，易影响血液循环，造成组织和器官的供血不足；五官等处不能承受拔罐的负压刺激；骨突处难以着罐；瘢痕处由于皮肤弹性不好，易发生疼痛；皮肤松弛有较大皱纹则易使罐具难以保持负压，且易引起疼痛。另外，前次拔罐时罐斑未消退时，不宜重复拔罐。

2. 选择适当的罐具　对于拔罐时罐具的选择，主要根据吸拔的部位或穴位而定。一般来说，如果吸拔的部位比较平坦、肌肉丰满、皮下脂肪较厚，则宜用大号罐具；如果吸拔的部位比较窄小，肌肉较薄，皮下脂肪较少，则宜用小号罐具；如果吸拔的部位是小的关节或穴位，则宜用小竹罐或抽气罐。具体而言，如果吸拔的部位在背部、腹部、胸部，可用大号罐具；如果吸拔的部位是肩部、臀部、大腿部，可用大号或中号的罐具；如果吸拔的部位在小腿和上肢，可用中号或小号罐具；如果吸拔的部位在手、足或穴位，则应该选用小号罐具。对于年老体弱，小儿或产后体虚、精神紧张之人，应选择小号罐具，反之，年轻体壮之人应选择大号罐具。

3. 选择适当的拔罐方法

（1）用投火法时，火焰要旺，动作要敏捷，扣罐时用另一手掌挡一下罐口或摇晃一下火罐再扣，以免皮肤烫伤。

（2）运用闪火法时，棉絮的酒精不宜过多，防止滴下，造成皮肤烫伤。

（3）运用贴棉法时，一定要防止和避免燃着的棉球脱落，掉在患者的身上，造成皮肤灼伤、烫伤。

（4）如果运用架火法时，一定要留心，燃着的火架不能歪倒或倾斜，避免烧伤患者的皮肤。另外，扣火罐时，一定要准确，避免扑灭火焰。

（5）用煮药罐或竹罐时，必须甩尽罐内的热药液或热水，以免烫伤皮肤。

（6）运用刺络拔罐时，出血量应根据患者的性别、年龄、病情和体质而定，一般急性病、青壮年、体质强者出血量宜多；慢性病、老年、幼儿及体质弱者出血量宜少。若是吸拔后，血出如喷泉，应该立即起罐止血。

（7）运用留针罐法时，一定要找准穴位，先行针刺，待"得气"后，再行拔罐，在扣罐时，注意勿撞压针柄，以免针刺过深，造成不应有的损伤。尤其是胸部、背部，针刺更不能过深，否则容易产生气胸。

（8）在使用多罐法时吸拔的罐具不宜过密，以免相互牵拉，引起疼痛或罐具脱落。但是，也不能过稀。罐具过稀会导致吸拔面积减少，负压刺激不足，也会影响疗效。一般来说，多罐法中的密排法，罐距不超过一拇指宽的距离，适用于体壮而有疼痛者；疏排法，罐距应在两拇指宽的距离以上，适用于体弱者。

（9）在运用走罐法时，不能在骨突、小关节处、皮肤有皱襞或皮肤细嫩之处行走，以免损伤皮肤，或使吸拔的罐具漏气脱落。

4. 确定适当的拔罐时间

（1）总的治疗时间：急性病一般在 1 ~ 5 天或 2 ~ 3 周，慢性病治疗时间较长，需要数月到数年，可结合其他疗法，试治 5 ~ 10 次确定总的治疗时间。

（2）留罐时间：一般对于疼痛性疾病，需留罐 10 ~ 15 分钟，如坐骨神经痛、股外侧皮神经痛等；对于麻痹性疾病需留罐 5 ~ 10 分钟，如肩臂神经麻痹、坐骨神经麻痹等。闪罐、走罐治疗时间以局部或罐下皮肤出现潮红或丹痧、瘀块、瘀斑等为度；针罐的针感、出血等都是留罐时间的决定因素。具体留罐时间，需根据患者耐受程度和病情而定。一般来说，疼痛性疾病，吸拔的时间应适当长一些；麻痹性病症，吸拔的时间应适当短一些。如果采用兴奋手法，所用小号罐具的数量少，吸拔的时间也要短，10 分钟左右；如果采取抑制手法，用小号罐具的数量要多些，吸拔的时间也要长，15 分钟左右。如果患者感觉不舒适时，就可以提早起罐；如果患者感觉舒适，罐子的吸力也不很大，而且吸拔部位的肌肉又比较丰满，时间就可以长一些。体质消瘦、虚弱者，吸拔的力量要小，时间要短，拔罐的数量要少；体质健壮、肌肉丰满者，吸拔的力量要大，拔罐的数量要多，吸拔的时间要长。患者的耐受能力比较强，吸拔的时间可以长一些。首次接受拔罐疗法的患者，吸拔的时间要短一些；经常接受拔罐疗法的患者，吸拔的时间可长一些。

（3）治疗次数及间隔时间：若急性病（感冒、发烧等）每天 1 ~ 3 次，若病重或疼痛则每天 2 ~ 4 次，若尿潴留等需急救的疾病则用闪罐直至见尿为止。慢性病，一般每天 1 次，特殊手法致瘀斑、瘀块等应待瘀痕退后再拔，2 ~ 5 天拔 1 次，或可交替选穴缩短每次治疗间隔时间至每天 1 次等。

（4）疗程及间隔时间：一般 7 ~ 10 天为 1 个疗程，间隔 3 ~ 5 天，进行第 2 个疗程。应用拔罐疗法时，一般急性病经过 2 ~ 3 次、慢性病经过 2 ~ 3 个疗程无明显效果，应配合应用其他疗法或改用其他疗法。至于巩固疗效所需的疗程则根据实际病情灵活运用。

5. 密切关注患者的感觉和反应

（1）罐具吸拔牢固之后，必须询问患者的感觉，如有发热、发紧、凉气外出、温暖、舒适等感觉时，属于正常现象，可以继续吸拔治疗。

（2）如果患者感觉拘紧、灼痛，或吸拔处不舒适，应该立刻起罐。另外选择附近肌肉丰厚处，再重新进行吸拔，或改用较小的罐具多吸拔几次。如果罐具吸拔牢固后，患者感觉吸拔得不够紧，可以起罐或改用较大的罐子，再重新吸拔，以免影响疗效。

（3）如果患者连续接受拔罐疗法，则应该注意轮换吸拔部位。一般针对病因和病情，可以在同一条经络上选择位置不同但疗效相近的穴位交替吸拔。

（4）如果施用走罐法或刺络拔罐法，一般应在上背部或脊柱两侧，每隔2～3天吸拔1次，左右交替进行。

（孙玉明）

第六节　离子导入疗法

离子导入法是指利用直流电场、音频脉冲场内同性电荷相斥、异性电荷相吸原理，使药物离子通过皮肤、黏膜或伤口导入体内，发挥直流电、音频脉冲和药物综合作用的治疗方法。中药离子导入法是我国理疗工作者首创，已有百余年历史，近年又发展到低、中频脉冲电流以及加温的离子导入，是一种结合中药、穴位及电流物理作用的治疗方法。

一、离子导入法的作用原理

在药物溶液中，一部分药物离解成离子，在直流电场的的作用下，带有阴离子和阳离子电荷的药物产生定向移动。在阴极衬垫中含有带负电荷的药物离子，或阳极衬垫中含有带正电荷的药物离子，就会向人体移动而进入人体组织内。根据同性电荷相斥、异性电荷相吸的原理，利用直流电能将药物离子导入体内而不破坏皮肤。药物离子主要经过皮肤汗腺管口和毛孔进入皮内或经过黏膜上皮细胞间隙进入黏膜组织。直流电直接导入药物一般只能导入 1 ~ 1.5cm 深。药物进入皮肤组织后，主要堆积在表皮内形成"离子堆"，以后通过渗透作用逐渐进入淋巴液和血液。进入血液循环后，有的药物选择性地停留在某器官组织内，如碘主要停留在甲状腺；磷蓄积在中枢神经系统和骨骼中等。药物离子在体内可停留数小时至十余天，故通过药物离子导入法的药物持续时间比其他经皮给药途径长。

药物离子导入的数量与很多因素有关，溶液浓度越大，导入数量越多。药物在电场中最大的转移是在蒸馏水中，向溶液中加入酒精是一种增加药物有效导入的办法，但酒精对那些易导致沉淀变性的药物并不适用。不溶解的药物不能导入皮肤。在一般情况下，导入的药物为衬垫中药物总量的 2% ~ 10%，所以，总的说来，导入体内的药量是很少的。通电时间长导入量多，增大电流强度导入药物增多。不同部位导入的数量也有差别，以躯干导入最多，上肢次之，小腿最少。

离子导入法是经皮给药最有效的方法之一，中药单味或复方透入疗法具有降低皮肤阻抗、升高深部组织温度、电极下使皮肤无明显刺痛感，以及可提高皮肤痛阈等特性。比较传统的外治诸法，离子导入法具有局部给药、药物吸收快、见效迅速、疗效高、无副作用、疗程短、易为患者接受、适应证广、无损伤、易掌握的特点。尤其对全身及局部的风寒湿痹关节痛、软组织损伤、注射及术后结缔组织过多增生之硬结，以及神经性痛症、胃肠机能失调等症，疗效确切。

二、离子导入法的操作方法

离子导入法的操作流程：接入 220V 的电源，将"输出调节"旋钮转到最小处，再打开电源见指示灯亮，选择适当长度的铜片或铜丝网（铅、锡或铝片均较差）作为电极，包上用药物浸湿的 10cm×5cm 电极衬垫或纱布，安放在病变或病变部位的周围，用橡皮带扎好或用鳄鱼嘴夹子（用橡皮管套好）夹好固定。操作无误后缓慢地转动"输入调节"旋钮，电流强度以局部有明显的触麻跳动感为宜，治疗时当患者感觉电流减弱可随时调整。每天 1 次，每次 20 分钟，10 次为 1 个疗程。两疗程间不需休息，直至达到治疗目的。病情缓解时，可隔 1～2 天治疗 1 次。常用的离子导入的方法有如下 6 种。

1. 衬垫法 与作用电极面积相同的滤纸或纱布用药液浸湿后，放在治疗部位的皮肤上，其上面再放衬垫和铜片；非作用电极下的滤纸或纱布用普通温水浸湿即可，导入的极性要正确。尽量减少作用电极上的寄生离子。药物溶剂一般用蒸馏水、酒精或葡萄糖溶液；每个衬垫（包括纱布）最好只供一种药物使用。有的药物为防止被电解产物所破坏，须采用非极化电极，即在用药液浸湿的纱布上面依次放置衬垫、缓冲液浸湿的滤纸、衬垫和铜片。

2. 电水浴法 将药液放在水槽内，一般用炭质电极，治疗部位浸入槽内；非作用极用衬垫电极置于身体相应部位。也可将四肢远端分别浸入四个水槽内，根据导入药液的性质分别连阴极或阳极，称为四槽浴直流电药物导入法。治疗眼部疾病可采用眼杯法。具体方法是：眼杯固定于眼部，盛满药液，插入白金电极，非作用极用衬垫电极 $60cm^2$ 置于杯部，电流强度每只眼 $1 \sim 2mA$。

3. 体腔法 将用药浸湿的棉花塞入（耳道、鼻腔等）或将特制的电极插入治疗部位（阴道、直肠等），向电极内灌注药液，非作用电极置于邻近部位的皮肤上。常用的体腔法如下：

①体内电泳法：先将药物以不同的方式（如口服、注射、灌肠、导尿管导入等），输注入体内，然后在体表相应部位放置电极进行直流电治疗。在直流电的作用下，体内药物离子朝一定方向移动，这样在治疗部位可以聚集较高浓度的药物。②创面离子导入法：创面离子导入法可使药物在伤口内的浓度增高，并达到较深层组织，且有直流电的协同作用，疗效比其他投药法好。治疗时，先将创面分泌物除去，然后用抗生素或其他药物浸湿的无菌纱布敷于创面或填入窦道内，再放置电极。非作用极置于创口对侧。例如，用庆大霉素治疗绿脓杆菌感染的创面；用锌离子导入法治疗营养不良性溃疡等。③穴位导入法：将直径为 $2 \sim 3cm$ 的圆形电极放在穴位上，非作用极放在颈部或腰部，具有活血通经、祛风止痛之作用。

三、离子导入法的适应证

离子导入法适用于各型的风寒湿痹、关节炎、急慢性软组织损伤及神经炎、神经痛等。

四、离子导入法的禁忌证与注意事项

（一）禁忌证

急性湿疹，对直流电过敏，出血倾向疾病，孕妇，有严重心脏病或安有心脏起搏器患者，有金属物（固定的钢板、螺钉等）的患处。水火烫伤及开放性损伤局部、急性脓肿、急性热病与神志不清者。

（二）注意事项

离子导入法最大的缺点是直流电有刺痛感，故电流量不可太大。施术时应注意如下几点。

1. 体弱、空腹不宜，饱餐后不宜，饭后 2 小时左右为佳。

2. 治疗时患者宜保持静止状态，不要随便活动。

3. 注意治疗药物所带电荷的正负性。

4. 电极不能以心脏为中心做前后左右安排。

5. 不要将电极扭曲或折叠，以免损坏电极。

6. 天热电极衬垫或纱布干燥时，宜滴上生理盐水以保持潮湿导电。

7. 不用时应切断电源，注意防尘、防潮、防震存放。

（孙玉明）

下篇 各 论

第三章 软组织疾病

3

第一节　落　枕

　　落枕是以颈项部突然发生疼痛、活动受限为主的病症，又称"失枕""失颈"。多与睡眠姿势不正、枕头高低不适、急性扭伤、外感风寒等因素有关。一般多在睡眠起床后出现一侧颈项强痛、不能仰俯转侧、头向患侧倾斜、项背牵拉痛，甚则向同侧肩部和上臂放射、颈项部僵硬且压痛明显。轻者数日可自愈，重者疼痛严重并向头部、项背及上肢部放射，迁延数周不愈。长期反复发作的落枕，可发展为颈椎病。西医学主要以消炎镇痛治疗为主。

　　中医学认为本病属于"颈痹"范畴，多由素体亏虚、气血不足、循行不畅、舒缩活动失调，或颈肩受风寒侵袭致使气血凝滞、经络痹阻，故而拘急疼痛。治疗以舒筋活血、温经通络、解痉止痛为主。常用外治方法包括推拿、拔罐、针灸及耳针等疗法。

一、推拿疗法

　　1. 适应证　急性扭伤及外感风寒等导致的落枕患者。

　　2. 操作方法

　　（1）患者取坐位，医师用𢭃法、一指禅推法在患病颈项及肩部施术3～5分钟。

　　（2）提拿颈椎旁开1.5寸的软组织，以患侧为重点部位，并弹拨紧张的肌肉，使之逐渐放松。

　　（3）嘱患者自然放松颈项部肌肉，术者左手持续托起下颌，右手扶持后枕部，使颈略前屈，下颌内收。双手同时用力向上提拉，并缓慢左右旋转患者头部10～15次，以活动颈椎小关节。摇动旋转之后，在颈部微前屈的状态下，迅速向患侧加大旋转幅度，手法要稳而快，手法的力度和旋转的角度必须掌握在患者可以耐受的限度内。

（4）按揉风池、风府、风门、肩井、天宗、肩外俞等穴，每穴30秒，手法由轻到重。（图3-1）

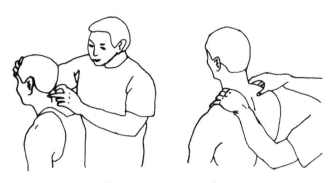

图 3-1　颈项理筋手法

3. 疗法特点　推拿疗法通过手法可以对局部肌肉及软组织进行松解，根据颈椎的解剖结构生理活动度进行旋转被动运动，可以有效改善颈项部的活动度，缓解局部疼痛。

4. 注意事项　推拿手法治疗必须由训练有素的专业医务人员进行。手法治疗宜根据个体情况适当控制力度，尽量柔和，切忌暴力。

5. 临床应用　陈威等将160例落枕患者分为治疗组和对照组，其中治疗组采用推、拿、按、揉等手法并且配合中药熏蒸颈部进行治疗，对照组采用中药熏蒸颈部治疗，治疗组的总有效率为100%，对照组的总有效率为83%，手法治疗对于颈部活动受限、颈项痛、上肢疼痛症状均有明显改善（$P<0.01$），认为推拿手法能够缓解颈部软组织痉挛，有助于颈部内外平衡的重建。王锡友将50例落枕患者随机分为治疗组和对照组，治疗组采用常规推拿手法配合点按落枕穴治疗，对照组采用常规推拿手法治疗。结果：治疗组30例中，治愈21例（70%），好转9例（30%），总有效率为100%；对照组20例中，治愈3例（15%），好转15例（75%），未愈2例（10%），总有效率为90%。两组疗效比较有统计学意义（$P<0.05$），治疗组优于对照组。认为采用常规推拿手法配合点按落枕穴治疗落枕

具有较好的临床疗效。

二、拔罐疗法

1. 适应证　颈肩感受风寒，局部气血凝滞导致的落枕者。

2. 操作方法　患者取坐位，疼痛轻者直接在患侧项背部行闪罐法，顺着肌肉走行进行拔罐，留罐 5 ~ 10 分钟。疼痛较重者可先在局部采用三棱针点刺出血或皮肤针叩刺出血，然后再拔火罐，留罐 5 分钟。

3. 疗法特点　火罐疗法可以祛风散寒、活血止痛，对于感受风寒的落枕患者疗效显著。

4. 注意事项　严格无菌操作，避免局部感染，避免拔罐时间过久致皮肤起疱。

5. 临床应用　董吉宝采用按摩配合拔罐治疗 63 例落枕，1 次性治愈 25 例，占 40%；2 ~ 5 次好转，占 60%；总有效率达 100%。侯文豪等将 64 例落枕患者随机分为治疗组和对照组，治疗组采用针刺配合局部拔罐治疗，对照组采用药物治疗，治疗组在治疗后 12 小时、24 小时总有效率均优于对照组，两组比较差异具有统计学意义（ $P<0.05$ ）。

三、针灸疗法

1. 适应证　急性扭伤及外感风寒导致的落枕患者。

2. 操作方法　患者取坐位或俯卧位，充分暴露患处皮肤，局部皮肤消毒后，选择天柱、阿是穴、外劳宫等穴位，先刺远端外劳宫穴，持续捻转行针，同时嘱患者慢慢活动颈项；再取局部腧穴得气后留针 30 分钟，每天 1 次，10 次为 1 个疗程。若有感受风寒史可在颈部穴位加艾灸治疗。

3. 疗法特点　针灸治疗本病疗效显著，通常可以立即取效。

4. 注意事项　严格无菌操作，避免局部感染；精神紧张、体质虚弱或初次针灸者，注意刺激强度，预防晕针。

5. 临床应用 邵清华等采用分经针刺结合运动疗法治疗落枕 31 例，与对照组单纯针刺落枕穴对比，结果，两组治疗前后 VAS 评分、颈椎活动度评分差异均有统计学意义（$P<0.01$），治疗组优于对照组（$P<0.01$）。说明分经针刺结合运动疗法治疗落枕效果显著。程素利等对 35 例落枕患者采用针刺听宫、绝骨穴治疗，35 例患者全部治愈。结果：其中针刺 1 次治愈者 31 例，针刺 2 次治愈者 4 例。针刺疗法治疗本病疗效确切，如有感受风寒者，配合拔罐或艾灸可以增强疗效。

四、耳针疗法

1. 适应证 急性扭伤以及外感风寒导致的落枕患者。

2. 操作方法 患者耳朵局部消毒，选取颈、颈椎、肩、枕、神门，每次选取 2 ～ 3 穴，毫针刺，中等刺激，持续行针并嘱患者缓慢活动颈部。（图 3-2）或采用王不留行籽按压，每天自行按压 3 ～ 5 次，每次按压 30 ～ 60 秒，双耳交替，保留 3 天后取掉。（图 3-3）

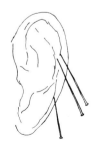

图 3-2 耳针疗法

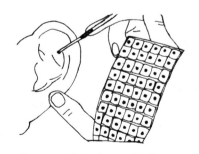

图 3-3 耳针（贴豆）疗法

3. 疗法特点 操作简单，疗效显著。

4. 注意事项 严格无菌操作，避免局部感染。

5. 临床应用 迟春艳等人运用耳压治疗 20 例落枕患者，1 次治愈 11 例，2 次治愈 9 例，总有效率达 98%。王英等运用耳针治疗落枕患者 24 例，取患侧耳郭、神门、颈、枕穴，用 28 号 0.5 寸毫针，采用捻转手法针刺，留针 30 分钟，经过 1 ～ 3 次的治疗，痊愈 20 例，好转 4 例，有效率达 100%。

参考文献

［1］陈威，吴耀持.推拿手法配合中药熏蒸治疗落枕的临床疗效评价［J］.中国中医骨伤科杂志，2009，17（7）：16-17.

［2］王锡友.推拿治疗落枕 50 例临床观察［J］.北京中医药大学学报（中医临床版），2010，17（5）：12-13.

［3］董吉宝.按摩加拔火罐治疗落枕 63 例临床总结［J］.按摩与导引，2008，24（11）：24.

［4］侯文豪，张继玉.针刺配合拔罐治疗落枕疗效观察［J］.上海针灸杂志，2012，31（9）：673-674.

［5］邵清华，周辉，李怡.分经针刺结合运动疗法治疗落枕的临床观察［J］.南京中医药大学学报，2016，32（4）：389-391.

［6］程素利，李岩，焦召华，等.针刺听宫绝骨治疗落枕 35 例［J］.四川中医，2013，31（2）：122.

［7］迟春艳，付亚红，智明.单纯耳穴贴压治疗落枕［J］.长春中医药大学学报，2009，25（6）：915.

［8］王英，陈娟.耳针治疗落枕［J］.中国中医急症，2001，10（2），120.

（沈 洁 孙玉明）

第二节　颈椎病

颈椎病是指因颈椎及其软组织退行性改变或损伤导致颈部脊髓、神经根及血管受到压迫和刺激而产生的颈、肩、臂疼痛，头痛头晕，甚至肢体麻木、肌力减退，严重者出现肢体瘫痪、功能失常等一系列症状的疾病。各种急、慢性外伤可造成椎间盘、韧带、后关节囊等组织不同程度的损伤，从而使脊柱稳定性下降，导致颈椎发生代偿性增生；颈椎间盘承受重量过大或活动频繁，可遭受过多的微小创伤，劳损而变性，逐渐失去弹性韧性，导致椎间盘膨出或突出。退变的颈椎间盘和骨刺向后突出，可产生脊髓受压症状；向后外侧突出、钩椎关节骨刺向后突出均可影响椎间孔，使之变小、变狭窄，神经根受到压迫刺激，出现神经根病变症状；椎间盘和骨刺向侧方突出，可使椎动脉受到挤压导致血流不畅，出现以头晕为主的椎动脉受压症状；颈椎的不稳，常可刺激小关节和关节囊，影响交感神经，而产生一系列交感神经受刺激的症状。

本病以中老年人多见，但近余年颈椎病的发病年龄逐渐趋向年轻化，多发于长期伏案工作者。本病发病缓慢，初期仅感颈部酸痛不适，疲劳后症状加重，随着时间的推延，逐渐出现上肢疼痛、麻木、肌力减退、持物无力等。有些患者会出现头昏、头痛、眩晕、耳鸣、心慌、心悸、自汗、恶心、呕吐，颈部活动时，上述症状明显加重，个别患者会出现猝倒，甚至双下肢痉挛、举步艰难、瘫痪等严重症状。

大部分颈椎病患者经过中西医结合治疗，能得到较好的治疗效果，但部分患者经过治疗症状不能得到缓解，生活和工作受到影响，必要时需要外科手术治疗。

中医学认为，人到中年，气血渐亏，阳气渐衰，督脉空虚，卫外不固，风寒湿邪乘虚而入，阻滞经脉；或因跌打损伤，经络受损，瘀血内停；或因积劳成疾，肝肾亏损，督阳不运，痰凝血瘀，而成颈椎病。其病机为气滞血瘀，经络痹阻。治疗原则以活血化瘀、蠲痹通络为主。常用的中医外治疗法有牵引疗法、针灸疗法、推拿疗法、敷贴疗法、中药颈枕疗法等。

一、牵引疗法

1. 适应证　适用于颈型、神经根型和椎动脉型的颈椎病患者。

2. 操作方法　常用牵引方法有坐位枕颌布托牵引法、仰卧位枕颌布托牵引法、床边仰卧悬头牵引法、颈托牵引法和橡皮气圈牵引法等。

（1）坐位枕颌布托牵引法：患者坐位，两手自然下垂，颈部肌肉放松，医师将布托置于患者下颌和后枕部，再用牵引弓两端（钩状）分别挑起布托上方两头，通过头顶前上方滑轮系上牵引重量，即可进行牵引。一般按照每人体重的1/10开始牵引，逐步增加，如有不适应酌情调整。每天牵引1～2次，每次30～60分钟。（图3-4）

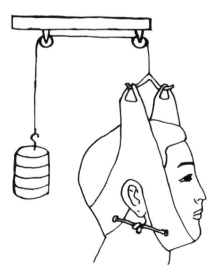

图 3-4　坐位枕颌布托牵引法

（2）仰卧位枕颌布托牵引法：患者仰卧于床上，颈部肌肉放松，医师将布托置于患者下颌和后枕部，再在颈项中段放置一只高低合适的枕头，以后用牵引弓两端（钩状）分别挑起布托上方两头，通过床头牵引滑轮系上牵引重量即可进行牵引。牵引重量同上，每天牵引 1 ～ 2 次，每次 30 ～ 60 分钟。（图 3-5）

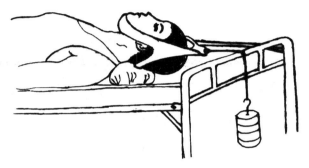

图 3-5　仰卧位枕颌布托牵引法

（3）床边仰卧悬头牵引法：先在床边放置一圆形软枕头，患者仰卧于床上，颈项部枕于枕头上，头自然悬于床边，即可利用头颅自重进行牵引。该法简单易行，但牵引力量偏小，临床仅适用于轻型颈椎病的牵引治疗。每天牵引 2 ～ 3 次，每次 20 ～ 30 分钟。

（4）颈托牵引法：患者坐位或立位，将便携式颈托牵引器安装好后架于双肩上方，把支架上的布托兜住下颌和后枕部，再调节支架上螺杆使布托兜紧，最后充气于支架脚上的气囊，即可进行牵引。牵引重量通过压力表显示，也有无压力表装置的牵引器，其牵引重量通过患者自身感受来调节。一般每天牵引 1 ～ 2 次，每次牵引 30 ～ 40 分钟。应用该法牵引，患者可以走动，但对年老体弱者，双肩负重时间过长，常有不适感，故年老体弱者尽量不用此法。（图 3-6）

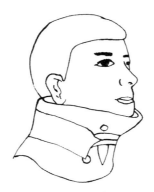

图 3-6　颈托牵引法

（5）橡皮气圈牵引疗法：患者坐位或立位，将橡皮气圈牵引器从连接处分开，再环套于颈部，搭好连接扣，即可向气圈内充气进行牵引。该法牵引较为方便，但仅为向上的牵引力，难以调整牵引角度。每天牵引 1 ~ 2 次，每次牵引 30 ~ 40 分钟。（图 3-7）

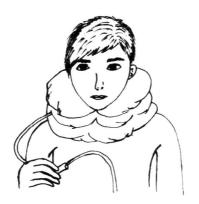

图 3-7　橡皮气圈牵引疗法

3. 疗法特点　颈椎牵引是借助牵引器械外加牵引力，或利用头颅的重力，与自身体重对抗来牵拉颈椎的一种治疗方法。牵引疗法能够扩大椎间隙、椎间孔，减轻颈脊神经根所遭受的刺激或压迫，也有利于颈脊神经根与周围组织粘连的松解；能够舒展折曲的椎动脉，改善椎动脉供血；能够解除颈部肌肉痉挛，减轻其对椎间盘的压力，有利于膨隆椎间盘的复位，从而扩大椎管、椎间隙和椎间孔；还能达到限制颈椎活动，减少负重，有利于病变组织充血、水肿的减轻和消退，矫正颈椎错缝，恢复颈椎正常的生理弧度，调整颈椎机械性紊乱。

4. 注意事项

（1）对于牵引重量和牵引时间，不同的患者反应不一，在牵引治疗过程中应根据患者的不同反应进行调整。

（2）牵引弓的宽度应为头颅横径的 1 倍左右。如过窄则影响头面部的血液循环，如过宽则因下颌部着力点过于集中而易造成局部皮肤受压。

（3）牵引角度宜前屈 15°～30° 为佳，该牵引角度符合力学要求。但颈椎间盘向后突出和椎体后缘骨刺较大者，则不宜采用前屈位牵引，可进行中立位或稍后仰位牵引。

（4）牵引开始和结束时，应逐渐增加或减少牵引重量，以防突然对颈椎施加重量，造成颈部牵拉损伤，或因突然解除牵引重量，在头颅重力作用下椎间盘迅速弹性回缩，而造成患者颈部不适或加重病情。

（5）牵引时间：牵引时间以连续牵引 20 分钟，间歇牵引则以 20～30 分钟为宜，每天 1～2 次，10～15 天为 1 个疗程。即使症状缓解或消失较快，也不应过早中止牵引。

（6）有下列疾病者不宜行颈椎牵引治疗：颈椎病脊髓受压明显、节段不稳严重者；年迈椎骨关节退行性变严重、椎管明显狭窄、韧带及关节囊钙化骨化严重者；颈椎骨质破坏性疾病，如颈椎结核、肿瘤等；颈部有局限性感染疾病和全身感染性疾病；以及体质虚弱或有其他严重疾病的患者。

5. 临床应用 颈椎牵引疗法主要有坐位牵引法和卧位牵引法，很多学者对牵引的不同体位及牵引角度进行了大量研究。李建成等依据颈椎 X 线片及受累神经根的定位确定患椎，采用电脑自控牵引床进行颈椎牵引并调节牵引角度，使颈椎达到后伸 5° 至前屈 25°，具体为 C1～C3 后伸 5°～10°，C4～C5 为前屈

0 ~ 5°,C5 ~ C6 为前屈 5° ~ 15°,C6 ~ C7 为前屈 15° ~ 25°，牵引重量从 2.5kg 渐增至 6kg，每次 25 分钟，接着进行推拿手法治疗，以上治疗每天 1 次，每次 20 ~ 30 分钟，10 次为 1 个疗程。治疗 120 例患者，总效率为 92.5%。吴微波用枕颌布带牵引法，依据患者的感觉及颈椎有无明显侧屈、旋转而做各方向角度的调整，一般为头前倾 10° ~ 30°，个别患者后仰 5° ~ 10°，重量 6 ~ 10kg，逐步增加到 12 ~ 18kg，每天 1 次，每次 30 分钟，20 天为 1 个疗程，并以二陈汤加天麻钩藤饮加减治疗。治愈 39 例，显效 16 例，无效 1 例，总有效率为 98.2%，其中疗程最短 13 天，最长 45 天。

张彬使用微机控制牵引床治疗颈椎病，牵引重量为 5 ~ 10kg，每次牵引时间为 20 分钟，每天 1 次，10 天为 1 个疗程，疗程间休息 3 天，牵引结束后休息 3 ~ 5 分钟立即行推拿治疗。3 个疗程后治愈 78 例，显效 18 例，好转 6 例，无效 1 例，总有效率为 99%。尚春生等采用自制"卧式牵引床"治疗神经根型颈椎病患者 48 例。持续 15 ~ 20 分钟，牵引后，移至另一床仰卧 60 分钟，每天牵引 1 次，10 次为 1 个疗程，治愈率 33.33%，总有效率为 95.83%。刘丕珊采用自制可调角度牵引架，用枕颌布带进行卧床牵引，牵引角度根据增生部位和生理曲度情况，选择 1° ~ 30°，如神经根型牵引多采用颈前屈 20° ~ 30°，颈型采用颈前屈 20° 以下，脊髓型采用颈后仰 10° ~ 15°，椎动脉型采用颈后仰 5° 以下，如果症状不减轻可分别调整牵引角度，确定最佳牵引角度。牵引重量男性从 6kg 开始逐渐增加到 10kg，最大为 15kg；女性从 5kg 开始，逐渐增加到 10kg，每次牵引 20 分钟，每天 1 次，20 次为 1 个疗程，治疗 51 例，总有效率为 98.4%。

姜宏等用一具成人的尸体颈椎标本（C1 ~ C7）制成颈椎生物力学模型，观察不同牵引角度对 C5 ~ C6 小关节刚度与应力的影响，结果后伸角 15° ~ 25°，在 6kg 牵引下，颈椎小关节刚度下降 90%、应力下降 70% ~ 80%，故认为后伸牵引对颈椎小关节压力载荷的降低最为明显，颈椎病患者伴有小关节病变明显者应考虑轻度后伸位（15°左右）牵引。倪国新等对 20 例健康男性行颈椎牵引，每分钟测量 1 次颈椎的应变，并做出应变 – 时间关系曲线图。在牵引开始阶段（0 ~ 5 分钟），应变增加迅速，此后逐渐减慢并保持稳定，大约 18 分钟后，应变表现出下降的趋势。其认为颈椎牵引时间不应太长，15 ~ 20 分钟可能较为合适。

二、针灸疗法

1. 适应证 颈型、神经根型、椎动脉型颈椎病患者。

2. 操作方法

（1）普通针刺：患者取平卧位，充分暴露患处皮肤，局部消毒后，可选择双侧风池、颈夹脊、大椎、大杼、天宗、手三里等穴位，得气后留针 30 分钟，每天 1 次，10 次为 1 个疗程。

（2）浮针：患者取坐位或俯卧位，用笔在上位胸椎（T1 ~ T3）两侧距离中线 1 ~ 2cm 处各定一点作标记。确定好进针角度，平行于中线向上进针，先将进针点周围处用碘伏消毒，然后开始进针，待针进入皮下浅筋膜后，以水平方向沿脊柱两侧平行向颈部推进，注意推进速度一定要缓慢。若患者有疼痛感应立即向后退针，调整方向再推入，直至针身全部推入，仅留针尾在皮外，然后以进针点为支点做皮下扇形扫散约 30 秒，在扫散的同时用拇指点按同侧风池穴，然后将针芯抽出留置套管，并做好固定，以防套管脱出。嘱患者在留置套管期间不要进行剧烈运动，留针处也不要沾水，以免感染。

3. 疗法特点 消除局部软组织的无菌性炎症，进而可快速缓解颈部两侧的肌肉等软组织痉挛，改善颈椎应力的平衡，然后通过患者颈部自然的活动使错位的颈椎快速复位，恢复到正常状态，从而改善椎动脉的供血，消除眩晕及交感神经症状。

4. 注意事项 严格无菌操作，避免局部感染。

5. 临床应用 尚德锋认为针灸结合理疗治疗椎动脉型颈椎病，能有效改善患者椎动脉管径，使椎动脉血流量增多。杨宝玉采用针灸结合推拿治疗神经根型颈椎病，发现总有效率为 96%，明显优于对照组。钟敏莹等认为浮针疗法治疗颈椎病能起到解除肌痉挛、快速镇痛、改善活动范围、增加患肌组织局部血流等作用，促使颈椎病自愈。其中对颈型、椎动脉型颈椎病取效快捷，远期疗效好。解小会运用浮针治疗神经根型颈椎病发现，浮针组总有效率明显大于针灸组（$P<0.05$）；且浮针组治疗后的疼痛评分 VAS 明显小于对照组（$P<0.05$）；症状评分明显大于对照组（$P<0.05$）。陈建辉采用颈三针配合分经辨证治疗神经根型颈椎病 60 例，主穴取风池、大椎、颈 5 穴、颈 6 穴、颈 7 穴，佐以辨证配穴，得气后留针 30 分钟，每 10 分钟行针 1 次，治疗 10 次后总有效率高达 95%。吴伟凡等在 45 例神经根型颈椎病应用针灸疗法的临床比较研究中，取大椎、列缺、后溪、风池、京骨、昆仑、颈部阿是穴、颈部夹脊穴为主穴，佐以辨证配穴，采用已消毒的 28 号 1.5 寸的毫针。取颈部双侧的夹脊穴直刺或向颈椎斜刺，平补平泻法，使针感向颈肩部传导；大椎穴直刺 1 ~ 1.5 寸，针感向肩臂部传导；其他穴位按常规操作，采用平补平泻法，留针 30 分钟。留针过程中，用艾条灸大椎穴及颈部夹脊穴、压痛点，以患者感觉热感透向项背部并向周围扩散为宜。患者每天治疗 1 次，10 次为 1 个疗程，根据患者的恢复情况治疗 1 ~ 3 个疗程。总有效率 100%，疗效显著。

三、推拿疗法

1. 适应证 颈型、神经根型、椎动脉型颈椎病患者。

2. 操作方法 患者坐位，医师用拇指指腹点按风池、风府、肩井、太阳、天宗、肩外俞及阿是穴，每穴至少 1 分钟；用双手提拿颈后及肩部以放松肌肉，反复 15 次，再从头开始，沿胸锁乳突肌、项韧带、斜方肌及竖脊肌方向做分筋手法，反复 15 次；拇指按压风池穴，双手拖住下颌部用力向上端提，并慢慢向前、后、左、右各个方向旋转牵拉，重复 5 ~ 8 次；双手托住患者头部予牵引的同时，做旋转、摇转手法，左右旋转角度 45° 左右，反复 5 ~ 8 次；分别在肩颈部及项部沿经络循行方向进行拍打叩击手法，反复 5 ~ 8 次。每天 1 次，10 次为 1 个疗程。

3. 疗法特点 推拿治疗是颈椎病治疗的重要手段之一，是以颈椎骨关节的解剖及生物力学的原理为治疗基础，针对其病理改变，对颈椎及颈椎小关节进行推动、牵拉、旋转等手法的被动活动治疗，以调整颈椎的解剖及生物力学关系，同时对颈椎相关肌肉、软组织进行松解、理顺，达到改善关节功能、缓解痉挛、减轻疼痛的目的。

4. 注意事项 颈椎病的推拿治疗必须由训练有素的专业医务人员进行。推拿治疗宜根据个体情况适当控制力度，尽量柔和，切忌暴力。难以除外椎管内肿瘤等病变、椎管发育性狭窄、有脊髓受压症状、椎体及附件有骨性破坏、后纵韧带骨化或颈椎畸形及咽、喉、颈、枕部有急性炎症者，有明显神经官能症的患者，以及诊断不明的情况下，慎用或禁用任何推拿和正骨手法。

5. 临床应用 潘伟江选择 102 例椎动脉型颈椎病患者，采用抽签法随机分为针灸推拿组、针灸组和推拿组各 34 例。结果发现针灸推拿组显效率均明显高于针灸组和推拿组，差异有统计学意义（$P<0.05$）；针灸组显效率略高于推拿组，但差异无统计学意义（$P>0.05$）。刘洪涛将 204 例颈椎病患者分为观察组（113 例）和对照组（91 例），观察组在针灸的基础上加用推拿治疗，对照组患者仅采用针灸治疗。结果，观察组的治疗总有效率为 95.58%（108/113），高于对照组的 87.91%（80/91），差异有统计学意义（$P<0.05$）。推拿法使用推法、拿法、按法、擦法、扳法等手法可以舒筋活络，改善患者局部肌肉痉挛和缺血的状态，有助于患者颈部肌肉力学平衡的恢复。

四、敷贴疗法

1. 适应证 各型颈椎病患者。

2. 操作方法 敷贴药物处方：乳香 15g，没药 15g，血竭 15g，贝母 9g，羌活 15g，木香 6g，厚朴 9g，制川乌 3g，制草乌 3g，白芷 24g，麝香 1.5g，紫荆皮 24g，生香附 15g，炒小茴香 9g，甲珠 15g，煅自然铜 15g，独活 15g，续断 15g，川芎 15g，木瓜 15g，肉桂 9g，当归 24g。将药物碾成细末，温水加饴糖调成糊状，即成药膏。用时将药膏摊于桑皮纸上，敷颈椎病痛处，每天更换1 次。

3. 疗法特点 贴敷疗法将中草药制剂施于皮肤、孔窍、腧穴及病变局部等部位，可扩张局部血管，改善微循环，起到活血化瘀、温经通络的作用。敷贴疗法的透皮吸收特性，既减少了药物的毒副作用，亦可以避免胃肠道与肝脏对药物的首关效应，从而提高药物的利用度。穴位敷贴疗法具有作用直接、用药安全、标本同治、操作简单、经济实惠、患者容易接受等特点。

4. 注意事项 局部有创口者忌用；有皮肤过敏史者谨慎使用，已经发生皮肤过敏者应立即停用。

5. 临床应用

朱立国研究认为，外敷还可以使因疼痛而导致紧张的颈部肌肉放松，有助于颈椎关节、椎间盘位置恢复正常，从而减轻或解除神经根压迫。张秀真等采用热敷袋（川乌、炙草乌、乳香、桂枝、伸筋草、独活、鸡血藤、木瓜、川芎、骨碎补等）治疗颈椎病 80 例，并与口服颈复康治疗进行对照，认为热敷袋热敷有温经通络、散寒止痛的作用。刘勇等采用中药湿热敷治疗 120 例脊髓型颈椎病患者，总有效率为 92.5%，认为中药湿热敷治疗脊髓型颈椎病疗效显著。

五、中药颈枕疗法

1. 适应证 各型颈椎病患者。

2. 操作方法　中药颈枕疗法是将枕头制成特定形状，内充中草药为枕芯，通过睡眠枕用来治疗疾病的一种方法。治疗时患者仰卧位，将中药颈枕置于颈项部枕用。如患者开始枕时不适应头颈后仰，可在中药颈枕上方的床上放置一小薄枕，以减轻头颈后仰的程度，待 5 ~ 7 天患者逐步适应后，再弃小薄枕，单纯枕用中药颈枕。对于部分老年上背部已有轻度驼背的畸形患者，可在中药颈枕下面放置家用薄枕使用。（图 3-8）

颈枕制作方法：①形状为圆形或椭圆形，长度 35 ~ 40cm，直径 8 ~ 10cm。通常以绒布为面料，塑料泡沫为衬垫，以达到透气好、形态稳定、枕用舒适的目的。②颈枕内填充具有芳香开窍、安神镇静、祛风散寒、化痰通络、活血化瘀、行气止痛的中药。江苏省中医院诸方受教授发明的颈枕处方如下：侧柏叶、艾叶、野菊花、夏枯草、桑叶、晚蚕沙、穞豆衣、仙灵脾、通草、徐长卿、白芷、川芎等。其按一定比例配制，粉碎成较粗末，填充于枕内；另以丁香、官桂、山柰、荜茇、冰片各等分，研成细末，混匀另包成香料袋置于枕内。

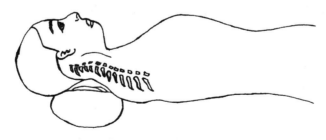

图 3-8　颈枕疗法

3. 疗法特点　中药颈枕具有以下治疗作用：①药物通过呼吸道和皮肤吸收，具有舒筋活血、行气止痛、镇静安神等作用。②圆形或椭圆形颈枕在枕用时有轻度颈椎牵引作用。较长时间的轻度牵引，同样可达到扩大椎间隙和椎间孔的作用。③睡眠时枕用，头颈处于后伸状态，有利于颈肌疲劳的恢复。同时也能够逐步矫正颈椎生理弧度平直或反弓，恢复颈椎的正常生理弧度。

4. 注意事项

（1）中药颈枕每晚枕用 3～5 小时，即可发挥治疗作用。通常 1 个月为 1 个疗程，可枕用 2～3 个疗程。

（2）颈枕不同于生活用枕，部分患者用药枕后反而颈部不适，应选择形状合适的药枕。

（3）中药颈枕香味消失，即应换用新的中药颈枕。

5. 临床应用 颈枕法是指应用各种矫形枕、牵引枕或药枕治疗颈椎病的方法。其历史悠久、应用广泛，是中医学中具有特色的一种治疗方法。对于颈枕法，在古代中医文献中多有记载。用豆枕治疗失眠的方法早在《肘后备急方》中就有记载，唐代孙思邈在《千金要方》中也有关于睡枕法治疗颈椎病的描述，他将大豆蒸熟后晾晒至颜色改变，将其装入枕套中，每天枕之，可治疗"头项强痛不得顾四方"。现代许多学者就用枕与颈椎病的防治做了研究，如金国强等使用颈椎治疗枕治疗颈椎病患者 60 例，81% 以上的患者疗效显著。

传统颈枕侧重于药的应用，而缺乏对枕具在生物力学上的研究。且其质地大多较硬，缺乏弹性，舒适度差，不能长时间使用。现代颈枕在外形、材料及其生物力学机制等方面做了很多探索。目前，用于防治颈椎病的颈椎枕具主要有两类：一类是有特殊填充物的枕具，包括中药枕、磁疗枕、远红外枕等；另一类是单纯颈椎枕具。

现代颈枕设计侧重于根据颈椎的解剖和生物力学特性而设计，主要作用为矫形和牵引，对枕头的外形及参数有严格的要求。此种颈枕在临床上的应用各具特色，有的侧重于枕具力学上的研究，有的侧重于特殊材料的使用，有的具有可调节性，有的还有牵引功能。自人们开始重视颈椎生物力学的研究以后，枕具被设计成多种形状，有"V"形、坡形、圆柱形等，在临床上取得了较好的疗效。如贺石生等根据脊柱解剖和生物力学的特点，采用自行设计的枕高测量尺对患者的枕高进行测量设计了"V"形牵引枕头，使颈椎在侧卧和仰卧时均能够保持良好的曲度和姿势，使异常颈椎获得矫形和牵引的双重作用。有的颈枕还针对使用者的不同而具有个体差异和可调节性。如刘保新等根据每个使用者个体的差异，设计制作了个体化的颈椎刚柔保健枕，治疗30例颈型颈椎病患者，其中优6例，良17例，中7例。蒋建种介绍的一种慢回弹曲面枕头，用黏弹性海绵作为制作材料，使其与颈椎生理弧度的特点相符合，既能保证颈椎自然伸展，缓解椎间盘压力，又没有圆枕的矫枉过正的缺陷。

现代学者对颈枕作用机制研究认为，颈枕归纳起来有以下作用途径：一是局部吸收理论。药物颈枕是中医外治疗法的一种，有确切的疗效和应用价值。章秀明认为药物通过局部皮肤和鼻腔的直接吸收、对经络穴位的刺激，以及生物全息和泛控性的整合作用而达到治疗颈椎病的目的。陈龙全等认为药枕可以通过经络调节、机械刺激及药磁治疗而起到加速局部血液循环、促进软组织修复等作用。二是矫形、牵引作用。颈枕可保持颈椎正常的生理曲度，维持颈部肌群的平衡。颈部肌群的平衡反过来也促进了颈椎生理弯曲的保持。颈椎牵引可使椎体的间隙空间扩大，缓解颈椎和椎间盘对周围组织的挤压，促进组织水肿消除和炎症吸收，有利于组织恢复。

参考文献

［1］李建成，付有芽，陆小平.不同角度颈椎牵引配合仰卧位手法治疗颈椎病临床观察［J］.中医正骨，2003，15（5）：22-23.

［2］吴微波.中药并牵引治疗颈椎病疗效观察［J］.针灸临床杂志，2004，20（4）：12.

［3］张彬.牵引配合推拿治疗颈椎病120例疗效观察［J］.云南中医中药杂

志，2005，26（4）：24.

　　[4] 尚春生，高青山."卧式牵引法"治疗神经根型颈椎病48例小结 [J].
甘肃中医，2003，16（9）：17.

　　[5] 刘丕珊.不同角度牵引治疗颈椎病178例的临床观察 [J].黑龙江医学，
2001，25（6）：435.

　　[6] 姜宏，惠祁华，施杞，等.牵引对颈椎小关节生物力学影响的实验研究
[J].中国运动医学杂志，2000，19（1）：100-101.

　　[7] 倪国新，苏力，唐军凯.颈椎牵引时间的初步探讨 [J].中国临床康复，
2002，6（4）：487.

　　[8] 尚德锋.针灸理疗对颈椎病患者椎动脉血流及管径的影响 [J].新中医，
2016，48（6）：101-103.

　　[9] 杨宝玉.针灸联合推拿治疗神经根型颈椎病的临床效果分析 [J].世界
最新医学信息文摘，2016，16（42）：142-143.

　　[10] 钟敏莹，张熹煜.符仲华浮针治疗颈椎病临证经验 [J].中国针灸，
2015，35（8）：823-826.

　　[11] 解小会.浮针治疗神经根型颈椎病的临床价值分析 [J].江西中医药，
2015，46（1）：62-63.

　　[12] 陈建辉.颈三针配合分经辨证治疗神经根型颈椎病60例 [J].中国针灸，
2011，31（10）：927-928.

　　[13] 吴伟凡，刘映文，梁汉彰.45例神经根型颈椎病应用针灸疗法的临床比
较 [J].中医临床研究，2012，4（12）：40-41.

　　[14] 潘伟江.针灸联合推拿治疗椎动脉型颈椎病临床观察 [J].中国乡村医
药杂志，2011，21（8）：43-44.

　　[15] 刘洪涛.针灸推拿治疗颈椎病的疗效研究 [J].临床合理用药杂志，
2014，7（4 下）：126-127.

[16] 朱立国，徐凡平，高景华，等.外敷配合内服治疗神经根型颈椎病根性疼痛临床研究 [J].北京中医药，2011，30（3）：201-202.

[17] 张秀真，王凤成，惠艳.热敷袋热敷治疗颈椎病80例 [J].陕西中医，2012，33（12）：1636.

[18] 刘勇，樊成虎.中药湿热敷治疗脊髓型颈椎病120例临床观察 [J].中医临床研究，2014，6（2）：95-96.

[19] 金国强，张建方，王国平.颈康枕治疗颈型颈椎病临床疗效观察 [J].中医正骨，2003，15（2）：17.

[20] 贺石生，部玉军，侯铁胜，等.V形牵引枕在颈椎病治疗中的临床初步研究 [J].中国骨伤，2009，22（1）：21-22.

[21] 刘保新，黄承军，梁冬波，等.个体化颈椎刚柔保健枕的制作及临床疗效观察 [J].中医外治杂志，2011，21（3）：10-11.

[22] 蒋建种.慢回弹曲面枕头的应用和探讨 [J].颈腰痛杂志，2007，28（2）：130-131.

[23] 章秀明.药枕治疗机制浅谈 [J].中医药临床杂志，2005，17（3）：303-304.

[24] 陈龙全，郑学刚，李燕飞.论药枕治疗颈椎病的源流及作用机制 [J].湖北民族学院学报（医学版），2002，19（3）：41-43.

（孙玉明　林云涛）

第三节　肩周炎

　　肩周炎又称肩关节周围炎，以肩关节疼痛和活动不便为主要症状，是骨伤科常见、多发病症。典型病例发作时患肩疼痛、不能活动，被称为"冻结肩"；本病的好发年龄在 50 岁左右，故又称为"五十肩"；患者患肩怕风怕冷，也称为"漏肩风"。女性发病率略高于男性，若不能及时有效地治疗，有可能严重影响肩关节的功能活动。

　　肩周炎是肩关节囊及关节周围软组织的无菌性炎症病变。其病因包括肩部慢性损伤、寒凉刺激、外伤及外伤后长时间固定关节、肩部骨关节和软组织退行性病变，以及内分泌水平下降等。肩周炎的病理改变主要是肩关节周围软组织发生广泛的、慢性、无菌性炎症，引起软组织粘连，致肩关节功能障碍，包括肩关节周围许多组织的慢性无菌性炎症，如喙突炎、肱二头肌长头肌腱炎、冈上肌肌腱炎、肩袖损伤、肩峰下滑囊炎、三角肌下滑囊炎及肩峰撞击综合征等。

　　肩周炎属中医学"痹证"范畴，"风寒湿三气杂至，合而为痹也。其风气胜者为行痹，寒气胜者为痛痹，湿气胜者为着痹也"。其外因是风寒湿邪气侵袭肌腠筋骨，内因则是机体气血不足，运行不畅。邪盛正虚，风寒湿阻于经脉，不通则痛。此外，肩部外伤后较长时间固定，缺少活动；或外力直接伤及肩部筋脉，瘀血内阻，气血津液运转受阻，亦可致发本病。中老年人，尤其是女性，肝肾已亏，营卫渐虚，筋脉失于濡养，易为外邪或内生痰湿所乘，罹患此症。

　　肩周炎的病理变化偏风偏寒，治疗当温经祛风、散寒除湿、兼补气血。外治以疏通经络，祛风散寒，解除粘连为治疗原则。常用外治方法包括中药敷贴、针灸、推拿理筋和针刀等疗法。

一、敷贴疗法

1. 适应证　肩周炎各期患者。

2. 操作方法　用伤科Ⅰ号（江苏省中医院院内制剂），处方：蔓荆子、紫荆皮、当归、木瓜、丹参、赤芍、羌活、川牛膝、威灵仙、防己、秦艽等，粉碎成细末加饴糖调制而成。协助患者取舒适体位，充分暴露患部，注意保暖。取大小合适的敷料正确摊药，做到均匀、厚薄适中，部位准确，面积适中，均匀敷于患处，胶布固定，范围大的用绷带缠绕，松紧适宜，每次 1 贴，敷于患肩局部，每天 1 次，两周为 1 个疗程。

3. 疗法特点　针对肩周炎寒凝瘀滞、经脉不畅、不通则痛的主要病机，中药敷贴具有温经散寒、活血通络的疗效。西医学也认为，中药外敷具有改善患处局部血液循环，促进代谢产物吸收分解排泄，缓解肌肉筋膜及关节囊的痉挛、粘连等作用。在肩周炎的治疗中，中药敷贴应用范围广，副作用相对较小。

4. 注意事项

（1）敷贴治疗肩周炎，每次治疗时间不宜过长，一般每天用药不超过 12 小时，以免引起局部皮肤不适。

（2）各类皮肤病患者、皮肤破溃者，不宜使用中药敷贴。

（3）用药后发生皮肤过敏的患者应立即停药，并酌情处置。

5. 临床应用　赵玉娟、张锡玮、董洪燕等临床研究表明，外用中药贴敷能有效改善受损软组织的血液循环，加速其周围炎症的吸收，促进损伤组织的修复。曲宝仁等用处方：全蝎 25g，乌梢蛇 30g，露蜂房 30g，防风 30g，赭石 30g，忍冬藤 30g，桑螵蛸 30g，威灵仙 30g，硼砂 18g（后下），皂角刺 30g，制草乌 15g，制川乌 15g，土鳖虫 30g，蜈蚣 1 条，白豆蔻 18g，冰片 15g（后下）。将其打碎后装入布袋中分别与白酒、黄酒、水、白醋等同煎 10 分钟后取出，制成熥药局部外敷治疗颈肩疼痛取得了较好的疗效。其认为熥药局部外敷不仅具有理疗作用，更有综合性的药物作用，将中草药药效和热疗相结合，利用温热效应使药物有效成分直达病灶，在患处形成较高浓度，充分发挥药物对局部病变组织的药理效应，从而起到温经通络、活血祛瘀、消肿止痛等作用。王明远等人用熥药外敷治疗肩关节周围炎，采用随机数字表法分为治疗组与对照组各35例，治疗组予以熥药外敷治疗，熥药以乳香、没药、红花、延胡索、白芷活血温经通脉、行气止痛；以（川）续断、威灵仙、土鳖虫、桑寄生、骨碎补补肝肾、强筋骨；以川乌、草乌、羌活、独活、透骨草、伸筋草、细辛、川椒祛风胜湿、通痹止痛；对照组予以洛芬待因片联合麝香壮骨膏治疗，结果治疗组疗效明显优于对照组。王凡星的研究表明，中药贴敷可以缓解肩部肌肉紧张、改善局部血液循环，还可促进局部组织新陈代谢，促进炎性物质的吸收，达到活血止痛的目的，使肌肉痉挛得到有效缓解，有利于肩关节周围肌腱韧带粘连的松解，逐渐增大肩关节外展、外旋的活动范围，有助于预防肩部肌肉萎缩。

二、针灸疗法

1. 适应证 肩周炎各期患者。

2. 操作方法

（1）针刺取穴与手法：辨证施治，循经取穴。气血虚型：取肩髃、肩髎、手三里、足三里等穴，用补法；风寒湿型：取肩髃、肩髎、巨骨、合谷、曲池等穴，用泻法；瘀滞型：取肩髃、肩髎、肩外俞、臑俞、阿是穴等，用泻法。

（2）艾灸：适用于风寒与寒湿证患者。留针前用2cm的艾条置于主穴的针尾位置，并将其下端点燃，当艾条燃烧完全后将针取出，并用艾条沿患者的手阳明经及手太阳经进行从上到下的温和灸，至患者皮肤潮红后停止。

（3）疗程：针灸每周3次，12次为1个疗程。

3. 疗法特点 针灸可以发挥疏通经络、调理气血运行、祛风散寒、温经除湿的治疗作用，是中医治疗肩周炎的常用疗法，适应范围广，通常作为肩周炎综合治疗的重要方法。

4. 注意事项

（1）皮肤破溃、感染部位忌用针灸。

（2）针灸过程中应注意避开血管较为浅表的位置，避开肌腱及局部瘢痕处。

（3）针灸治疗时一般不宜空腹；晕针患者慎用针灸。

5. 临床应用　梁繁荣、匡田、王妍文等研究表明，针灸疗法可以及时疏通经络、改善血液循环、加快机体修复，从而缓解疼痛。针灸有局部效应和全身效应之分，主要作用机制有：①兴奋穴位的类纤维起到明显的镇痛效应；②加强局部血液循环，增强细胞的吞噬功能，起到消除局部炎症及水肿的作用；③促进脑和脊髓释放出钾离子、钠离子、羟色胺、内源性阿片肽类物质等，使神经递质的成分发生改变，进而阻滞痛觉神经传导，发挥镇痛效果。

三、推拿疗法

1. 适应证　肩周炎慢性期患者。

2. 操作方法　患者坐位，术者立于其患侧，点压肩髃、肩髎、肩贞、肩前穴位和阿是穴，并揉按、滚、拿肩部周围软组织；做到有力、柔和、深透，放松局部肌肉，时间为3分钟。牵拉患肢向前，同时另一手拇指从肩后向前推送，并使患肩作被动环转5～6次；用一手牵拉患肢后伸、内旋屈腕翻掌，使其手指尽量向上触摸棘突，另一手于肩前喙突下弹拨拉紧的肌腱3～5次；揉肩胛骨内缘3分钟，使患肢外展，术者一手扶持其肱骨头，另一手臂托扶其患侧肢体作外展，摇转动作；摇转范围逐渐增大，尽量上举、后伸、靠近头部，维持不动待患肢肌肉放松，稍微增大上举后伸程度；搓揉三角肌采用分筋、牵抖手法放松肩部肌肉。

3. 疗法特点　推拿手法可有效地促进血液循环，加速炎症病灶的吸收，解除肌肉痉挛，松解肩周软组织粘连。同时，推拿手法可使肩关节产生非生理性的肩盂与肱骨头相对移动，有利于肩关节的前屈、后伸、外展功能改善，达到肩关节功能恢复的作用。

4. 注意事项

（1）肩周炎急性期不主张手法治疗，尤其不宜行重手法治疗。

（2）肩周炎理筋手法力度要得当，既要有效，又要防止手法过重造成损伤。

（3）施行手法时，会引起不同程度的疼痛，要以患者能忍受为宜。

5. 临床应用　焦建凯等采用推拿联合关节松动术治疗肩周炎，治疗组与对照组各 30 例，两组均采用推拿结合关节主动运动疗法，治疗组在此基础上附加关节松动术；按 Constant-Murley 肩关节功能评估标准，在两个疗程后对两组进行疗效评价比较，治疗组肩关节功能改善明显优于对照组（$P<0.05$），其于疼痛、ADL、ROM、肌力评分均有明显改善。说明推拿结合关节松动术治疗肩关节周围炎疗效不错。

四、针刀疗法

1. 适应证　体质较好，症状较重的冻结期患者。

2. 操作方法　患者端坐位，甲紫记号笔于肩胛骨喙突点、肱骨小结节点、肱骨结节间沟点、肱骨大结节后面定位；将 4 个点用线连起来，恰似字母"C"的横行形状。活力碘常规消毒，铺无菌洞巾，1% 利多卡因局部浸润麻醉，每个点注射 1mL。针刀操作：在各定点处进针刀，刀口线与上肢长轴一致，针刀体与皮肤垂直，严格按照四步进针刀规程进针刀，针刀经皮肤、皮下组织、脂肪、筋膜、肌肉、韧带直达骨面，提插切割 3 刀，松解周围软组织。

3. 疗法特点　通过对肩周炎病变关键结点的松解，破坏了肩关节周围以点成线、以线成面、以面成体的网络状病理构架，为人体自我代偿、自我修复、恢复肩关节力平衡创造了条件。术后不施加手法，避免了骨折、脱位、软组织牵拉伤的风险。

4. 注意事项

（1）针刀操作时要注意针刀进针到达解剖层次，到达骨面时有韧性感，提插切割周围软组织 2 ~ 3 刀，用力不可过大，以免造成医源性骨小梁损伤产生疼痛。

（2）严格无菌操作，避免感染。合并有急性传染病、肩关节结核、肩部挫伤、风湿性关节炎和类风湿性关节炎的患者不宜采用针刀疗法。

5. 临床应用 陈志平应用针刀整体松解术后手法治疗肩周炎，然后观察其临床效果。方法：60 例肩周炎患者被纳入随机对照试验，随机分成治疗组（30 例）和对照组（30 例），治疗组采用针刀整体松解术配合手法治疗。对照组采用传统手法松解治疗，分别从患者疼痛与运动功能方面评定疗效，选择 VAS 评分和肩周炎康复体疗功能作为评定标准。结果显示治疗组治愈率为 56.7%，对照组治愈率为 26.7%；治疗组总有效率为 96.7%，对照组总有效率为 83.4%。在治愈率和总有效率方面，治疗组明显比对照组好。两组在疼痛方面比较，具有显著性差异（ $P<0.01$ ）。两组在运动功能方面比较，大部分动作及运动功能总分均有显著性差异，具有统计学差异（ $P<0.01$ ）。认为应用针刀整体松解术配合手法治疗肩周炎，对于疼痛的缓解，功能的改善，疗效均比传统手法治疗组要好。由此可见，针刀松解后的炎症区域，压力降低，血液循环改善，对神经、血管恶性刺激减少，局部组织恢复动态平衡，肩关节功能明显改善。此外，从基础实验论证针刀治疗肩周炎机制，结果显示肩周炎模型家兔经过针刀松解法治疗后，血清和局部肌肉组织中的氧自由基代谢均能良性调整，不同病理分期的肩周炎模型家兔在接受针刀松解法后，抗氧化能力的改善有可能是其发挥治疗作用的重要机制之一。

参考文献

［1］赵玉娟，蔡少峰.金黄散外敷配合 TDP 治疗踝关节软组织损伤 75 例［J］.中医药导报，2012，18（3）：89.

［2］张锡诲，李国信.中药外敷治疗急性软组织损伤的临床研究［J］.辽宁

中医杂志，2005，32（4）：368.

[3] 董洪燕，段沛涛，王富田.中药外敷治疗急性软组织损伤36例［J］.中医外治杂志，2011，21（3）：19.

[4] 曲宝仁，曲晓亮.熥药结合三棱针穴位点刺放血治疗神经根型颈椎病临床研究［J］.山东中医杂志，2013，32（1）：13–14.

[5] 王明远，张杰，赵永玲，等.熥药外敷治疗肩关节周围炎的临床疗效［J］.临床合理用药杂志，2016，9（6）：72–73.

[6] 王凡星，姜翠花，朱宏锦，等.综合疗法治疗肩周炎70例［J］.中医外治杂志，2010，20（4）：182–183.

[7] 梁繁荣，刘雨星，陈谨，等.电针镇痛后效应与脑干 5–HT、下丘脑 β–EP 含量的关系［J］,上海针灸杂志，2001，20（3）：37.

[8] 匡田.针灸治疗急性腰部扭伤21例［J］.齐齐哈尔医学院学报，2012，33（1）：57.

[9] 王妍文，符文彬，彭汉郭，等.温针灸治疗颈椎病临床随机对照试验的系统评价［J］.辽宁中杂志，2011，38（2）：340–344.

[10] 焦建凯，彭志华，郑盛惠，等.推拿联合关节松动术治疗肩周炎60例疗效分析［J］.中国中医急症，2009，18（11）：1802–1803.

[11] 陈志平，陈红平.针刀整体松解术后手法治疗肩周炎临床疗效评价［J］.针灸临床杂志，2010，26（7）：1–3.

[12] 陈志平，陈幼楠，冯涛，等.针刀松解法对肩周炎模型家兔抗氧化能力的影响［J］.上海针灸杂志，2012，31（10）：760–763.

（蒋东明　卞恒杰）

第四节　冈上肌肌腱炎

冈上肌肌腱炎指劳损和轻微外伤或受寒后逐渐引起的冈上肌腱退行性改变，属无菌性炎症，以肩部疼痛、功能障碍为主要临床表现。本病又称冈上肌综合征，外展综合征，好发于中青年及体力劳动者、家庭主妇、运动员。本病多因上肢外展、上举运动中，冈上肌腱在肩峰、喙突形成的喙肩弓与肱骨头的间隙中滑动，受到肩峰、喙突的摩擦，在喙肩弓下间隙内受肱骨头的撞击、夹挤造成冈上肌腱慢性劳损；或因冈上肌的力臂较短，完成上肢外展上举运动中所作的功又较大，长期反复受累造成冈上肌腱本身的退行性变化。由于冈上肌腱表面与肩峰之间为肩峰下滑囊，所以冈上肌肌腱炎、肩峰下滑囊炎两者往往并存且相互影响，多数肩峰下滑囊炎继发于冈上肌腱病变。本病一般预后良好，如失治可致局部钙化，甚或肌腱断裂，影响肩关节功能。

西医学治疗一般口服消炎镇痛药，全身症状减轻较快，长期服用易造成耐药性，对肝肾功能有不同程度的影响，易复发。

中医学认为该病属于"伤筋""痹症"范畴，由于感受风寒湿邪、劳损、外伤，引起气血凝滞，脉络痹阻，不通则痛。急性期常见气滞血瘀证，治以行气活血、消肿止痛为主。慢性期常见风湿阻络证，治以祛风除湿、舒筋活络为主。外治法通过药物或非药物疗法作用于皮肤、经穴直达腠理，能使局部疼痛、活动功能障碍迅速缓解，减少复发，临床常用外治方法有熏蒸、贴敷、溻渍、推拿、针灸等疗法。

一、熏蒸疗法

1. **适应证**　冈上肌肌腱炎慢性期患者。

2. **操作方法**　用和伤散（南通市中医院院内制剂，批准文号：苏药制字

Z04001363），处方：生川乌、生草乌、生南星、生半夏、细辛、白芷、海桐皮、五加皮、威灵仙、血见愁、落得打、石菖蒲等。上药各等分，打粉过 40 目筛，取干燥粉末混匀备用。熏蒸方法：取药粉 50g 置药罐中加开水 500mL，置于 300W 电炉上通电加热，同时将肩关节以毛巾覆盖置药罐直上 10 ~ 20cm 熏蒸，待局部皮肤微红汗出。断电续熏，至药液冷却至 40 ~ 50℃时，用毛巾蘸药液揉洗肩部约 20 分钟，每天 2 次。

3. 疗法特点 和伤散具有祛风止痛、舒筋活络之功效。方中川乌、草乌、细辛温经止痛、祛风除湿；海桐皮、五加皮、威灵仙祛风通络、缓肢节拘挛、肢体麻木；生南星、半夏、白芷燥湿化痰、消痞散结；落得打、血见愁、石菖蒲行血消瘀。诸药合用，祛风止痛、舒筋活络，并通过局部熏洗，洗外通内，使药力直达病所，加之热力协同作用，使局部气机宣畅，血活筋舒，经脉通达而收事半功倍之效。

4. 注意事项

（1）熏洗中，慎防烫伤。

（2）年老体弱、皮肤反应迟钝或伴神经损伤、皮肤感觉下降甚至消失者，需有他人陪护，协助掌握、调节温度。

（3）和伤散有毒，切不可内服。

5. 临床应用 许本柯等选取 48 例冈上肌肌腱炎患者，随机分为观察组及对照组各 24 例，观察组采用药物内服配合中药热敷治疗，对照组采用药物内服配合热水袋热敷治疗。结果显示观察组总有效率为 87.0%，高于对照组的 79.17%，两组比较，差异有统计学意义（$P<0.05$）。表明中药熏药治疗冈上肌肌腱炎效果显著，具有较好的临床应用价值。

二、贴敷疗法

1. 适应证 冈上肌肌腱炎急性期患者。

2. 操作方法　局部肿胀及热象不明显者可单用止痛消炎膏（南通市中医院院内制剂，批准文号：苏药制字 Z04001989），组成：滑石粉 150g，儿茶 30g，制乳香 15g，冰片 9g，制没药 15g，炉甘石 150g，广丹 6g，煅龙骨 30g，羊毛脂50g，凡士林适量。将制乳香、制没药、儿茶、炉甘石、煅龙骨混匀，粉碎后过100 ～ 120 目筛。依次与滑石粉、广丹、冰片套研，混合均匀，加入凡士林与羊毛脂熔融液体中，调成 30% 软膏。或单用芙黄膏（南通市中医院院内制剂，批准文号：苏药制 Z04000445），组成：芙蓉叶、大黄、赤小豆、凡士林等。取芙蓉叶、大黄、赤小豆经干燥后粉碎，过 80 目筛备用。将凡士林加热熔化（不超过 60℃），再将药物粉末分次逐渐加入，边加边搅拌，直至冷凝。局部肿胀明显，伴有热象者，可选用余芙膏（南通市中医院院内制剂，由止痛消炎膏和芙黄膏1 : 1 等量调配而成）。具体操作：协助患者取舒适体位，清洁皮肤。摊药根据体型及肩部皮肤面积确定敷药面积，取大小合适的敷料，正确摊药，做到均匀、厚薄适中，不污染他物，敷药部位准确，敷药面积适中，最后用胶带固定或绷带包扎固定，松紧适宜，美观，保持肢体功能位，两天更换 1 次。

3. 疗法特点　余芙膏是南通市中医院骨伤科自制传统特色药膏，由止痛消炎膏和芙黄膏配制而成。经 30 余年长期临床使用，疗效确切。方中乳香、没药破血逐瘀，皂刺软坚消肿，生草乌、生南星祛瘀解痉，宣痹止痛，芙蓉叶、大黄凉血止血，活血祛瘀，既止新血渗入肌腠，又制皂刺、草乌、南星之温；赤小豆利湿消肿，行血止痛；冰片清热舒筋、散瘀止痛，诸药合伍，相得益彰，共奏活血化瘀、消肿止痛之功。

4. 注意事项

（1）局部皮肤过敏者禁用。

（2）用药后观察局部皮肤，如有丘疹、瘙痒或局部肿胀等过敏现象时，停止用药，并将药物擦拭干净或清洗。

5. 临床应用　吴兴杰等选取冈上肌肌腱炎病例 60 例，随机分为治疗组和对照组，每组 30 例。治疗组于肩峰垂线上，肩峰下 1.5cm 为一点，通过此点作一横线，向后 1cm 处为注射点。局部常规消毒后，选用 6 号针头，于注射点进针 3 ～ 3.5cm，缓慢推药（醋酸泼尼松 25mg+0.5% 利多卡因混合液 5mL）。退出针头后，压迫止血，确认无出血后，贴上奇正消痛贴，加压包扎。24 小时后换药贴，7 贴为 1 个疗程。1 周后重复治疗 1 次，共 2 次。对照组仅采用局部注射治疗，方法同治疗组。结果显示治疗组 30 例，治愈 19 例（63.33%），好转 9 例（30%），未愈 1 例（3.33%），复发 1 例（3.33 %），总有效率为 93.33%。对照组 30 例，治愈 18 例（60%），好转 9 例（30%），无效 2 例（6.67 %）；复发 1 例（3.33%），总有效率为 90% 。两组总有效率比较具有统计学意义（$P<0.05$）。临床研究表明奇正消痛贴膏与局部注射联用治疗冈上肌肌腱炎效果确切，且无不良反应，值得推广。

三、淌渍疗法

1. 适应证 冈上肌肌腱炎急性期患者。

2. 操作方法 处方：独活 15g，秦艽 15g，刘寄奴 15g，川续断 15g，红花 10g，川乌 10g，草乌 10g，白附子 10g，大黄 10g，花椒 10g，干姜 10g，樟脑 10g，伸筋草 3g，冰片 3g，铅丹 30g，当归 20g，牛膝 20g，桑寄生 20g，艾叶 20g。用水煎制、过滤、去渣成汤药。

（1）湿敷法：患肩下面垫以中单，用 4 ～ 5 层纱布，盖于肩峰周围，在 2、3 层中间放尼龙管一根，尼龙管前端管壁钻孔数个，尾端连接针管，露于敷料外，定时用注射器注入药液；或用 6 ～ 8 层纱布或毛巾浸透药液，用钳子轻拧至不滴水，趁热湿敷患处。每隔 15 ～ 30 分钟淋药液于纱布上，使其经常保持湿润，以利发挥药效。

（2）淋洗法：将煎煮好的药液放于盆内，乘热熏蒸，然后淋洗；或将药液装入喷壶内淋洗患处。

3. 疗法特点 溻是将饱含药液的纱布或棉絮湿敷患处，渍是将患处浸泡在药液中。溻渍法是通过湿敷、淋洗、浸泡对患处的物理作用，以及不同药物对患部的药效作用而达到治疗目的的一种方法。中药溻渍的机制是通过湿敷的传导与辐射作用，敷外通内，使药力直达病所，加之热力协同作用，使局部血活筋舒，经脉通达而收效。

4. 注意事项 药液温度应适宜，慎防烫伤。用溻法时，药液应新鲜，溻敷范围应稍大。外洗，每天 1 剂，水煎，取药汁 1000 mL，温度保持在 40℃，以纱布淋洗患处 30 分钟，再以纱布浸湿药液敷于患处 20 分钟，每天 2 次。用药后观察局部皮肤，如有丘疹、瘙痒或局部肿胀等过敏现象时，停止用药。

5. 临床应用 杨雨果观察中药湿敷在冈上肌肌腱炎治疗中的疗效，观察组 24 例均采用药物内服配合中药热敷治疗，内服药：氯唑沙宗片 0.2g，口服，每天 3 次；三七片 2～6 片，口服，每天 3 次；中药热敷（舒筋活血洗方）组方：伸筋草 9g，海桐皮 9g，独活 9g，秦艽 9g，当归 9g，钩藤 9g，川红花 6g，乳香 6g，没药 6g。用法：将药研粗末，装入布袋，扎袋口，蒸 30 分钟，取出中药包，待温度下降至患者能耐受温度时（约 45℃），用塑料袋将其包裹敷患肩部 30 分钟。对照组 24 例均采用药物内服配合热水袋热敷治疗。观察组总有效率为 87.50%，高于对照组的 79.17%，两组比较，差异有统计学意义（$P<0.05$）。临床治疗表明中药热敷治疗冈上肌肌腱炎效果显著，具有较好的临床应用价值。

四、推拿疗法

1. 适应证 冈上肌肌腱炎急性期及慢性期患者。

2. 操作方法 先用一指禅推法、指揉法或㨰法在肩部操作，以肩外上部为重点，但治疗部位应包括至三角肌止点附近，一般不越过肱骨三角肌粗隆，以防损伤桡神经。其次点按肩髃、臂臑、肩井穴。然后使用摇按拔伸法，患者坐位，医师站于伤肩后侧，一手拿住腕关节上方，拿肩之手用大鱼际压住肩髃穴外，在拔伸牵引下做摇法 6～7 次；在保持牵引力的同时拿肩之手垫于腋下，使伤肢下垂并屈肘内收，手触健肩，此时拿腕之手前臂托住患肢肘关节尺侧，使伤臂绕过头顶置于颈后，再将伤肢向斜前上方拔直，同时拿肩之手的大鱼际在患处向下推按。最后在冈上肌处使用鱼际揉法放松肌肉。

3. 疗法特点　运用推拿手法，松解舒筋，并使局部滞留之气血得以疏散，经络得到疏通，缓解患者肩部冈上肌疼痛的症状，帮助其肩关节活动功能的恢复。

4. 注意事项　治疗期间嘱患者尽量减少肩关节过度活动的动作。

5. 临床应用　王野等观察中药蜡疗配合推拿治疗冈上肌肌腱炎的疗效，将 53 例冈上肌肌腱炎患者随机分为治疗组和对照组，治疗组采用中药蜡疗配合推拿，每天 1 次，4 周为 1 个疗程。蜡疗方法：用蜡饼加中药封包治疗，蜡饼制作：将制作好的柔软的石蜡，温度为 45～55℃，厚度为 2～4 cm，切成 20cm×30cm 的蜡饼。中药封包治疗：将已煎制好的中药加热至 45～55℃，用纱布封包浸泡 10～20 分钟。将准备好的封包放于肩关节周围处，再将石蜡饼置于治疗部位，用棉垫包好，待 20 分钟后取下。中药药物组成：桑枝 30g，乳香 15g，没药 15g，桂枝 30g，芒硝 10g，牛膝 20g，红花 30g，伸筋草 30g，透骨草 30g，海桐皮 20g，延胡索 30g，白芷 30g，防风 20g，威灵仙 30g。对照组给予 2% 盐酸利多卡因加醋酸曲安奈德痛点局部注射，每天 1 次。结果显示治疗组在缓解疼痛和改善肩关节活动度方面优于对照组（$P<0.05$）。表明中药蜡疗配合推拿治疗冈上肌肌腱炎，能有效缓解疼痛，改善肩关节活动度。

五、针刀疗法

1. 适应证　冈上肌肌腱炎急性期及缓解期患者。

2. 操作方法　治疗点用甲紫标记，皮肤消毒，铺无菌洞巾，戴无菌手套。治疗肱骨大结节附近压痛点（冈上肌肌腱止点）：患者坐位，患侧上肢外展90°。刀口线与冈上肌纵轴平行，垂直刺入，深达骨面，倾斜针体与上肢呈135°，先纵向剥离，再横向剥离。治疗冈上窝附近压痛点（冈上肌分布处）：患者坐位，上肢自然下垂于大腿上。刀口线与冈上肌纵轴平行，垂直刺入，深达骨面。先纵向剥离，再横向剥离。出针后，用无菌干棉球压迫针孔，覆盖创可贴。两天内局部不得近水，防止创口感染。（图3-9）

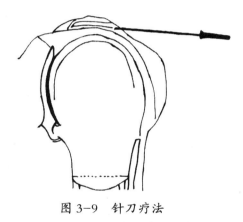

图 3-9　针刀疗法

3. 疗法特点　针刀疗法是根据生物力学理论，将中医传统针刺疗法与现代手术疗法相结合的一种治疗方法，具有针刺和手术的双重效应。针刀疗法可以有效松解、切除、剥离软组织无菌性炎症所导致的粘连、结疤、结痂等。

4. 注意事项　以最痛点的中心进针，进针时保持垂直，在深部进行剥离操作时，手法宜轻，否则会加重疼痛，甚至损伤周围的组织，在做纵向切剥时不要切断韧带、肌腱，且术后不宜立即进行大幅度活动，以免造成局部血肿，造成再粘连。

5. 临床应用　张昶等将冈上肌腱炎的患者随机分为4组。选取肱骨大结节附近的压痛点和冈上窝附近压痛点。分为火针组、针刀组、火针结合针刀组，分别接受火针、针刀治疗。对照组口服洛索洛芬钠片，治疗2周，随访2周。结果：四种疗法均能改善VAS评分，提高C-M分值（$P<0.05$）。火针结合针刀组治疗后VAS显著优于其他各组（$P<0.01$）。表明针刀治疗冈上肌肌腱炎疗效显著。

参考文献

[1]许本柯，杨运平，刘洪涛，等.冈上肌腱的血供特点及临床意义[J].中国临床解剖学杂志，2012，30（1）：33–35.

[2]吴兴杰，肖建鑫，刘畅.奇正消痛贴膏治疗冈上肌肌腱炎30例临床观察[J].中国中医药科技，2014，21（6）：669.

[3]杨雨果.中药热敷在冈上肌肌腱炎治疗中的疗效观察[J].中医临床研究，2015，7（35）：77–78.

[4]王野，白一辰.中药蜡疗配合推拿治疗冈上肌肌腱炎[J].长春中医药大学学报，2016，32（2）：352–353.

[5]张昶，张怡，王瑞红.火针联合针刀治疗冈上肌肌腱炎的临床疗效评价[J].世界中医药，2015，10（1）：93–95.

（韩元龙）

第五节 肱骨外上髁炎

肱骨外上髁炎是由急性、慢性损伤造成肱骨外上髁周围软组织的创伤性、无菌性炎症。本病多发病缓慢，初期感到肘关节外侧酸痛，患者自觉肘关节外上方活动痛，疼痛有时可向上或向下放射，感觉酸胀不适，不愿活动。手不能用力握物，提壶、拧毛巾、织毛衣等运动可使疼痛加重。一般在肱骨外上髁处有局限性压痛点，有时压痛可向下放射，甚至在伸肌腱上也有轻度压痛及活动痛。局部无红肿，肘关节伸屈不受影响，但前臂旋转活动时可疼痛。严重者伸指、伸腕或执筷动作时即可引起疼痛。

西医学治疗本病一般口服消炎镇痛药，如阿司匹林或非甾体类消炎止痛药。

中医学认为该病属于"伤筋""肘痛"等范畴。本病可由肘部外伤、劳损、外感风寒湿邪致使局部气血凝滞，络脉瘀阻而致。本病多为气血虚弱，血不荣筋，肌肉失于温煦，筋骨失于濡养，加上肱骨外上髁腕伸肌附着点慢性劳损及牵拉引起。本病以舒筋通络、理筋整复、活血化瘀为治疗原则。常用中医外治方法有熏蒸、推拿、针灸、针刀、封闭、注射等疗法。

一、熏蒸疗法

1. 适应证 肱骨外上髁炎慢性期患者。

2. 操作方法 外用熏蒸方：秦艽 15g，羌活、黄柏、川芎、当归、桂枝、独活各 12g，乳香、党参、苍术、防己、白术、熟地黄各 10g，制附子 6g。水煎取药液 200mL，与 600mL 热水共置入中药熏蒸仪，患者取坐位，将蒸汽喷口与皮肤之间的距离调整为 25 ~ 30cm，温度保持在 55℃左右。每天 1 剂，每次 30 分钟，每天 1 次，10 天为 1 个疗程。

3. 疗法特点 中药熏蒸通过热、药的协同作用，加速血液、淋巴液的循环，促进新陈代谢，加快代谢产物的清除。同时，由于热能的作用，促使皮肤充血，毛孔扩张，药物通过扩张的毛孔渗透肌肤，达到活血化瘀、舒筋通络的作用。

4. 注意事项

（1）熏蒸过程中，应防止局部皮肤烫伤。

（2）用药后，如局部皮肤有丘疹或肿胀等过敏现象，需停止用药。将原有的药物擦拭或清洗干净，并遵医嘱内服或外用抗过敏药物。

（3）室温要适宜，患者身体暴露部位注意保暖。

（4）每次使用后要用清水冲洗容器。每两周用肥皂水彻底清洗容器 1 次。

5. 临床应用　于弘采用活血止痛散（山东中医药大学附属医院内制剂，批准文号：鲁药制字 Z01080182，组成：透骨草、川楝子、当归、片姜黄、海桐皮等）水煎熏洗治疗肱骨外上髁炎患者 128 例，经 1 个疗程治疗后，均给予 2 个月以上的随访，其中痊愈 121 肘（85.2%），有效 21 肘（14.8%）。

二、推拿疗法

1. 适应证　肱骨外上髁炎慢性期患者。

2. 操作方法　①患者坐位，患肢放于治疗床上，以右侧为例。医师坐于患侧，一手握住患肢腕部，另一手㨰伤肢 3 次，拿揉伤肢 3 次，多指捏拿前臂 5 次，拇指按揉肱骨外上髁处及其周围，持续 3 分钟。②以肱骨外上髁痛点为中心，沿伸肌群走行方向用拇指弹拨，按揉伤肢筋肉组织，由轻到重，连续 5 次。③医师右手握住患肢腕部，使其掌心向上，左手握住肘部，拇指按压肱骨外上髁压痛最明显处，先轻柔伸肌腱处，然后右手用力牵引患肢，并使前臂旋前，左拇指弹拨伸肌腱。

3. 疗法特点　推拿具有舒经通络、行气活血作用，能够促进血液和淋巴液的循环，抑制炎症反应，加快局部代谢产物的吸收，改善患处营养状况，解除筋肉组织粘连，恢复肌肉韧带弹性。治疗前期施以滚法、捏拿法和揉法，可缓解患肢肌肉痉挛和疲劳，松解止痛，改善局部血液循环。

4. 注意事项 急性起病者应休息上肢，患肢须保暖，防止受凉，劳作后不宜冲凉水。前臂旋转和伸腕动作不要过猛，避免长时间手提重物行走。平时注意锻炼身体，主动活动上肢关节，屈肘、握拳、旋前、用力伸直出拳增强肌力。

5. 临床应用 李洪波推拿治疗肱骨外上髁炎患者 32 例，以温经通络、活血止痛、松解粘连、滑利关节为治疗原则，施治手法为拿法、揉法、滚法、点按法、弹拨法和活动关节法，选取穴位为曲池穴、手三里穴、外关穴、合谷穴和阿是穴。治疗 1 个疗程，治愈 12 例，占 37.5%；显效 10 例，占 31.3%；有效 5 例，占 15.6%；无效 5 例，占 15.6%；总有效率 84.4%。治疗 2 个疗程，治愈 20 例，占 62.5%；显效 6 例，占 18.75%；有效 4 例，占 12.5%；无效 2 例，占 6.25%；总有效率 93.7%。

三、针刀疗法

1. 适应证 肱骨外上髁炎慢性期患者。

2. 操作方法 患者坐位，患肢屈肘 90° 放于治疗床上，找肱骨外上髁最痛点作为针刀进针点。消毒后进针，刀口线与腕背伸肌纤维方向一致，针体垂直于皮肤，针口刺达骨面，纵向疏通剥离，有软组织变性纤维化硬节者，可稍提针刀，依损伤范围大小散切几刀，将腱膜和深筋膜切开。每周 1 次，共 2 次。

3. 疗法特点 严格按照无菌操作进行，治疗前严格消毒，治疗后用无菌纱布包扎 24 小时，注射部位不能沾水。针刀治疗可调整软组织损伤的动态平衡失调，松解粘连、刮除瘢痕、消除痉挛。更主要的是消除不平衡的应力，解除过盛的力的刺激，直接破坏局部感受器，使机体保持动态平衡，恢复正常应力。

4. 注意事项　以最痛点的中心进针，进针时保持垂直，在深部进行剥离操作时，手法宜轻，否则会加重疼痛，甚至损伤周围的组织，在做纵向切剥时不要切断韧带、肌腱，且术后不宜立即进行大幅度活动，以免造成局部血肿、再粘连。

5. 临床应用　刘忠毅治疗肱骨外上髁炎患者 62 例，治疗组予小针刀治疗，对照组予利多卡因和曲安耐德封闭治疗。结果总有效率治疗组为 93.8%、对照组为 86.7%，两组比较差异有统计学意义（$P<0.05$），表明小针刀治疗肱骨外上髁炎疗效显著。

四、封闭疗法

1. 适应证　肱骨外上髁炎急性期或慢性期患者。

2. 操作方法　局部皮肤用碘伏消毒，用 5mL 注射器抽取曲安奈德 10mg 和 2% 利多卡因 2mL，取肱骨外上髁压痛最明显处垂直进针，针头遇到阻力时达骨膜，回抽无血，缓慢注射药物，患者明显感局部酸胀感。注射完毕后用纱布按压并轻柔注射部位让药物扩散。

3. 疗法特点　曲安奈德为长效糖皮质激素，具有强而持久的抗炎、抗过敏作用，对于无菌性炎症有较好的效果。

4. 注意事项　局部封闭治疗要严格按照无菌操作进行，注射前严格消毒，注射后用无菌纱布包扎 24 小时，注射部位不能沾水。

5. 临床应用　朱朝光对治疗组采取曲安奈德加利多卡因局部封闭治疗，对照组采取口服药物和外敷治疗。两组 3 周后评定治疗效果。结果对照组总有效率为 91.3 %，对照组总有效率为 73.9%，两者总有效率相比差异有统计学意义（$P<0.05$）。认为采取曲安奈德加利多卡因局部封闭治疗肱骨外上髁炎方法简单，疗效确切，优于传统的口服及外用药物治疗。

参考文献

［1］于弘.活血止痛散合复方辣椒贴治疗肱骨外上髁炎临床观察［J］.中医临床研究，2015，7.（7）：82-83.

［2］李洪波.推拿治疗肱骨外上髁炎32例［J］.实用中医药杂志，2016，32（8）：803-804.

［3］刘忠毅.小针刀治疗肱骨外上髁炎疗效观察［J］.实用中医药杂志，2016，32（7）：706-707.

［4］朱朝光.局部封闭治疗肱骨外上髁炎23例疗效观察［J］.中外女性健康研究，2016，1（5）：207-209.

（韩元龙）

第六节　桡骨茎突狭窄性腱鞘炎

　　桡骨茎突狭窄性腱鞘炎是由于拇指或腕部活动频繁，使拇短伸肌腱和拇长展肌肌腱在桡骨茎突部腱鞘内长期摩擦，导致该处肌腱与腱鞘产生无菌性炎症反应，局部出现渗出、水肿和纤维化，鞘管壁变厚，肌腱局部变粗，造成肌腱在腱鞘内的滑动受阻而引起的临床症状。本病主要表现为桡骨茎突部隆起、疼痛，腕和拇指活动时疼痛加重，局部压痛。本病多见于中老年人，女性多于男性，好发于家庭妇女和手工操作者，哺乳期及更年期妇女更易患本病，起病缓慢。

　　该病患者经过中西医结合治疗，大部分能得到较好的治疗效果，但部分患者经过治疗症状仍不能得到缓解，生活和工作受到影响，必要时需要外科手术治疗。

　　中医学认为，该病属于"痹症"范畴。临床以疏通经络、活血化瘀为治疗原则，临床常用中医外治方法有熏洗、推拿、封闭、贴敷、针刀等疗法。

一、熏洗疗法

　　1. 适应证　桡骨茎突狭窄性腱鞘炎急性期及慢性期患者。

　　2. 操作方法　用舒筋汤洗剂，其组成：秦艽、羌活、五加皮、海桐皮、防风、威灵仙、伸筋藤、忍冬藤、鸡血藤各20g，红花、木瓜、苏木、艾叶、桑枝各10g。上药加水2500mL，水开后再煎20分钟，成药约2000mL，加入白醋30mL。开始时以药水热气熏蒸患处及腕部，待药水温度下降到60～70℃时用毛巾浸药液后稍待冷却热敷患处及腕部，当药水温度下降至30～40℃时再将患处及腕部浸入药液中浸泡，浸泡30分钟，并辅以适当功能锻炼，每天1剂，每天2次，15天为1个疗程。

　　3. 疗法特点　舒筋汤熏洗法通过皮肤吸收药物直达病所，秦艽、威灵仙、防风、羌活祛风除湿、疏利经络；五加皮、海桐皮补肝肾、强筋骨、化水气；伸筋藤、忍冬藤、鸡血藤、木瓜舒筋活络兼有清热解毒之功；红花、苏木行血破瘀、消肿止痛。桑枝祛风湿、通经络、行水气，并能引药入上肢经络，使药效达入病所。诸药合用祛除桡骨茎突风寒湿之邪，疏通局部气血，切合病机，达到通筋活络止痛的目的。

4. 注意事项

（1）熏蒸过程中，应防止局部皮肤烫伤。

（2）用药后，如局部皮肤有丘疹或肿胀等过敏现象时，需停止用药。将原有的药物擦拭或清洗干净，并遵医嘱内服或外用抗过敏药物。

（3）室温要适宜，患者身体暴露部位注意保暖。

（4）每次用完一定要用清水冲洗容器。每两周用肥皂水彻底清洗容器 1 次。

5. 临床应用 李宝强等运用桂枝汤加减治疗一中年妇女的急性桡骨茎突狭窄性腱鞘炎，自拟桂枝 50g，白芍 50g，赤芍 50g，另取生姜一块切片约 30g，生葱白一段约 20g，加水煎煮 3 遍取药汁混匀约 1400mL，外加饴糖 3 勺（约 40g）融入药汁中；将所得 1400mL 药汁分一份 800mL 温热顿服，一份 600mL 浸以一块方形手帕浸湿，将手帕叠成宽 3 ~ 4cm 的长条形状覆盖痛处并绕腕一周固定，手帕表面将干时，趁温热反复将药汁淋于其上，腕下放置一碗接药汁以反复利用，如此反复约 2 小时，患者经治疗后症状缓解，无明显疼痛不适。

二、推拿疗法

1. 适应证 桡骨茎突狭窄性腱鞘炎慢性期患者。

2. 操作方法 患者取坐位，一手托住患者右腕，另一手对患者腕部桡侧疼痛处及周围来回按摩、揉捏，然后按压手三里、阳溪、合谷等穴，并弹拨患处肌腱 4 ~ 5 次。再用左手固定患者右前臂，右手握住患者右手，在轻度伸展下缓缓旋转及屈伸腕关节。最后用右手拇、食两指捏住患者右手拇指末节，向远心端拉伸，以疏解粘连，结束时再按压下患处。理筋手法隔日 1 次，5 次为 1 个疗程。

3. 疗法特点 运用推拿手法，舒筋解粘，疏通狭窄，并使局部滞留之气血得以疏散，按压合谷、阳溪、手三里刺激阳明经气以使气血振奋，经络得到疏通，缓解患者腕部疼痛的症状，帮助其腕部活动功能的恢复。

4. 注意事项 治疗期间嘱患者尽量减少做手腕部过度活动的动作；须劝诫患者在日常生活中减少手腕及拇指掌指关节的活动。

5. 临床应用 谢平金运用理筋手法治疗桡骨茎突狭窄性腱鞘炎 20 余例，用手法以舒筋解粘，疏通狭窄，并使局部滞留之气血得以疏散。治疗期间嘱患者尽量减少做手腕部过度活动的动作，少用凉水，以减少刺激。经服用中药及理筋治疗 1 个疗程后，患者面色好转，自诉腕部疼痛大减，夜间睡眠好转，手腕活动基本正常，比治疗前提物力度有所增强。随访 3 个月症状未复发。

三、封闭疗法

1. 适应证 桡骨茎突狭窄性腱鞘炎急性期、慢性期患者。

2. 操作方法 注射时患者取坐位，手桡侧在上，垂直放置于桌面上，嘱患者尽量将拇指背伸翘起，局部消毒。用 5mL 注射器抽取 2% 盐酸利多卡因注射液 2mL+25% 醋酸泼尼松龙注射液 1mL 混合均匀，于第一掌骨的近端，两肌腱之间缝隙作为穿刺点，垂直穿刺，并能够调整穿刺方向和深度，使针尖位于腱鞘之内，于腱鞘之内注入，可见桡骨茎突远近端鞘管内充盈膨隆，用棉棒压迫止血。术毕，嘱患者做拇指外展、内收、屈伸活动，促进疼痛感消失。

3. 疗法特点 利多卡因注射液有止痛作用，而醋酸泼尼松龙注射液具有抗炎、抗过敏，促使鞘管的无菌性炎症、渗出、水肿很快消退。封闭具有"液体刀"的作用，通过"液体刀"的剥离，将狭窄的腱鞘松解，解除肌腱的卡压，恢复腱鞘与肌腱的动态平衡，从而达到根除病因、减少复发。

4. 注意事项 注射局部应规范消毒，以防感染。局部疗法的不良反应也大，最常见的副作用是局部皮下组织萎缩及局部皮肤色素沉着。

5. 临床应用 杨家贵运用盐酸利多卡因注射液和醋酸泼尼松龙注射液治疗桡骨茎突狭窄性腱鞘炎 97 例，临床痊愈：腕桡侧肿痛及压痛消失，功能恢复，握拳尺偏试验阴性，81 例，占 83.51%，显效：腕部肿痛减轻，活动时轻微疼痛，握拳尺偏试验（±），15 例，占 15.46%，无效：症状无改善，1 例，占 1.03%，总有效率为 98.97%。

四、贴敷疗法

1. 适应证 桡骨茎突狭窄性腱鞘炎急性期、慢性期患者。

2. 操作方法 用金黄散：天花粉、姜黄、大黄、黄柏、天南星、陈皮、苍术、甘草，研为细粉过筛，与蜂蜜按比例混合调至稀糊状。协助患者取舒适体位，患处下垫中单，充分暴露病灶部位，注意保暖，清洁皮肤，取大小合适的敷料正确摊药，做到均匀、厚薄适中，不污染他物，敷药部位准确，敷药面积适中，或适量均匀敷于患处，纱布覆盖，胶布固定，范围大的用绷带缠绕，松紧适宜。

3. 疗法特点 运用中药敷于患处或穴位，以达到通经活络、清热解毒、消肿止痛的作用。能够显著提高血管活性，促进下肢血液循环。

4. 注意事项 红斑皮肤破溃、局部皮肤过敏者禁用。用药后观察局部皮肤，如有丘疹、瘙痒等过敏现象时，停止用药，并将药物擦拭或清洗干净。

5. 临床应用 于袆睿等用新鲜地龙 50g，半夏 30g，白糖 30g，将三者混合碾碎成糊状，每天早晚外敷于患处，治疗桡骨茎突狭窄性腱鞘炎 12 例，治疗 5 天内治愈 5 例，10 天内治愈 3 例，有效 4 例，治愈率 66.67%，总有效率 100%。

五、针刀疗法

1. 适应证　桡骨茎突狭窄性腱鞘炎急性期及慢性期患者。

2. 操作方法　患者坐位，患肢放于治疗床上，寻找桡骨茎突最痛点作为针刀进针点。消毒后进针，刀口线与腕背伸肌纤维方向一致，针体垂直于皮肤，针口刺达骨面，纵向疏通剥离。有软组织变性纤维化硬节者，可稍提针刀，依损伤范围大小散切几刀，将腱膜和深筋膜切开。每周 1 次，共 2 次。

3. 疗法特点　小针刀松解术是采用微创性闭合手术方式直接将增厚而狭窄的腱鞘处切开，解除嵌压现象，恢复正常的解剖结构和动态平衡，从而达到治疗目的。

4. 注意事项

（1）针刀操作时一般不要将小针刀刀身放平，将腱鞘从桡骨茎突骨面上铲剥，桡骨骨面上没有腱鞘，只有骨膜，骨膜上富含神经和小血管，这样操作只会造成患者术后更加疼痛。

（2）要熟知桡骨茎突周围的解剖结构，桡骨茎突部上方有桡神经浅支通过，若操作不当伤及该神经，可造成手部虎口区皮肤麻木不适。

（3）针刀不能在"鼻烟窝"内操作，因为此处有桡动脉通过，若伤及桡动脉，轻者局部形成血肿，后期影响手功能。

5. 临床应用　孙赵峰等治疗桡骨茎突狭窄性腱鞘炎患者 28 例，予以小针刀结合微波治疗，总有效率 92.86%，认为小针刀结合微波治疗桡骨茎突狭窄性腱鞘炎较常规针刺治疗更有效，可以改善局部血液循环、加速炎症物质消散，能够有效缓解疼痛症状，具有组织创伤小、患者容易接受、中期疗效好等优点。

参考文献

［1］黄亮，游永亮，万宣，等．舒筋汤外洗治疗桡骨茎突狭窄性腱鞘炎40例［J］．江西中医药，2013，44（12）：36.

［2］李宝强，张自茹，樊效鸿．自拟桂枝汤治疗桡骨茎突狭窄性腱鞘炎1例［J］．光明中医，2012，27（8）：1659.

［3］谢平金，黄锡伟，张天成．中药内服配合理筋手法治疗桡骨茎突狭窄性腱鞘炎1例［J］．中国民间疗法，2012，22（12）：46.

［4］杨家贵．鞘内注射治疗腱鞘炎276例［J］．中国民间疗法，2011，19（1）：13.

［5］于祎睿，原慧玲．地龙与半夏治疗桡骨茎突狭窄性腱鞘炎12例［J］．中医外治杂志，2011，20（1）：27.

［6］孙赵峰，胡水荣．小针刀结合微波治疗桡骨茎突狭窄性腱鞘炎疗效分析［J］．社区中医药，2012，14（19）：210-211.

（花佳佳）

第七节　腱鞘囊肿

腱鞘囊肿（ganglion）是发生于关节腱鞘内的囊性肿物，一种关节囊周围结缔组织退变所致的病症。囊肿内含有无色透明或橙色、淡黄色的浓稠黏液，多发于腕背和足背部。腱鞘囊肿可发生于任何年龄，多见于青年和中年，女性多于男性。囊肿生长缓慢，圆形，直径一般不超过 2cm，少数可自行消退，也可再长出。部分病例除局部肿物外，无自觉不适，有时有轻度压痛。多数病例有局部酸胀或不适，影响活动。局部检查时可摸到一外形光滑、边界清楚的圆形包块，表面皮肤可推动，无粘连。囊肿多数张力较大，肿块坚韧，少数柔软，但都有囊性感。囊肿的根基固定，几乎没有活动。

西医学治疗首选挤压使腱鞘囊肿破裂，逐渐自行吸收，但是治疗后可能复发。与关节腔相通的囊肿不容易破裂，可采用穿刺抽出囊液，然后加压按揉，或将囊液抽出后注入肾上腺皮质激素或透明质酸酶，局部加压包扎。但部分患者经过外治症状不能缓解，生活和工作受到影响，必要时需要外科手术治疗。

中医学认为该病属于"筋结""筋瘤"范畴，系外伤筋膜，邪气所居，郁滞运化不畅，水液积聚于骨节、经络而成。多因患部关节过度活动、反复持重、经久站立等，劳伤经筋，以致气血津液运行不畅，凝滞筋脉而成。临床治疗以活血化瘀，养血通脉，化痰消肿为原则。外治法通过药物或非药物疗法作用于皮肤、经穴直达腠理，能使腱鞘囊肿减小或消失，减少复发。临床常用的中医外治疗法有贴敷、注射、针刀、封闭等疗法。

一、贴敷疗法

1. 适应证　腱鞘囊肿患者。

2. 操作方法　金黄散：天花粉、姜黄、大黄、黄柏、天南星、陈皮、苍术、甘草，研为细粉过筛，与蜂蜜按比例混合调至稀糊状。协助患者取舒适体位，充分暴露病灶部位，清洁皮肤，取大小合适的敷料正确摊药，做到均匀、厚薄适中，均匀敷于患处。包扎：胶布固定，范围大的用绷带缠绕，松紧适宜，美观，保持肢体功能位。

3. 疗法特点 诸药合用，恰中"筋瘤"血瘀痰凝之病机，共奏活血化瘀、软坚散结、消肿止痛、化痰消瘤之功。

4. 注意事项 皮肤红斑有破溃、局部皮肤过敏者禁用。用药后观察局部皮肤，如有丘疹、瘙痒等过敏现象，停止用药，并将药物擦拭或清洗干净。

5. 临床应用 卢建锋等运用自拟消囊散外敷治疗腱鞘囊肿30例。消囊散由穿山甲、皂角刺、南星、白芥子、姜半夏各等分组成，打磨成细粉，密闭干燥，保存备用。按囊肿大小取消囊散适量，醋调糊状，覆在患处，用适当大小敷贴固定，每天更换。10天为1个疗程，一般连续用药外敷2～3个疗程，若出现皮肤过敏则停止外敷，经过2～3个疗程的治疗，痊愈16例，好转12例，无效2例，总有效率为93.3%，临床表明通过皮肤吸收药物的有效成分，加上药液的温热作用，可促进病变部位的血液循环，舒筋活络，消肿止痛。

赵子信等用白黑散外敷治疗腱鞘囊肿300例，方药组成：白芷15g，木炭15g，栀子25g，红糖20g，先将白芷、栀子、木炭，共为细末后加入红糖、黄酒适量调合成硬膏，外敷患处，药膏上外用大纽扣盖患处绷带加压绑扎，7天为1个疗程，3天换药1次，1～2个疗程即可消失治愈，共治疗300例，治愈291例，显效9例，总有效率可达100%。

二、注射疗法

1. 适应证 腱鞘囊肿急性期及缓解期，且囊肿不与关节腔相通者。

2. 操作方法 将皮肤常规消毒、铺无菌巾；应用16～18号留置穿刺针进行穿刺，同时用5号静脉输液针由对应面穿刺，从留置针抽出囊内黏液，用5号针注入生理盐水反复冲洗，最后注入 1% 聚桂醇注射液（陕西天宇制药有限公司，国药准字 H20080445），一般注射量为囊液量的 1/3～1/5；拔出针头，针孔按压 3～5 分钟，常规无菌敷料包扎 24 小时；7～10 天后复查，可根据需要酌情进行第 2 次治疗。

3. 疗法特点　聚乙二醇单十二醚，别称聚桂醇，具有破坏瘤体血管内皮、促进结缔组织增生、纤维化的作用，能够使囊腔粘连、缩小、闭合，逐步吸收并消失，安全简单易行，复发率低，患者痛苦小，且不留瘢痕。

4. 注意事项　治疗前完善相关术前检查：血常规、凝血功能、肝肾功能、囊肿 B 超。若怀疑与关节腔相通者，行 CT 和（或）MRI 检查，证实与关节腔相通则行手术切除而不予注射治疗。

5. 临床应用　史高峰等选取 76 例腕背腱鞘囊肿患者随机分为实验组和对照组，每组各 38 例，对照组采取传统局部注射治疗，局部消毒后，仅在囊肿最高点用注射器注入泼尼松 12.5～25mg，1% 利多卡因 2mL，做局部封闭。每周 1 次，2 次为 1 个疗程。实验组采取聚桂醇注射液局部注射结合按压分推手法进行治疗，总有效率高达 97.37%，明显高于对照组的 73.68%；复发率低，实验组复发率为 7.39%，低于对照组的 26.32%。蒋建军使用局部注射结合按压分推手法治疗腱鞘囊肿，首先按摩囊肿处 5 分钟，使患处变软。患处常规消毒后，再以囊肿最高点为进针点，当针头出现落空感后，用注射器注入泼尼松 12.5～25mg，同时给予 1% 利多卡因 2mL，做局部封闭。注射完毕后，先以无菌敷料覆盖于针眼上，防止感染。然后采用推拿手法，双手拇指向囊肿两侧按揉、挤压封闭区，使患者的腕关节极度掌屈后施加压力，医师拇指下可感到张力突然降低，接着双拇指再次向囊肿两侧推数次，使囊肿内容物与药液充分混合，发挥药效，推拿手法每周 1 次，2 次为 1 个疗程，取得较好的疗效。魏李滔治疗囊肿直径最小 1cm，最大 4cm，不包括腘窝囊肿，局部酒精消毒后，直接用 9 号针头刺入囊肿抽液，抽液时可用手指在囊肿周围向针孔方向挤压，尽可能抽净囊内液体，抽完后从原针头内注入醋酸泼尼松龙针 0.5 ～ 2.0mL，取出针头，用棉签轻压针孔数秒以防药液流出。经 1 次治疗痊愈共 111 例，须两次治疗痊愈 6 例，经第 2 次治疗再发者视作无效 1 例，一般经抽液后有酸胀等症状者即可明显好转，配合四生膏外敷 7 天后症状完全消失。

三、针刀疗法

1. 适应证　腱鞘囊肿患者。

2. 操作方法　以标记笔在囊肿最高点进行定位，常规消毒铺巾，用 1% 利多卡因 0.5 ～ 1mL 局部皮下麻醉。在定位点处将刀口线调整至与患处肌腱走向平行，向刀锋适当施加垂直压力使其不刺破皮肤但在施术体表形成一道长形凹陷，这时刀锋处皮下的重要神经、血管则被自然推挤到刀刃两侧，此时再略发力使刀锋刺入皮下，到达囊肿处注意体会，刺破囊壁时有一落空感，此时放缓进针刀的速度，仔细感觉刀下有一定阻塞感，即是刺到了腱鞘囊肿的基底部，也是囊肿的生发组织层。而后在 0.5cm 范围内纵疏横剥 2 ～ 3 刀，破坏囊肿的生发细胞层后稍稍提出针刀，按"十"字形状向四个方向分别穿破囊壁四周，提出针刀。

3. 疗法特点　针刀疗法用于腱鞘囊肿患者的治疗，利用小针刀可直接松解粘连挛缩的筋膜组织，缓解肌肉痉挛，消除无菌性炎症、水肿，减少或消除腱鞘囊肿对神经、血管的压迫和刺激，使临床症状得以消除而达到治疗效果。

4. 注意事项　治疗必须由训练有素的专业医务人员进行。严格无菌操作，避免局部感染。术中避免损伤局部神经血管，需定位准确，心静手稳，深浅适当，以免伤及周围正常表皮组织和深层的重要血管与神经。

5. 临床应用　嘉士健取针灸手法的"齐刺""三刺"之意，"直入一，旁入二，以治寒气小深者。或曰三刺，三刺者，治痹气小深者也"，在囊肿处取三点定位，囊肿处直下一针，左右两旁各下一针，三针齐下，分别进行针刀切割，最大限度地使囊壁受到破坏，痊愈 39 例，好转 10 例，无效 1 例。许科铭等在针刀治疗后以手指强力按压囊肿后加压包扎。局部常规碘伏消毒，左手拇指、食指挤压囊肿，将内容物推至一边，使囊肿突起，避开血管及肌腱，一次治愈率为 92.23%，二次治愈率为 100%。经过上述治疗，囊内黏液基本散于皮下，被肌体自行吸收。高永学等在针刀松解时以粗针抽吸的方式进行放液，102 例病例的近期治愈率为 100%，6 个月后复发率仅为 3.2%，远期总有效率 96%，且疗效优于对照组。

参考文献

［1］卢建锋，李孝文，李文伟.消囊散外敷治疗腱鞘囊肿 30 例临床观察［J］.浙江中医杂志，2014，49（12）：907-908.

［2］赵子信，殷立晶，徐懿君.白黑散外敷治疗腱鞘囊肿 300 例［J］.中医外治杂志，1998，7（2）：17.

［3］史高峰，李虎，高凤山.聚桂醇注射液在腱鞘囊肿治疗中的应用［J］.中外医学研究，2015，26（13）：131-133.

［4］蒋建军，李裕林.局部注射配合按压分推手法治疗腕背腱鞘囊肿 38 例的体会［J］.右江民族医学院学报，2014，36（4）：627-630.

［5］魏李滔.四生膏联合泼尼松龙在腱鞘囊肿中的应用［J］.世界最新医学信息文摘，2015，15（17）：102-103.

［6］嘉士健.小针刀齐刺配合改良七厘散治疗腱鞘囊肿临床观察［J］.贵阳中医学院学报，2013，35（5）：89-90.

［7］许科铭，唐平，徐峰.针刀与开放手术治疗腕背腱鞘囊肿 52 例临床研究［J］.中外健康文摘，2011，8（21）：229.

［8］高永学，后晓勤，谈会录，等.粗针抽吸后针刀切割法治疗腱鞘囊肿 102 例疗效观察［J］.医学信息，2013，26（7）：447.

（花佳佳）

第八节　腕管综合征

腕管综合征是现代临床常见的神经卡压疾病之一，其典型的临床表现为感觉障碍，包括腕部及手指的麻木、刺痛及肌肉功能障碍等，常发生于夜间或晨起时；其次为运动功能障碍，主要表现为鱼际肌功能障碍及手部活动受限，常见于腕部活动较多的脑力与体力劳动者，近年来随着计算机的大量应用，鼠标、键盘的操作使得该病的发病率逐渐增加。

本病初期患手桡侧三个半手指（拇、食、中、1/2 环指）有感觉异样、麻木、疼痛。一般夜间较重，当手部温度增高时更显著，劳累后症状加重。甩动手指，症状可缓解。患肢可发冷、发绀、活动不利。后期手部正中神经支配区感觉减退甚至消失。鱼际肌萎缩、麻痹、肌力减弱，拇指对掌、外展无力，握力减弱。

本病一般预后良好，但若严重者失治或误治可致患手肌肉萎缩，感觉减退，手部功能丧失。

腕管综合征属中医学"伤筋""痹症"范畴，由于急性损伤或慢性劳损，使血瘀经络，或风邪侵袭，寒湿浸淫，致气血流通不畅而引起发病。急性期常见气滞血瘀证，治以活血化瘀、消肿止痛为主。慢性期常见风湿阻络证，治以祛风除湿、舒筋活络为主。常用的中医外治疗法有熏洗、贴敷、溻渍等疗法。

一、熏洗疗法

1. 适应证　腕管综合征慢性期患者。

2. 操作方法　和伤散（南通中医院院内制剂，批准文号：苏药制字Z04001363）处方：生川乌、生草乌、生南星、生半夏、细辛、白芷、海桐皮、五加皮、威灵仙、血见愁、落得打、石菖蒲等。诸药各等分，打粉过 40 目筛，取干燥粉末混匀备用。熏洗方法：取药粉 50g 加开水 500mL，以药罐冲和置于

300W 电炉上通电加热，同时将腕关节以毛巾覆盖置药罐直上方 10 ～ 20cm 熏蒸，待局部皮肤微红汗出。断电继续熏蒸，至药液冷却到 40 ～ 50℃时，用毛巾蘸药液揉洗腕部或直接浸泡约 20 分钟。每天 2 ～ 3 次。

3. 疗法特点　和伤散具有祛风止痛、舒筋活络之功效，方中川乌、草乌、细辛温经止痛、祛风除湿；海桐皮、五加皮、威灵仙祛风通络、缓解肢节拘挛、肢体麻木；南星、半夏、白芷燥湿化痰、消痞散结；落得打、血见愁、石菖蒲行血以消残瘀。诸药合用，祛风止痛、舒筋活络，并通过局部熏洗，洗外通内，使药力直达病所，加之热力协同作用，使局部气机宣畅，血活筋舒，经脉通达而收事半功倍之效。

4. 注意事项

（1）熏洗中，慎防烫伤。

（2）年老体弱、皮肤反应迟钝或伴神经损伤、皮肤感觉下降甚至消失者，需有他人陪护，协助掌握、调节温度。

（3）和伤散有毒，切不可内服。

5. 临床应用　苗春波用中药熏洗治疗原发性腕管综合征 239 例，将其分为实验组（120 例）与对照组（119 例）。对照组采用改良小针刀腕部微创减压术治疗，实验组在术后第 2 天开始进行中药熏洗，治疗 4 周后对比两组患者的疗效。治疗后，实验组总有效率为 94.77%，显著优于对照组的 78.15%，差异有统计学意义（$P<0.05$）。认为临床上在应用中药熏洗治疗本病时可有效缓解腕管压力，疗效好，值得临床推广及应用。胡达鎏等观察针刀结合中药外洗治疗腕管综合征的临床疗效。选取腕管综合征患者 23 例，运用针刀结合中药外洗治疗腕管综合征，治愈 14 例，占 60.9%；显效 5 例，占 21.7%；有效 3 例，占 13.0%；无效 1 例，总有效率为 95.7%。认为运用中药外洗治疗腕管综合征，疗效显著，不易复发。

二、贴敷疗法

1. 适应证 腕管综合征急性期患者。

2. 操作方法 选用余芙膏（南通市中医院院内制剂，由止痛消炎膏和芙黄膏 1∶1 等量调配而成，止痛消炎膏批准文号：苏药制字 Z04001989，芙黄膏批准文号：苏药制 Z04000445）。协助患者取舒适体位，患腕下垫中单，清洁皮肤。摊药：根据体型及腕部皮肤面积确定敷药面积，取大小合适的敷料，正确摊药，做到均匀、厚薄适中，不污染他物，敷药部位准确，敷药面积适中，直接贴敷于身体表面。包扎：绷带牢固包扎固定，松紧适宜，美观，保持肢体功能位，3 天更换 1 次。

3. 疗法特点 余芙膏是南通中医院骨伤科自制传统特色药膏，由止痛消炎膏和芙黄膏配制而成。经 30 余年长期临床使用，疗效确切。方中乳香、没药破血逐瘀，皂刺软坚消肿，生草乌、生南星祛瘀解痉，宣痹止痛，芙蓉叶、大黄凉血止血，活血祛瘀，既止新血渗入肌腠，又制皂刺、草乌、南星之温；赤小豆利湿消肿，行血止痛；冰片清热舒筋、散瘀止痛，诸药合伍，相得益彰，共奏活血化瘀、消肿止痛之功。

4. 注意事项

（1）局部皮肤过敏者禁用。

（2）用药后观察局部皮肤，如有丘疹、瘙痒或局部肿胀等过敏现象时，停止用药，并将药物擦拭干净或清洗。

5. 临床应用 林屹对 13 例急性发作的腕管综合征而不愿手术的患者采取外敷 2 号活血散，并配合手法松解等非手术的保守治疗方法。结果：急性正中神经压迫症状在治疗期间得以消退或减缓，总有效率为 93%，认为对于急性发作的腕管综合征，患处局部外敷 2 号活血散，并配合手法松解，可使临床神经压迫症状逐渐消退或减缓，因此在临床治疗上具有可行性和推广性。郭翱等采用活络止痹汤配合金黄膏外敷治疗腕管综合征 32 例。认为 Levine 腕管综合征问卷评分：治疗前 25 分以下 2 例，26 ~ 40 分 16 例，41 ~ 55 分 14 例；治疗后 25 分以下 17 例，26 ~ 40 分 13 例，41 ~ 55 分 2 例。治疗前后 Levine 腕管综合征问卷评分分别为：40.02±8.073 分、25.13±6.414 分，治疗后与治疗前比较有显著性差异（$P<0.01$）。认为采用金黄膏外敷治疗腕管综合征疗效较好。

三、溻渍疗法

1. 适应证 腕管综合征急性期患者。

2. 操作方法 处方：艾叶 30g，桑枝 12g，桂枝 10g，红花 30g，桃仁 30g，川芎 30g，伸筋草 30g，透骨草 30g，川乌 30g，草乌 30g，刘寄奴 15g，木瓜 15g。用水煎制、过滤、去渣成汤药。

（1）湿敷法：患腕下面垫以中单，用 4 ~ 5 层纱布盖于腕部掌侧，在 2、3 层中间放尼龙管一根，尼龙管前端管壁钻孔数个，尾端连接针管，露于敷料外，定时用注射器注入药液。或用 6 ~ 8 层纱布（毛巾）浸透药液，用钳子轻拧至不滴水，趁热湿敷患处。每隔 15 ~ 30 分钟淋药液于纱布上，使其经常保持湿润，以利发挥药效。

（2）浸泡法：用木桶或木盆盛放浸泡的药液，然后将肢端浸泡在药液中。

（3）淋洗法：将煎煮好的药液放于盆内，乘热熏蒸，然后淋洗。或将药液装入喷壶内淋洗患处，选用活血、利湿、祛风中药随症加减，煎煮后，淋洗按腕部。

3. 疗法特点 中药溻渍的机制是通过湿敷的传导与辐射作用，敷外通内，使药力直达病所，加之热力协同作用，使局部血活筋舒，经脉通达而收效。

4. 注意事项 药液温度应适宜，慎防烫伤。用溻法时，药液应新鲜，溻敷范围应稍大。用药后观察局部皮肤，如有丘疹、瘙痒或局部肿胀等过敏现象时，停止用药。

5. 临床应用 张双民等将 72 例腕管综合征患者随机分成治疗组和对照组，治疗组采用手法结合中药外洗治疗，对照组采用局部激素封闭和药物治疗，并进行临床疗效评价。结果显示治疗组临床痊愈率为 92.50%，对照组为 56.25%，经统计学分析，两组差异有显著意义（$P<0.01$）。其认为中药外洗治疗腕管综合征疗效显著。

参考文献

［1］苗春波. 中西医结合治疗原发性腕管综合征的疗效观察［J］. 临床医药文献，2016，3（6）：1026-1027.

［2］胡达鋆，万全庆. 针刀结合中药外洗治疗腕管综合征 23 例疗效观察［A］. 2013 浙江省物理医学与康复学学术年会暨第八届浙江省康复医学发展论坛论文集［C］. 2013.

［3］林屹. 中西医结合治疗原发性腕管综合征的疗效观察［J］. 中国现代药物应用，2016，7（21）：41-42.

［4］郭翱，郑良军，许广杰，等. 活络止痹汤配合金黄膏外敷治疗腕管综合征 32 例［J］. 浙江中医杂志，2013，48（1）：42.

［5］张双民，刘积强. 手法加中药外洗治疗腕管综合征 40 例［J］. 现代中医药，2010，30（4）：53-54.

（顾伏龙）

第九节　指屈肌腱腱鞘炎

指屈肌腱腱鞘炎是指手指屈肌腱腱鞘内因机械性摩擦而引起的慢性无菌性炎症改变，又称"弹响指""扳机指"。本病可发生于不同年龄，多发于妇女和手工劳动者，以拇指、中指、环指多见，少数患者可多个手指同时发病。

本病起病多较缓慢，早期在掌指关节掌侧局限性酸痛，活动稍受限，晨起或工作劳累后、凉水中操作后加重，活动或热敷后症状减轻，随后疼痛可向腕部及手指远侧发散。随着腱鞘狭窄和肌腱变性、增粗的发展，肌腱滑动越来越困难，掌指关节掌侧压痛，并可扪及硬结，手指屈伸时可感到结节状物滑动及弹跳感，产生扳机样动作及弹响。可有急性发作，严重时手指不能主动屈伸。

本病一般预后良好，但若严重者失治或误治可致受累手指屈伸功能丧失。

中医学认为，指屈肌腱腱鞘炎属于"伤筋""痹症"范畴，由于急性损伤或慢性劳损，使血瘀经络，或风邪袭肌，寒湿浸淫，致气血流通不畅而引起发病。早期因局部劳作过度，积劳伤筋，或受寒凉，导致气血凝滞，气血不能濡养经筋而致。中期瘀血凝滞损伤局部经脉，经筋出现粘连、积聚，渐至癥瘕形成。后期局部经络、气血阻滞不通，癥瘕、积聚压迫邻近组织。

局部疼痛明显者，予以活血化瘀，行气止痛；局部凝滞不舒，畏寒明显者，予以温经散寒，理筋通络；局部麻木，感觉减退者，予以补益气血，搜风剔络养筋。同时，针对患指的活动受限程度予以灵活处理，内服外用，以恢复功能为度。常用的中医外治法有熏洗、贴敷和针刀等疗法。

一、熏洗疗法

1. 适应证　指屈肌腱腱鞘炎中、后期者。

2. 操作方法　用和伤散取药粉50g放入药罐中，加开水500mL，置于

300W 电炉上通电加热，同时将患手以毛巾覆盖置于药罐直上方 10 ～ 20cm 熏蒸，待局部皮肤微红汗出。断电继续熏蒸，至药液冷却至 40 ～ 50℃时，用毛巾蘸药液揉洗手部或直接浸泡约 20 分钟。边洗边活动手指，每天 2 ～ 3 次。

3. 疗法特点　和伤散为南通中医院邵明奎老先生验方，具有祛风胜湿止痛、舒筋活络之功效。方中川乌、草乌、细辛温经止痛、祛风除湿；海桐皮、五加皮、威灵仙祛风通络，缓解肢节拘挛、肢体麻木；南星、半夏、白芷燥湿化痰、消痞散结；落得打、血见愁、石菖蒲行血以消残瘀。诸药合用，祛风止痛、舒筋活络，并通过局部熏洗，洗外通内，使药力直达病所，加之热力协同作用，使局部气机宣畅，血活筋舒，经脉通达而收事半功倍之效。

4. 注意事项

（1）熏蒸中，慎防烫伤。

（2）年老体弱、皮肤反应迟钝或伴神经损伤、皮肤感觉下降甚至消失者，需有他人陪护，协助掌握、调节温度。

（3）和伤散有毒，切不可内服。

5. 临床应用　朱伍等对 100 例指屈肌腱腱鞘炎患者采用中药熏洗治疗，2 周为 1 个疗程，治疗 1 ～ 2 个疗程治愈率 88%，总有效率 96%。王雪姣等用中药熏洗治疗指屈肌腱腱鞘炎 15 例，治愈 9 例，好转 6 例，总有效率 100%。

二、贴敷疗法

1. 适应证　指屈肌腱腱鞘炎患者。

2. 操作方法　选用余芙膏直接贴敷于患指痛处及周围，范围略大于压痛范围。敷药面积适中，绷带包扎固定，松紧适宜。两天更换 1 次。

3. 疗法特点　余芙膏中乳香、没药破血逐瘀，皂刺软坚消肿，生草乌、生南星祛瘀解痉、宣痹止痛，芙蓉叶、大黄凉血止血、活血祛瘀；赤小豆利湿消肿，行血止痛；冰片清热舒筋、散瘀止痛，诸药合伍，相得益彰，共奏活血化瘀、消肿止痛之功。

4. 注意事项

（1）局部皮肤过敏者禁用。

（2）用药后观察局部皮肤，如有丘疹、瘙痒或局部肿胀等过敏现象，停止用药，并将药物擦拭干净或清洗。

5. 临床应用　韩奉贞等用自制的扳机膏治疗屈指肌腱腱鞘炎 102 例，用花椒 15g，徐长卿 15g，甘草 10g，研成细粉装瓶备用。用时将麝香壮骨膏剪成 4cm×3 cm 大小，将药粉均匀洒于膏药上，药粉厚 1 ~ 2mm，然后贴敷患处，每天 1 次，4 天为 1 个疗程。本组患者经 1 ~ 3 个疗程，102 例中治愈 82 例，其中 1 个疗程治愈 39 例，2 个疗程治愈 43 例，治愈率为 80.4%；显效 12 例，显效率为 11.8%；无效 8 例，无效率为 7.8%。总有效率为 92.2%。多数患者用药 2 天后症状明显缓解，未出现过敏等不良反应。

三、针刀疗法

1. 适应证　指屈肌腱腱鞘炎患者。

2. 操作方法　患手平放治疗台，掌心向上，常规消毒铺巾，用 2% 利多卡因 2mL 做局麻，在指屈肌腱病变处或硬结远端约 5mm 处，对准腱鞘纵行垂直刺入小针刀，医师左手将患指充分牵引伸展，右手持刀沿肌腱走向由远及近在皮下推进切割，充分切开硬结处狭窄的腱鞘，此时可感到"嚓嚓"声并有明显韧带切割阻力感，直至阻力感消失。患指屈伸自如，弹响消失，既为成功。术后用创可贴贴住针眼，压迫止血，并过度掌屈背伸手指几下，嘱患手 48 小时不沾水，鼓励患者做手指屈伸活动，防止再次粘连。若一次未完全成功，1 周后可行第二次治疗。

3. 疗法特点　小针刀松解术是采用微创性闭合手术方式直接将增厚而狭窄的

屈指肌腱滑车处切开，解除绞锁现象，恢复正常的解剖结构和动态平衡，从而达到治疗目的，手术常一次治愈。小针刀治疗此病操作简便、安全、痛苦少，一次性治愈率高。

4. 注意事项 手术中要避免伤及指神经、血管，对环状韧带不能完全切断。术后注意功能锻炼，以防再次粘连；若局部红肿、跳痛者，可服抗菌消炎药3天。

5. 临床应用 钱平等治疗指屈肌腱腱鞘炎 112 例，总有效率达 99.1%。张峰等将 180 例指屈肌腱狭窄性腱鞘炎患者随机分为针刀组和封闭组，结果针刀治疗指屈肌腱腱鞘炎组总有效率为 97.9 %，局部封闭对照组总有效率为 66.8%。韩付伟用小针刀治疗 113 例，有效率为 99.1%。他认为治疗成功的关键是定位准确。吴峻治疗 155 例，169 个患指，总治愈率为 100%。针刀疗法吸取了针刺与手术治疗的长处，体现了中西医结合的优点，掌握正确的操作方法是取得疗效的关键。

参考文献

［1］朱伍，陈丽娜，刘海鹏. 中药熏洗结合鞘内注射治疗指屈肌腱腱鞘炎疗效分析［J］. 现代中西医结合杂志，2008，17（13）：1969-1970.

［2］王雪姣，朴荣. 按摩配合中药熏洗治疗指屈肌腱腱鞘炎 15 例［J］. 中国民间疗法，2012，20（12）：23-24.

［3］韩奉贞，周建文. 中医外治扳机指 102 例［J］. 中国民间疗法，2013，21（4）：22.

［4］钱平，张鸿斌. 小针刀治疗屈指肌腱腱鞘炎 93 例疗效观察［J］. 颈腰痛杂志，2012，33（5）：395.

［5］张峰，李兴洲.小针刀治疗屈指肌腱狭窄性腱鞘炎的疗效观察［J］.实用中西医结合临床，2007，7（2）：51-52.

［6］韩付伟.小针刀治疗屈指肌腱狭窄性腱鞘炎113例［J］.河南中医，2009，29（4）：372.

［7］吴峻.针刀松解术治疗腱鞘炎155例［J］.上海针灸杂志，2009，28（2）：109-110.

（顾伏龙）

第十节　梨状肌综合征

梨状肌综合征是由于梨状肌充血、水肿、痉挛、肥厚，刺激或压迫坐骨神经以及解剖变异，引起以一侧臀部酸胀、疼痛，伴大腿后侧或小腿后外侧放射性疼痛，甚至活动受限等为主的临床综合征。本病多发于中老年人，患者常有下肢损伤，或慢性劳损史。疼痛是本病的主要表现，以臀部为主，并可向下肢放射，严重时不能行走或行走一段距离后疼痛剧烈，需休息片刻后才能继续行走。严重时臀部呈现"刀割样"或"灼烧样"疼痛。临床上常将该病分为三期：①痉挛期：主要表现为真性的坐骨神经痛，其疼痛性质可有酸胀、麻木及烧灼不等，跛行严重者有剧痛、整夜不能入眠，下肢不敢伸直移动。体检时发现臀肌敏感，单指触诊可触及患侧梨状肌的肌腹痉挛、隆起，压痛明显，直腿抬高试验阳性，梨状肌紧张试验阳性。②松弛期：患者坐骨神经痛的症状及跛行不明显，仅有患肢缩短感。单拇指触诊可扣及坐骨大孔周围软组织松弛，梨状肌无弹性，呈弥漫性肿胀、压痛。部分患者感觉下肢冰凉，梨状肌紧张试验阳性。③退变期：主要表现为慢性坐骨神经痛，患侧臀部钝痛及酸胀不适，单拇指触诊，患侧坐骨大孔周围较空虚，梨状肌萎缩，肌质变硬，条索状改变，左右弹拨可有滑动感觉，肌纤维弹性及韧性明显下降。

中医学认为梨状肌综合征为猝然外伤致局部气血瘀滞，或肝肾不足，复感风寒湿邪，经络瘀滞，气血运行受阻而引发本病；属于中医学"痹证"范畴，治疗以祛风除湿、舒筋通络、活血止痛为原则。大部分患者经过中西医结合外治法治疗，能得到较好的治疗效果，但部分患者经过外治疗法后症状不能得到缓解，生活和工作受到影响，必要时需要外科手术治疗。常用的中医外治法有熏洗、针刺、针刀和推拿疗法。

一、熏洗疗法

1. 适应证 梨状肌综合征各期患者。

2. 操作方法 选取南京市中西医结合医院外用熏洗方：虎杖 45g，桂枝 20g，红花 5g，寻骨风 15g，杜仲 10g，艾叶 15g 等。水煎取药液 200mL，配以热水 400 ~ 500mL 混合后置于专用中药熏蒸仪内，将温度控制在 50 ~ 60℃之间，使患者取侧卧位，患处在上，保持蒸汽喷头与患者患处相距 25cm 左右，每天熏洗 1 次，约 30 分钟。

3. 疗法特点 中药熏洗具有药物和理疗的双重作用：①局部熏洗，可使药物通过皮肤渗透，直接吸收；②热敷可温通经脉，使气血运行通畅，"通则不痛"，能迅速有效地改善局部血液循环，加速新陈代谢，消除梨状肌痉挛、炎症、水肿，减轻其对坐骨神经的压迫刺激，从而达到缓解症状、治愈疾病的目的。

4. 注意事项 熏洗过程中，注意观察局部皮肤，避免烫伤。连续用药过程中，如出现皮肤过敏、红肿、瘙痒症状或局部皮肤有破损，需暂停熏洗治疗，并采取相应治疗措施。

5. 临床应用 魏烨等用中药熏洗治疗梨状肌综合征 44 例，经治疗痊愈 23 例，症状明显减轻 21 例。王运增运用中药内服、外洗治疗梨状肌综合征 30 例，治愈率为 33.3%，内服方：威灵仙 20g，草乌（先煎）3g，鸡血藤 15g，防己 9g，黄酒 30mL；外用方：伸筋草、艾叶各 20g，当归、桃仁、赤芍各 12g，红花、川芎各 6g，甘草 5g。王全仁等采用中药荆芥、防风、秦艽、独活、伸筋草、桃仁、桂枝、苏木、乳香、没药熏洗治疗 23 例患者，痊愈 15 例，症状明显减轻 5 例，无明显效果者 3 例。

二、针刺疗法

1. 适应证 梨状肌综合征各期患者。

2. 操作方法 毫针治疗：用环跳穴傍针刺龙虎交战法配合居髎、阳陵泉、绝骨常规针刺；或采用环跳、阳陵泉、承山三刺法治疗。针刺手法为：先快速进针 5 ~ 15mm，稍加捻转行针，出现针感后，将针深入 40 ~ 50mm，遇到明显阻力感时行提插法，提插幅度约 25mm，得针感且无明显阻力时，再将针进入 50 ~ 60mm，行提插法，提插幅度 25mm。每天 1 次，10 次为 1 个疗程。

3. 疗法特点 针刺治疗梨状肌综合征有独特的疗效，具有散寒止痛、行气活血、通经活络、驱邪散结等作用。

4. 注意事项 严格无菌操作，避免局部感染。

5. 临床应用 成汝梅用环跳穴傍针刺龙虎交战法配合居髎、阳陵泉、绝骨常规针刺治疗梨状肌综合征，有效率为 96.7%。刘国建采用环跳、阳陵泉、承山三刺法治疗梨状肌综合征 82 例，总有效率为 100%。李景华等局部齐刺搓柄针法治疗梨状肌综合征 33 例，总有效率 100%。刘娜等选取阿是穴、阳陵泉（即梨状肌体表投影处）采用苍龟探穴手法治疗梨状肌综合征并与普通针刺组、封闭组比较，结果治疗组疗效优于针刺组和局封组。潘自兴采用电针结合 TDP 治疗梨状肌综合征 36 例，总有效率 100%。刘在亮采用电针深刺激环跳、臀中（经验穴，骶骨裂孔与髂前上棘连线中点）、承扶、殷门、承山、飞扬、悬钟、昆仑等治疗梨状肌综合征，总有效率为 96.3%。齐惠涛等用电针加 TDP 治疗梨状肌综合征 68 例并与直流电中药离子导入对照组相比较，治疗组疗效明显优于对照组。

三、针刀疗法

1. 适应证 梨状肌综合征退变期患者。

2. 操作方法 患者侧卧在治疗床上，患侧朝上，健侧朝下，健侧腿伸直，患侧的膝关节屈曲，在梨状肌的压痛点上进针刀，深度达梨状肌肌腹，刀口线方向和梨状肌走行方向平行，针体和臀部平面垂直，沿梨状肌纵轴，先纵行剥离，然后做切开剥离一两下，出针。以创可贴贴盖针孔处并压迫片刻。一般治疗 1 次即可痊愈。如 1 次未治愈，5 日后再治疗 1 次，最多不超过 3 次。术后嘱患者休息 1 ~ 2 日，避免肩负重物或久站久蹲，避免感受风寒，防止再度粘连。

3. 疗法特点 针刀疗法多用于顽固性梨状肌综合征患者的治疗。利用小针刀可直接松解粘连挛缩的筋膜组织，缓解肌肉痉挛，加强梨状肌周围血管通透性，消除无菌性炎症、水肿，减少或消除梨状肌对神经、血管的压迫和刺激，使临床症状得以消除而达到治疗效果。

4. 注意事项 治疗必须由训练有素的专业医务人员进行。严格无菌操作，避免局部感染。术中应避免损伤局部神经血管。

5. 临床应用 周建新运用小针刀压痛点治疗梨状肌综合征 60 例疗效，总有效率为 100%。唐传其等运用针刀疗法治疗梨状肌综合征 206 例。治愈 151 例，基本治愈 51 例，无效 4 例，总有效率为 98.1%。

四、推拿疗法

1. 适应证 梨状肌综合征各期患者。

2. 操作方法 患者俯卧位，医师先以手法施于患侧臀部及大腿，用大鱼际或掌跟在压痛点及梨状肌投影处做上下左右回旋按揉，力度视患者体质强弱、病情轻重、病症虚实而有轻重快慢的不同。用拇指指腹在压痛点及梨状肌投影处逐渐由浅入深、力度由小到大不断点、按、揉，使力度深透病所，局部产生酸麻胀感。上述动作施术完后，用拇指指腹按压在环跳穴上，其余四指按压在承扶穴，进行提捏 5 ~ 6 次，然后用单掌或双掌小鱼际拍击患处 3 ~ 5 分钟。每天 1 次，10 次为 1 个疗程。

3. 疗法特点 舒筋和脉，松软组织，缓解疼痛。

4. 注意事项　手法力度均匀、持久、柔和。

5. 临床应用　陈如勇等将 100 例梨状肌综合征患者平均分为两组，针灸推拿组（每天 1 次），口服西药组（布洛芬胶囊 0.3g，每天 2 次），治疗 7 天后，针灸推拿组有效率为 96.0%，优于口服西药组的 80.0%，治疗后 VAS 评分针灸推拿组低于口服西药组（$P<0.05$）。说明推拿结合针刺干预梨状肌综合征有较好的近期疗效。

参考文献

［1］魏烨，吕新建，田宝山. 按摩及中药熏洗治疗梨状肌综合征的疗效观察［J］. 现代康复，2005，27（2）：44.

［2］王运增. 内外合治治疗梨状肌综合征 30 例疗效观察［J］. 新中医，2011，43（2）：60-61.

［3］王全仁，侯美玲. 中药熏洗治疗梨状肌综合征［J］. 中国组织工程研究与临床康复，2001，14：122.

［4］成汝梅. 傍针刺龙虎交战法治疗梨状肌综合征［J］. 四川中医，2007，25（9）：111-112.

［5］刘国建. 三刺法治疗梨状肌综合征 82 例［J］. 中医药临床杂志，2009，21（3）：228.

［6］李景华，胡磊磊. 局部齐刺搓柄针法治疗梨状肌综合征 33 例［J］. 中国实用乡村医师杂志，2006，13（7）：40-41.

［7］刘娜，邓玉霞. 苍龟探穴治疗梨状肌综合征疗效观察［J］. 上海针灸杂志，2007，26（11）：25-26.

［8］潘自兴.电针结合TDP治疗梨状肌综合征36例［J］.针灸临床杂志，2001，17（1）：23-24.

［9］刘在亮.电针深刺激治疗梨状肌综合征的疗效［J］.职业与健康，2006，22（10）：732-733.

［10］齐惠涛，齐惠景，杨萧荟，等.电针加TDP治疗梨状肌综合征68例疗效观察［J］.上海针灸杂志，2006，25（6）：31.

［11］周建新.小针刀治疗梨状肌综合征60例疗效观察［J］.上海针灸杂志，2007，26（6）：17-18.

［12］唐传其，蔡文.小针刀治疗梨状肌综合征206例［J］.河北中医，2001，23（1）：43-44.

［13］陈如勇，王丽.推拿结合针刺治疗梨状肌综合征50例临床研究［J］.江苏中医药，2016，48（11）：63-64.

（王中兴）

第十一节　髌骨软化症

　　髌骨软化症一直是膝关节重要的慢性损伤之一，是由于髌骨软骨长期的慢性损伤后，髌骨软骨面发生的慢性退行性病变，同时伴有股骨髁软骨退行性变，是膝关节慢性疼痛最常见的原因。髌骨软化症好发于青壮年，在运动员和体育爱好者中尤其多见，女性患病率高于男性，严重影响患者的运动功能和日常生活。临床上常以膝关节髌骨后疼痛为主要表现，轻重不一，一般平地走路症状不显，在下蹲起立、上下楼、上下坡，或走远路后疼痛加重。临床上常采用 Cane 分度法将髌骨软化症分为四度：Ⅰ度：软骨面失去光泽，软骨肿胀，偶有在中心有自深层突出的水疱样变化，出现纵向纤维，透明基质消失，发生裂痕或龟裂。Ⅱ度：软骨面裂痕不断加深，并深入到软骨下骨板。Ⅲ度：大块软骨分离而造成软骨缺损，软骨床暴露或出现关节。Ⅳ度：关节软骨大部分消失，下面骨质显露，发生骨关节炎。临床诊断髌骨软化症的主要依据是髌骨后的疼痛，髌骨压磨试验和单腿下蹲试验引起髌骨后疼痛，应注意检查有无合并半月板损伤和创伤性关节炎等。

　　中医学认为，本症多因肝肾亏虚、筋骨痿软而发病。其次阳明主润宗筋，宗筋主束骨而利关节，脾胃亏虚，气血生化无源，膝部筋骨失养也与本症有关。从临床特点来分析，本症患者多膝软乏力、局部畏寒；中医治疗原则为养肝益肾、补足气血、强筋健骨、内外兼治相结合。本病多采取非手术治疗为主，临床常用中医外治疗法有熏洗、针灸、针刀、推拿等疗法。

一、熏洗疗法

　　1. 适应证　Cane 分度法Ⅰ～Ⅳ度患者。

　　2. 操作方法　熏洗处方：川乌、桂枝、草乌、白芷各 15g，独活 20g，木瓜、透骨草、伸筋草、川椒各 30g，艾叶 12g，细辛 10g，先用米醋将中药浸泡 8 ~ 12 小时，再加水淹没药面 3 ~ 4cm，文火煮沸，首次需煮沸 20 ~ 30 分钟后撤火，用蒸汽熏蒸患肢，待水温降至 60℃左右，用毛巾蘸取药液或连同药渣外敷、洗涤患处，若水温降至 30℃，则重新加温。每天早晚各 1 次，每次 30 ~ 60 分钟，每剂中药使用 2 ~ 3 天。

3. 疗法特点 西医学理论认为熏洗可促进血液循环，改善局部营养代谢，改善局部微循环，减少缓激肽、组胺、前列腺素等内源性物质的释放，缓解局部软骨炎性水肿，促进关节功能恢复。

4. 注意事项 熏洗过程中，注意观察局部皮肤，避免烫伤。连续用药过程中，如出现皮肤过敏、红肿、瘙痒症状或局部皮肤有破损，需暂停熏洗治疗，并采取相应治疗措施。

5. 临床应用 中药治疗主要是运用其补肝肾、强筋骨、温经散寒、益气活血、消肿止痛的功效。苏再发等用伸筋草、透骨草、海桐皮、五加皮各 15g，当归、牛膝各 12g，赤芍、川芎、桃仁、防风、木瓜、羌活、独活各 10g，红花、乳香、没药各 6g 组成熏洗方，煎汁熏洗，康灵克通局部封闭，再配合壮骨关节丸内服，治疗本病 32 例，总有效率为 90.6%。郝军等用"外蒸方"（伸筋草、海桐皮、独活、透骨草、威灵仙各 30g，苍术、薏苡仁、牛膝、川芎、红花各 15g，桂枝、生川乌、生草乌各 10g，乳香、没药、白芷各 6g）治疗髌骨软化症，总有效率为 94.7%。

二、针灸疗法

1. 适应证 Cane 分度法 I ~ III 度患者。

2. 操作方法 针刺取髌骨周围的穴位为主，如梁丘、血海、膝眼、鹤顶、阿是穴。患者仰卧位，将膝关节屈曲 90°，患腿肌肉放松并直刺，以针感向股四头肌方向放射为佳。艾灸多与针刺配合，与体针疗法选取的穴位相同，用艾条温和灸，或用隔姜灸，每穴灸 15 分钟，使局部有明显的温热感为宜，每天治疗 1 ~ 2 次。

3. 疗法特点 针灸对受损的髌骨软骨面有良好的刺激，可以有效地清除慢性炎症组织，治疗膝关节局部无菌性炎症，可以缓解局部疼痛，有利于软骨面的修复。患膝局部及附近的针灸治疗，具有良好的消炎、解痉、调节平衡作用，可有效缓解临床症状。

4. 注意事项 严格无菌操作，避免局部感染。

5. 临床应用 胡国彬采用针刺加红外线治疗，取穴以髌中穴（髌骨两侧中点下缘凹陷处，针向髌骨底面，以酸胀感为度）为主，配合血海、梁丘、足三里。每天 1 次，5 天为 1 个疗程，疗程间休息 2 天，共 4 个疗程，总有效率为 97.14%。刘保成等采用髌周温针围刺直至髌骨关节面下的方法治疗 34 例、40 膝，临床治愈率为 45%。程建东采用创面电针疗法将无菌针分别从患膝内、外侧进针穿过髌骨软骨面到对侧髌骨缘，以产生酸胀得气感为佳。一般每侧 2 ~ 3 针，得气后接电针仪，强度以患者能忍受为度，留针 20 分钟，7 天为 1 个疗程，疗程之间休息 2 ~ 3 天，治疗 32 例，总有效率为 96.9%。

三、针刀疗法

1. 适应证 Cane 分度法 I ~ III 度患者。

2. 操作方法 髌骨周围的疼痛点和压痛点都是软组织损伤的病变部位，也是小针刀的治疗点。常见的痛点有以下几个部位：①髌前皮下囊，位于髌骨下半部分、髌韧带以上的皮肤之间。此处疼痛和压痛即为皮下囊受损，用小针刀将此滑囊切开剥离即可。②髌内外支持带，痛点均在髌骨两侧缘，用切开松解术即可。

3. 疗法特点 针刀治疗是一种介于手术疗法和非手术疗法之间的闭合性松解术，对炎性、粘连及变性的组织进行松解、切割和剥离，以达到止痛、祛病的目的。

4. 注意事项 严格无菌操作，避免局部感染。

5. 临床应用 王敬民让患者仰卧，在膝关节内外侧副韧带、股四头肌肌腱下端、髌韧带上端、髌下脂肪垫上端压痛点处定点，皮肤常规消毒，行针刀术，40例患者中优良率为82.15%，总有效率为97.15%。王广武等将小针刀垂直进入病变部位行横向切割，然后旋转刀锋作纵向剥离松解，再将针刀与皮肤呈45°角进行铲剥数刀，治疗30例，治愈率为83.3%。滕春光等在髌骨周围的痛点和压痛点行小针刀切开松解术，再施以推拿治疗，以拇指指腹沿患侧髌骨边缘先作顺时针、后作逆时针方向按摩，每次5分钟，继以一拇指压于髌骨一侧，将髌骨向对侧及下方推挤，使对侧缘翘起，另一拇指尖向后侧，绳肌、腓肠肌由上至下揉按，每处10余遍。对膝关节伸屈障碍者，用过伸、过屈膝关节的方法，在过伸、过屈的位置上停留30秒。该法治疗66例90膝，临床治愈率为53.3%，总有效率为93%，疗效显著高于单纯针刀组和单纯推拿组。

四、推拿疗法

1. 适应证 Cane 分度法 I ~ II 度患者。

2. 操作手法 患者仰卧，医师首先用手掌颤揉股四头肌疼痛处数次，放松肌肉。助手握住踝部牵引患肢，医师用双手掌夹持股四头肌从上到下推理。然后捏拿股四头肌，刮揉髌骨周围，捏握髌骨，沿肢体纵轴滑动，用双手掌心夹持按揉髌骨周围。每天1次，10次为1个疗程。

3. 疗法特点 通过各种推拿手法对髌骨软化症患者进行治疗，可以达到解痉、调衡、减压的目的。

4. 注意事项　手法治疗必须由训练有素的专业医务人员进行。手法治疗宜根据个体情况适当控制力度，尽量柔和，切忌暴力。

5. 临床应用　戴七一使用松解膝周软组织、研磨髌骨及牵张膝关节等手法治疗 30 例髌骨软化症，并与 36 例口服英太青胶囊的对照组相比，两组病例在髌股关节痛改善方面疗效相近（ *P*>0.05），但观察组在改善上下楼梯困难、髌骨研磨试验转阴率方面明显优于对照组（ *P*<0.01）。王英杰对患膝施以一指禅推法、提髌碾揉法，辅以点穴、滚揉及拿捏股四头肌和小腿三头肌、膝部拔伸等手法治疗 40 例，总有效率为 90%。蒋李青等采用理筋手法、痛点推揉法、髌骨抓拿法、髌骨滑移法、髌骨碾磨法，辅以膝关节屈伸拔伸法治疗本病，隔天 1 次，15 次为 1 个疗程。治疗 50 例，对 I 度或 II 度有效率分别为 100% 和 86.9%。吴镇林运用拔髌、揉髌、提髌、运膝法，配以中药宽筋藤、独活、姜黄等外敷，每天 1 次，2 周为 1 个疗程，有效率为 100%。

参考文献

［1］苏再发 . 康灵克通局封综合疗法治疗髌骨软化症 ［J］. 中国骨伤，1998，11（6）：8.

［2］郝军，李冬冬 . 中医药治疗髌骨软化症风寒湿痹型 76 例疗效观察［J］. 中医临床研究，2013，5（24）：83-84.

［3］胡国彬 . 针刺"髌中穴"为主配合红外线治疗髌骨软化症 35 例［J］. 福建中医药，2014，45（4）：45-46.

［4］刘保成，喻秀兰 . 温针围刺治疗髌骨软化症临床研究 ［J］. 针灸临床杂志，2001，17（1）：45-46.

［5］程建东.创面电针治疗髌骨软化症32例［J］.中国针灸，1996，16（10）：38.

［6］王敬民.中药加针刀治疗膝关节骨性关节炎40例疗效观察［J］.长春中医药大学学报，2009，25（1）：98–99.

［7］王广武，王巍玲，阚成国，等.小针刀治疗髌骨软化症临床应用［J］.针灸临床杂志，2000，16（4）：41.

［8］滕春光，赵超，林飞燕，等.小针刀、推拿并用治疗髌骨软化症的临床研究［J］.广西中医学院学报，2001，4（3）：12.

［9］戴七一.髌骨软化症"膝软乏力"的临床治疗与观察［J］.中医正骨，2002，14（10）：14.

［10］王英杰.推拿治疗髌骨软化症40例［J］.北京中医，1995，14（6）：34–35.

［11］蒋李青，董黎强.手法治疗髌骨软骨软化症50例［J］.浙江中医学院学报，2001，25（5）：41–42.

［12］吴镇林.中医手法加中药外敷治疗髌骨软化症的效果观察［J］.右江民族医学院学报，2008，30（4）：675–676.

（王中兴）

第十二节　膝关节半月板损伤

膝关节半月板损伤是一种以膝关节局限性疼痛、股四头肌萎缩、膝关节间隙固定的局限性压痛为主要表现的疾病，部分患者有打软腿或膝关节交锁现象。本病多由扭转外力引起。当一腿承重，小腿固定在半屈曲、外展位时，身体及股部猛然内旋，内侧半月板在股骨髁与胫骨髁之间受到旋转压力，而致半月板撕裂。扭伤时膝关节屈曲程度越大，则撕裂部位越靠后。外侧半月板损伤的机制相同，但作用力的方向相反。急性发病者，伤后膝关节疼痛剧烈，局部肿胀，伸屈功能障碍，急性期由于剧痛，难以做详细的检查，故早期明确诊断较难；慢性发病者，主要症状是膝关节活动痛，以行走和上下坡明显，部分患者可出现跛行，行走中及膝关节伸屈活动中有弹响、交锁和关节滑落感。膝关节半月板损伤，治疗正确及时，恢复期锻炼得法可获得满意效果。

西医学治疗分保守和手术治疗。保守治疗可采取患肢支具固定，早期功能锻炼，适于半月板损伤Ⅰ～Ⅱ度的患者；早期关节镜手术治疗适于半月板损伤Ⅲ度的患者，可防止继发创伤性关节炎。

中医学将半月板损伤称之为"伤筋""痹症"范畴，中医学认为，本病多由外力所致，造成筋膜、肌肉、韧带的络脉受伤，瘀血凝结而发病，证属气滞血瘀。治疗原则以活血化瘀、消肿止痛为主。常用中医外治方法有熏洗、贴敷、微波等疗法。

一、熏洗疗法

1. 适应证　半月板损伤慢性期患者。

2. 操作方法　熏蒸Ⅰ号方（南京中西医结合医院骨科协定方），处方组成：金银花 10g，法半夏 12g，知母、浙贝母、天花粉、白及、皂角刺、乳香、丹皮各 6g。水煎取药液 200mL，与 600mL 热水共置入中药熏蒸仪。患者取仰卧位、膝关节取伸直位，调整蒸汽喷口与皮肤之间的距离为 25 ～ 30cm，温度保持在 55℃左右，每天 1 剂，每次 30 分钟，每天 2 次，10 天为 1 个疗程。

3. 疗法特点　通过热、药的协同作用，加速血液、淋巴液的循环，促进新陈代谢，加快代谢产物的清除。同时，由于热能的作用，促使皮肤充血，扩张毛孔，使药物通过扩张的毛孔渗透肌肤，达到活血化瘀、消肿止痛的作用。

4. 注意事项　①每次用完一定要用清水冲洗容器。②每两周用肥皂水彻底清洗容器 1 次。③熏蒸过程中防止局部皮肤烫伤。④用药后观察局部皮肤，有无丘疹、瘙痒或局部肿胀等过敏现象，一旦出现即停止用药，并将药物擦拭干净或清洗，遵医嘱内服或外用抗过敏药物。⑤室温要适宜，患者身体暴露部位注意保暖。

5. 临床应用　陈晓波观察中药熏洗方热敷一号对膝骨关节炎（KOA）早期合并半月板损伤治疗的疗效，将 75 例 KOA 早期合并半月板损伤的患者随机分为两组。治疗组采用中药熏洗治疗，对照组单纯口服西药塞来昔布胶囊。通过 KOOS 膝关节损伤和骨关节炎结果评分对治疗前后评估，两组治疗前后均有显著性差异（P<0.05），总有效率治疗组大于对照组。其认为中药熏洗治疗膝关节骨性关节炎早期合并半月板损伤疗效显著，疗程短，值得临床推广。

二、贴敷疗法

1. 适应证　半月板损伤急、慢性期患者。

2. 操作方法　选用加味金芙膏（南京市中西医结合医院院内制剂），主要成分：姜黄、大黄、芙蓉叶等。协助患者取舒适体位，患处下垫中单，充分暴露病灶部位，注意保暖。清洁皮肤。摊药根据皮肤瘀青确定敷药面积，取大小合适的敷料正确摊药，做到厚薄均匀，面积适中，敷药部位准确，随时观察患者病情变化，询问患者感受。胶布固定，范围大的用绷带缠绕，松紧适宜，美观，保持肢体功能位。

3. 疗法特点 运用中药敷于患处或穴位，以达到通经活络、消肿止痛的作用，能够显著提高血管活性，促进血液循环。加味金芙膏是南京市中西医结合医院院内制剂，在临床上疗效显著，能显著减轻患膝肿痛。

4. 注意事项 红肿皮肤破溃、局部皮肤过敏者禁用。用药后观察局部皮肤有无丘疹、瘙痒或局部肿胀等过敏现象，一旦出现即停止用药，并将药物擦拭干净或清洗。

5. 临床应用 项昌盛用消肿散外敷，并辅以口服仙灵骨葆胶囊、氨基葡萄糖治疗膝关节半月板损伤患者 30 例，与对照组单纯口服仙灵骨葆胶囊、氨基葡萄糖治疗 30 例对比，疗程 10 天，治疗组有效率高于对照组，组间差异具有统计学意义（$P<0.05$）。王斌用郑怀贤验方半月板 1 号外敷药、半月板 2 号外敷药局部外敷配合中药内服治疗半月板损伤 50 例，治愈 27 例，好转 22 例，未愈 1 例，总有效率为 98%。

三、微波疗法

1. 适应证 半月板损伤慢性期患者。

2. 操作方法 协助患者取舒适体位，患处下垫中单，充分暴露膝关节，注意保暖。清洁皮肤。采用微波治疗，强度为 600Gs，治疗部位：膝关节内外"膝眼"，注意微波治疗仪需要离皮肤 6 ~ 8cm，治疗时间约 30 分钟，每天 2 次。

3. 疗法特点 微波作用于机体组织，引起组织细胞中离子、水分子和偶极子的高频振荡，增加局部血液循环，加强局部代谢，促进水肿吸收，消炎止痛。同时增加局部免疫力，提高网状内皮细胞的吞噬功能，加速病理产物和代谢产物的吸收和排泄，达到消炎、消肿、止痛、促进组织康复的目的。

4. 注意事项 皮肤破溃、局部皮肤过敏者禁用；治疗期间患肢勿负重。

5. 临床应用 曹淑芬等用多功能微波治疗仪治疗膝关节半月板损伤 16 例，

肿胀、疼痛消失，关节功能恢复正常 11 例；肿胀、疼痛明显减轻，关节功能基本恢复 4 例；无明显好转 1 例；总有效率为 93.75%。B 超检查 15 例基本正常，1 例半月板不连续。

参考文献

［1］陈晓波.中药熏洗治疗膝骨关节炎早期合并半月板损伤疗效观察［J］.中医临床研究，2014，6（19）：55-56.

［2］项昌盛.消肿散治疗膝关节半月板损伤疗效观察［J］.中医药临床杂志，2013，25（7）：621-622.

［3］王斌.郑怀贤验方外敷治疗半月板损伤的临床疗效观察［J］.深圳中西医结合杂志，2015，25（1）：64-66.

［4］曹淑芬，刘文东.B超监测微波治疗半月板损伤16例［J］.现代康复，2001，5（7）：107.

（任国飞）

第十三节　踝关节扭伤

踝关节扭伤是由间接暴力所致，使踝关节突然内翻、外翻损伤，导致踝关节肿胀疼痛的一种疾病。伤后迅速出现扭伤部位的疼痛和肿胀，随后出现皮肤瘀斑，严重者患足因为疼痛肿胀而不能活动，一般预后良好，但若不规范正确治疗，会出现因韧带松弛导致的踝关节不稳，反复扭伤，造成习惯性踝关节扭伤。

西医学治疗多予局部固定，口服消炎镇痛等药物治疗，局部症状缓解较慢。

踝关节扭伤属于中医学"筋伤"范畴，中医学认为，本病由外力所致，造成筋膜、肌肉、韧带的络脉受伤，血离脉道、瘀血凝结，致气血流通不畅而引起发病，治疗原则以活血化瘀、消肿止痛为主。外治法通过药物或非药物疗法作用于皮肤、直达腠理，以达到活血化瘀、消肿止痛的目的。常用中医外治法有熏蒸、贴敷、渍渍等疗法。

一、熏蒸疗法

1. 适应证　踝关节扭伤中、后期的患者。

2. 操作方法　熏蒸Ⅰ号方（南京中西医结合医院骨科协定方），处方：金银花 10g，法半夏 12g，知母、浙贝母、天花粉、白及、皂角刺、乳香、丹皮各 6g。水煎取药液 200mL，与 600mL 热水共置入中药熏蒸仪。患者取仰卧位、踝关节取功能位，调整蒸汽喷口与皮肤之间的距离为 25～30cm，温度保持在 55℃左右，每天 1 剂，每次 30 分钟，每天 2 次，10 天为 1 个疗程。

3. 疗法特点　通过热、药的协同作用，加速血液、淋巴液的循环，促进新陈代谢，加快代谢产物的清除。同时，由于热能的作用，促使皮肤充血，扩张毛孔，使药物通过扩张的毛孔渗透肌肤，达到消肿止痛的作用。

4. 注意事项

（1）每次用完一定要用清水冲洗容器。

（2）每两周用肥皂水彻底清洗容器 1 次。

（3）熏蒸过程中防止局部皮肤烫伤。

（4）用药后观察局部皮肤，有无丘疹、瘙痒或局部肿胀等过敏现象，一旦出现即停止用药，并将药物擦拭干净或清洗，遵医嘱内服或外用抗过敏药物。

（5）室温要适宜，患者身体暴露部位注意保暖。

5. 临床应用　宋伟等运用下肢损伤洗方煎取药液通过熏蒸治疗仪熏蒸踝关节扭伤的 45 例，治愈 38 例，好转 6 例，未愈 1 例，治愈率为 84.4%，总有效率为 97.8%。认为下肢损伤洗方治疗踝关节扭伤安全可靠，疗效确切。

二、贴敷疗法

1. 适应证　踝关节扭伤早、中期的患者。

2. 操作方法　选用活血止痛散（南京市中西医结合医院院内制剂），主要成分：红花、黄连、黄柏等。协助患者取舒适体位，患处下垫中单，充分暴露病灶部位，注意保暖。清洁皮肤，摊药根据皮肤肿胀情况确定敷药面积，取大小合适的敷料正确摊药，做到均匀、厚薄适中，不污染他物，敷药部位准确，敷药面积适中，适量均匀敷于患处，胶布固定，范围大的用绷带缠绕，松紧适宜，保持肢体功能位。

3. 疗法特点　运用中药敷于患处，以达到通经活络、消肿止痛的作用。能够显著提高血管活性，促进血液循环。活血止痛散临床疗效显著，能有效减轻踝关节肿痛、瘀青，轻者一周即可缓解。

4. 注意事项　皮肤水疱破溃、局部皮肤过敏者禁用。用药后观察局部皮肤有无丘疹、瘙痒或局部肿胀等过敏现象，一旦出现即停止用药，并将药物擦拭干净或清洗。

5. 临床应用　高俊等应用"易层"贴敷疗法治疗急性踝关节扭伤患者疗效明显。张海廷等通过新伤药外敷治疗急性踝关节扭伤29例，行足踝评分标准（AOFAS）评分，评估临床疗效。结果显示急性踝关节扭伤患者经过新伤药外敷治疗，其疼痛症状、踝关节功能及AOFAS总分明显高于治疗前，差异具有统计学意义。

三、溻渍疗法

1. 适应证　踝关节扭伤早、中期的患者。

2. 操作方法　选用五味消毒饮加减方：金银花30g，蒲公英30g，紫花地丁30g，野菊花30g，紫背天葵30g，苦参30g，马齿苋30g，芒硝30g，板蓝根30g，黄连20g。水煎、过滤、去渣成汤药，取6～8层脱脂纱布，浸湿药液，轻轻拧干，然后湿敷于患处，每天2次，每次60分钟。

3. 疗法特点　通过湿敷的作用，使局部因损伤引起的胀热感得以减轻，发挥消炎、镇痛、止痒和抑制渗出的作用，使低浓度组织液向高浓度中渗透，使皮损渗液减少或停止渗出，炎症消退。湿敷和渗透压作用结合，还可使皮肤末梢毛细血管收缩，使皮损充血减轻，渗出减少。

4. 注意事项

（1）用溻法时，药液应新鲜，溻敷范围应稍大于患处。

（2）待药液凉后湿敷患处，用过的药液不可再用，使用时中药水温宜在37～40℃。15～20分钟更换1次，连续更换3～5次。

（3）中药人工煎剂当天应用，煎药机袋装中药应在冰箱4℃保存5天之内，避免局部细菌混合感染。

（4）忌用于皮肤破损处。

（5）用药后应观察局部皮肤，如有丘疹、瘙痒或局部肿胀等过敏现象时停止用药，并将药物擦拭干净或清洗，遵医嘱内服或外用抗过敏药物。

5. 临床应用 谢健元使用秦艽、当归、藏红花、防风等药组方，加水以浸过药物为度，用陶瓷锅煎数次。每次取药液 150mL，混合数次药液，总药液为 600mL，温热为适，浸泡或用毛巾蘸药液敷在踝关节损伤处 20 分钟左右，总有效率为 94.25%。周旭生等选择 86 例急性踝关节患者分为两组，每组 43 例。治疗组采用消肿止痛酊湿敷结合超声治疗，对照组采用常规冷敷加压法处理，结果显示治疗组的总有效率明显优于对照组，两组比较差异有显著性（$P<0.05$）。

参考文献

［1］宋伟，朱峥嵘，李晓康，等. 下肢损伤洗方熏蒸治疗急性踝关节扭伤45例［J］. 中医临床研究，2015，7（7）：95-97.

［2］高俊，张曦，吕正祥，等."易层"贴敷疗法治疗急性踝关节扭伤20例临床观察［J］. 江苏中医药，2011，43（7）：44-45.

［3］张海廷，张煜华，骆玉梅. 新伤药外敷治疗急性踝关节扭伤临床观察［J］. 四川中医，2016，34（8）：195-196.

［4］谢健元. 中药热渍治疗急性腕踝扭伤87例［J］. 中医外治杂志，2008，17（6）：31.

［5］周旭生，谢琴. 消肿止痛酊湿敷结合超声治疗急性踝关节扭伤的疗效观察［J］. 基层医学论坛，2016，20（2）：215-216.

（任国飞）

第十四节　跗管综合征

　　跗管综合征是指胫后神经及其分支经过跗管时受压而引起的一系列症候群。多由于足过度地跖屈和背伸活动，使踝关节内侧下方骨性纤维管内的肌腱，特别是姆长屈肌受到反复牵扯，引起腱鞘发炎、充血、肿胀、鞘壁增厚，进而压迫邻近的胫后神经。当胫后神经受到压迫或刺激时，就会在其三个分支即跟支、跖内侧神经和跖外侧神经支配区域出现相应的症状。其中跟支支配足跟内侧的皮肤，跖内、外侧神经分别支配足底内、外侧及足趾相应部位的肌肉及皮肤。临床上常表现为行走后或夜间足底部胀痛麻木，或可向小腿放射。如果对胫后血管或对血管周围的交感神经网产生了刺激，就会出现足部感觉功能异常，多为足部胀热感或足部冰凉。或可伴有足部泌汗障碍，皮肤干燥，皮色改变。

　　临床上常误诊为"腰椎间盘突出症"，失治或误治后，可反复发作，出现足底和跖侧足趾顽固性的放射性疼痛，足趾跖屈力量减弱，尤以姆趾明显；甚则可出现肌肉萎缩，特别是外展姆肌、小趾外展肌和第一骨间肌、第二骨间肌。

　　西医学治疗常选用封闭治疗和手术治疗。封闭疗法可选用曲安奈德加利多卡因，手术治疗主要是切开跗管，游离并松解两侧分裂韧带和胫后神经及其外侧分枝的粘连。

　　中医学认为，本病属"痹证"范畴，乃由慢性劳损或感受风寒湿邪，致气血失其调和，瘀阻不通而发病，久则导致肝血不足，不能荣养肌肤而见皮肤干燥、发白、发凉或足底肌萎缩等症；治以舒筋活血、通络止痛为主。外治法通过药物或非药物疗法作用于皮肤、经穴直达腠理，使经络疏通，气血流畅，达到通则不痛的目的。常用中医外治方法有熏洗、贴敷、小针刀、针灸等疗法。

一、熏洗疗法

1. 适应证 跖管综合征各期患者。

2. 操作方法 外用熏洗方：伸筋草 30g，海桐皮 20g，防风 20g，红花 20g，川椒 15g，羌活 15g，透骨草 20g，川芎 20g，威灵仙 15g，延胡索 20g。将药物用纱布包裹，放在木盆中用温开水浸泡 30 分钟，水要超过药物，将患足搁在盆上方熏蒸，上面用布盖严，防止热气消散。待水蒸气减弱，水温降至不烫伤皮肤时，再用药液反复洗浴患处，直至水凉。每剂药可连用 2 ～ 3 天，每天熏洗 2 次。（图 3-10）

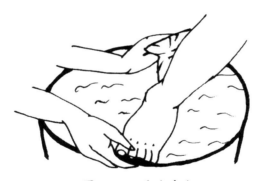

图 3-10 熏洗疗法

3. 疗法特点 中药熏洗通过活血化瘀、祛风通络的药物作用，进一步改善了局部循环，使炎性介质有效清除，较为全面地消除了跖管综合征的临床致病原因，从而取得了较好的临床疗效。本法配方是来自黑龙江中医药大学附属第一医院骨伤的科协定方，用于治疗跖管综合征，具有安全性好、疗效显著、恢复速度快、费用较低等优势，未见临床不良事件发生。

4. 注意事项

（1）熏洗过程中，若出现头晕等不适，应当停止熏洗，卧床休息。

（2）熏洗过程中或熏洗后若出现皮肤过敏者，应立即停止熏洗。有皮肤破损者可根据病情选择适宜的用药方法。

（3）室温要适宜，患者身体暴露部位注意保暖。

（4）老人和儿童应专人陪护。

5. 临床应用　谢灵康等用中药熏洗法治疗跗管综合征取得满意疗效，31 例患者中熏洗治疗时间最长 6 周，最短 2 周。其中临床症状完全消失，行走活动自如者 22 例；临床症状基本消失，过度劳累后偶有痛、麻感者 7 例；治疗后局部症状无任何改变者 2 例。总有效率为 93.55%。

二、贴敷疗法

1. 适应证　跗管综合征各期患者。

2. 操作方法　药物组成：红花 30g，血竭 20g，三七粉 30g，川芎 20g，泽兰 20g，制川乌 15g，制草乌 15g，乳香 15g，没药 15g，冰片 5g，以上药共研末备用。使用方法：每次取 5g，用醋调成稠膏状，敷于 8cm×12cm 的医用胶布上，贴在内踝后下部位，用绷带固定。每 3 天换药 1 次，若对胶布过敏者，调药时可加入皮炎平软膏。

3. 疗法特点　本病病位固定，位置表浅，适合中药外敷治疗。采用活血化瘀、消肿止痛的药物，直接作用于病变部位，能使药力集中，大大提高了药物的有效作用，使邪气祛，经络通，气血畅，疾病则愈。该方法不仅见效快，而且疗效稳定，是一种理想的治疗方法。

4. 注意事项

（1）皮肤未出现任何不适，可适当增加贴敷时间，但不要超过 24 小时。

（2）贴敷期间应避免食用生冷、辛辣、海鲜等食物。

（3）贴敷后 2 天内避免沐浴。

（4）如果出现皮肤过敏、红、肿或发痒，甚至皮肤起疱等不良反应，判断确实系贴敷引起，立即取下药膏，观察患者有无其他的不良反应。

5. 临床应用 陈春生用中药外敷治疗跖管综合征 32 例，经过 4 ~ 10 次治疗，足底内侧麻木、疼痛，踝管处压痛均消失，行走恢复正常，1 年后随访无一例复发。王延根用舒筋活血汤结合外敷舒筋膏共治疗跖管综合征 83 例，1 周为 1 个疗程，共治疗 1 ~ 3 个疗程，其中总治愈率为 68.7%，总有效率为 94.0%。

三、小针刀疗法

1. 适应证 跖管综合征后期患者。

2. 操作方法 患者卧位，患侧在下且患足内踝朝上。在内踝后缘与足跟骨之间画一直线，分别在内踝与跟骨内侧定位。常规外科消毒，铺无菌洞巾。用 2% 利多卡因局部浸润麻醉，观察患者有无麻药反应。选用 I 型 4 号直形针刀两支，第 1 支针刀定位于内踝后缘，进针后经皮肤、皮下组织、筋膜到达内踝后缘骨面，刀口线与腓骨纵轴呈 45° 角，沿骨面向下探寻，刀下有坚韧感时，达到分裂韧带的起点，提插刀法切割 3 刀，范围 0.5 cm。第 2 支针刀定位于跟骨内侧面，刀口线与下肢纵轴呈 45° 角，进针后直达跟骨内侧面，沿骨面探寻，刀下有坚韧感时，向上、下各铲拨切割 3 刀，范围 0.5cm。术毕，拔出针刀后局部压迫止血，创可贴覆盖针眼。嘱患者治疗期间减少活动，尽量卧床休息，手术区域 3 天内禁止沾水。治疗 3 个疗程，疗程间隔 1 周，3 次治疗无效则终止治疗。

3. 疗法特点 通过小针刀切割松解分裂韧带的起止点，及对跖管的松解，能够有效解除分裂韧带的挛缩。本操作过程来自黑龙江中医药大学附属第一医院和黑龙江省公安消防总队医院骨伤科，十余年临床运用过程中，能显著改善患者患足麻木、疼痛等症状。

4. 注意事项

（1）小针刀治疗后应适当休息片刻，如有乏力、恶心、头晕、胸闷等症状，应立即对症处理。

（2）治疗后 24 小时内，不宜局部热敷、理疗及按摩治疗，以防止局部血肿或水肿的发生。

（3）根据患者的体质情况、治疗部位及创面大小，必要时可服用抗生素或活血止痛药物等配合治疗，以防感染，减轻术后不适感及疼痛。

（4）治疗后，应避免过多牵拉、活动患处以免再次撕裂损伤，使创面出血或渗液过多而影响疗效。三天后，开始适当活动或循序渐进的锻炼。

5. 临床应用 江开春等选取跖管综合征患者共 80 例。分小针刀组与封闭组各 40 例，小针刀组疗效属优者 19 例，症状基本缓解疗效属良者 12 例，症状有所缓解疗效属可者 5 例，无效评价为差者 4 例，优良率为 77.5%；封闭组疗效属优者 15 例，症状基本缓解疗效属良者 10 例，症状有所缓解疗效属可者 9 例，无效评价为差者 6 例，对照组疗效优良率为 62.5%。两组比较差异有统计学意义（$P<0.05$）。陈冠男等运用小针刀挑割法治疗跖管综合征。选取跖管综合征患者共 60 例，随机分为治疗组和对照组各 30 例。治疗组应用小针刀挑割法治疗，对照组应用局部封闭治疗，治疗结束后进行治疗效果对比分析。结果：治疗组临床有效率为 96.6%，对照组临床有效率 76.6%。两组比较有统计学差异（$P<0.05$）。董华等用小针刀治疗跖管综合征。将 56 例随机分为治疗组和对照组各 28 例。结果：治疗组（小针刀组）临床有效率为 96.4%，对照组（封闭组）临床有效率为 78.6%。差异有统计学意义（$P<0.05$），针刀组治疗后效果较好，且长期观察后发现，针刀组复发率较低。陈跃山等用小针刀松解治疗跖管综合征 56 例。经 1 次治愈者 42 例，占 75%；2 次治愈者 9 例，占 16%；治愈率达 91%；显效 3 例，占 5.4%；好转 2 例，占 3.6%。经过 2～8 个月的临床观察，采用小针刀治疗，方法简便，疗效确切。

四、针灸疗法

1. 适应证 跖管综合征各期患者。

2. 操作方法 选取涌泉、太溪、水泉、照海、公孙、三阴交等穴，涌泉、公孙、三阴交施以提插捻转手法，出现酸胀样或触电样针感即可；太溪、水泉、照海三穴均缓慢提插捻转，以针下出现触电样针感为宜。针刺得气后，以公孙—三阴交穴、涌泉—太溪穴接 G6805-C 电针治疗仪，用疏密波，疏波 4Hz、密波 20Hz、疏密周期 6s，强度以患者能耐受为度，每次 30 分钟，每天 1 次，10 次为 1 个疗程，共治疗 2 个疗程。

3. 疗法特点　"经筋为病，以痛为腧"，以取局部腧穴为主，同时辅以足厥阴肝经、足少阴肾经和足太阴脾经腧穴，三经同治，有益气行气、养血活血、调和营卫之功。配合脉冲电刺激，可加强局部血液循环，减轻局部充血水肿，降低跗管内压力，从而缓解神经受压状态。

4. 注意事项

（1）电针治疗前不宜过饥和过饱。

（2）电针治疗过程中，如遇晕针、滞针等状况，应及时处理。

（3）不要突然加强电刺激，以免出现晕厥、弯针、断针等异常现象。

（4）患有严重心脏病者，在应用电针时应严加注意，避免电流回路经过心脏。

5. 临床应用　胡斌等针刺治疗跗管综合征 52 例，治愈 25 例，占 48.1%；好转 23 例，占 44.2%；未愈 4 例，占 7.7%。有效率为 92.3%。针刺治疗跗管综合征具有操作简便、安全性高、疗效好、费用低、损伤小、副作用少、复发率低等优点。

参考文献

［1］谢灵康.中药熏洗法治疗跗管综合征 31 例［J］.江苏中医药，2003，24（10）：24-25.

［2］陈春生.中药外敷治疗踝管综合征［J］.中国临床医师，1999，27（10）：37.

［3］王延根.舒筋活血汤结合外敷舒筋膏共治疗跖管综合征83例［J］.吉林中医药，2006，26（2）：33.

［4］江开春，李武强.小针刀配合中药熏洗治疗跖管综合征临床研究［J］.中医学报，2012，27（12）：1675-1676.

［5］陈冠男，王宏志.小针刀挑割法配合中药熏洗治疗跖管综合征的临床观察［J］.黑龙江中医，2016，45（1）：51-52.

［6］董华，任明辉，任树军.小针刀治疗跖管综合征的临床观察［J］.针灸临床杂志，2016，32（6）：36-37.

［7］陈跃山，岳凤英，周强.小针刀松解治疗跖管综合征56例［J］.实用中医内科杂志，2009，23（12）：115-116.

［8］胡斌，王辉，马巧琳，等.针刺配合推拿治疗跖管综合征52例［J］.河南中医，2005，25（12）：68-69.

（周　宇　孙玉明）

第十五节　跟腱周围炎

跟腱周围炎是跟腱周围的腱膜、跟腱下滑囊、脂肪组织部位因受到慢性劳损、外伤等因素的影响所诱发的急慢性无菌性炎症，也可称为跟腱腱鞘炎、跟腱炎。本病主要由外伤或慢性劳损所致，好发于青壮年人，男性多于女性，在体操运动员、田径运动员和舞蹈演员中多见，通常病程较长，治疗难度较大。其临床表现为长时间站立或行走时跟腱周围有酸胀疼痛感，局部压痛明显，严重时呈针刺样痛，难以举步，跟腱处可见轻微肿胀，休息后疼痛可缓解，寒冷或阴雨天可致疼痛加重。跟腱周围炎初期症状较轻，失治或误治可导致跟腱纤维中出现钙质沉着，继发钙化和骨化，使疼痛加重，甚至影响正常的工作生活。

西医学治疗首选口服非甾体消炎药物及局部封闭治疗，严重时采用手术治疗。局部封闭治疗起效快，但多次封闭可能引起自发性跟腱断裂，非甾体类药物有明显的胃肠道副作用及中枢神经系统的毒副作用，限制了其广泛及长期应用。

中医学认为，足跟位于人体底部，依靠气血的周流不息而不断得到温煦与濡养，如外伤、劳损，导致筋骨气血失和，或外感风寒湿邪，足跟部气血循行不畅，气血阻滞，不通则痛；或肝肾亏虚，无以充骨生髓，筋脉失养，导致本病。治疗以活血化瘀、舒筋通络、补益肝肾为主。常用方法有封闭、针灸、熏洗、贴敷、针刀等疗法。

一、封闭疗法

1. 适应证　跟腱周围炎急性期患者。

2. 操作方法　协助患者取适宜体位，选取 1 ~ 2 个痛点、压痛点，最多不要超过 4 个，注射器吸入泼尼松注射液 50mg 和 2% 利多卡因注射液 3mL，局部皮肤常规消毒后，将针头迅速刺入，细心分辨针头在不同组织中的进程情况，然后慢慢推进，回抽若无血，即可将药物推入，随时观察患者反应，每处注射0.5 ～ 1mL，注射后缓慢出针，并用无菌棉签或无菌棉球压迫 1 ～ 2 分钟，7 天1 次，3 次为 1 个疗程。

3. 疗法特点　封闭疗法镇痛效果明显，且操作迅速，镇痛持续时间长。

4. 注意事项

（1）严格消毒，注意药物的剂量以及患者是否对药物过敏，注意进针位置、方向和深度，注意避开神经干、跟腱，且药物不宜注入关节腔、血管内。

（2）反复封闭会使跟腱内部的纤维强度减弱，有发生跟腱变性断裂的风险。

5. 临床应用　李松林将 46 例足跟痛患者分为治疗组和对照组，其中治疗组31 例，采用封闭结合中药熏洗，对照组 15 例，单用中药熏洗治疗。结果：治疗组总有效率为 97%，对照组总有效率为 73%。说明封闭结合中药熏洗缓解急性疼痛的效果比单纯中药熏洗治疗足跟痛的效果好。

二、针刺疗法

1. 适应证　跟腱周围炎急、慢性期患者。

2. 操作方法　患者取俯卧位，充分暴露施针部位皮肤，选取阿是穴、太溪、水泉、昆仑、仆参、复溜等穴，配穴选悬钟、阳陵泉、三阴交，局部皮肤消毒后，进针得气，根据病症虚实选用补泻手法，可加用电针或温针灸，留针 30 分钟，每天或隔天 1 次，10 次为 1 个疗程。

3. 疗法特点　针刺疗法辨证取穴，可结合电针、温针灸，由刺激体表经络腧穴引发机体一系列反应性调节效应，可疏通局部经脉、络脉及经筋之气血，通经活络止痛，同时可根据疾病虚实采用补泻手法以达到补虚泻实的目的。

4. 注意事项　严格无菌操作，针刺过程中严格控制患者体位，避免出现弯针、滞针，甚或断针的情况。

5. **临床应用**　许久军选取 92 例足跟痛患者，采用针刺配合中药熏蒸治疗，经 2 个疗程治疗后，痊愈 65 例，显效 15 例，好转 9 例，无效 3 例，总有效率为 96.7%。结论显示针刺配合中药熏洗治疗足跟痛疗效显著，可通调全身经气。王国祥等选取 24 只大鼠进行跟腱周围炎造模，随机分为对照组、造模组和针刺干预组，结果显示针刺干预组的腱组织和肌肉中炎性物质低于其他组。研究表明针刺防治肌腱周围炎的途径可能是改善组织内部缺氧环境。顾曙明等采用中医扬刺并微波照射跟腱周围炎患者 200 例，临床疗效确切，认为值得推广应用。

三、熏洗疗法

1. **适应证**　跟腱周围炎急、慢性期患者。

2. **操作方法**　中药熏洗药物组成：川乌、草乌各 20g，牛膝、透骨草、海桐皮、黄柏、桂枝各 15g。加水 2 ~ 3L，煮沸 10 ~ 15 分钟，离火后加入陈醋 250mL，先熏患足，待药液温度下降至不烫手时，将患足浸泡药液中 15 ~ 20 分钟。每天早晚各 1 次，第 2 次煮沸后再按上述方法熏洗。每次 30 分钟，10 天 1 个疗程。

3. **疗法特点**　中药熏洗通过热、药的协同作用，加速血液、淋巴液的循环，促进新陈代谢，加快代谢产物的清除，并增强人体体液免疫和细胞免疫能力。同时，由于热能的作用，快速缓解肌肉及周围软组织紧张，促使皮肤充血，毛孔扩张，加速人体对药物的吸收，达到活血化瘀、舒筋活络、消肿止痛的作用。

4. **注意事项**

（1）熏洗过程中，应防止局部皮肤烫伤。

（2）用药后，如局部皮肤有丘疹、瘙痒或肿胀等过敏现象时，需停止用药。将原有的药物擦拭或清洗干净，并遵医嘱内服或外用抗过敏药物。

（3）室温要适宜，患者身体暴露部位注意保暖。

5. 临床应用　赵玉娟采取中药熏洗联合手指压穴疗法治疗跟腱炎患者 68 例，对照组予足跟封闭治疗 54 例，治疗组总有效率 91.2%，治愈率 70.59%，对照组有效率 81.48%，治愈率 37.04%，两组有效率有显著差异（P<0.05）。李克译利用中药熏洗治疗跟腱周围炎患者 30 例，对照组采用活血化瘀药酒外擦治疗 30 例，治疗组总有效率为 96.7%，对照组总有效率为 56.7%；治疗组疗效优于对照组（P<0.01）。认为中药熏洗治疗跟腱周围炎效果显著。

四、贴敷疗法

1. 适应证　跟腱周围炎症急、慢性期患者。

2. 操作方法　选用郑润杰方制乳没白芥子散敷贴。分别取制乳香、制没药各 20g，炒白芥子 10g，冰片 2g，蜂蜜少许。将制乳香、制没药、炒白芥子、冰片研末，用适量蜂蜜均匀调成饼状，有湿润感，放在油纸上，用绷带或胶布包扎贴敷患处。2 天更换 1 次，3 次为 1 个疗程。

3. 疗法特点　通过局部药物持续渗透，发挥药物改善和增加局部血液循环的作用，扩张毛细血管，加速病变处新陈代谢，吸收病变处充血、水肿、渗出液，消除粘连，以利于正常组织的恢复再生，从而迅速消除病症。

4. 注意事项　避免药物过敏现象，可在敷药前涂抹抗过敏药物。

5. 临床应用　杜志春将 150 例跟腱周围炎患者随机分成两组，治疗组 80 例给予活血止痛散内服外敷配合慢速全脚着地跑运动，对照组 70 例给予正骨水外涂配合非甾体类消炎药内服，两个疗程后，治疗组的总有效率为 98.75%，对照组为 85.7%，两组总有效率差异有统计意义（P<0.05）。研究表明中药外敷治疗跟腱周围炎，起到活血止痛、化瘀通络之效，治疗效果理想。李淑芸等对 81 例足跟痛症患者采用铁砂外敷疗法治疗，结果痊愈 53 例，好转 25 例，无效 3 例，总

有效率为 96.3%。外敷疗法利用生铁屑加米醋发生化学反应产热的效应，扩张血管，改善血液循环，使局部组织的物质代谢及营养状态改善，达到舒筋活血、通络止痛的效果，对足跟痛疗效好。

五、针刀疗法

1. 适应证 跟腱周围炎后期患者。

2. 操作方法 患者选取俯卧位，平伸下肢，足背下放置布垫，使足底面充分暴露，放置稳固。在跟腱周围找出最敏感的压痛点为治疗点，用甲紫做标记，常规消毒铺巾，局麻后用小针刀垂直刺入皮肤，刀口线与跟腱纤维保持平行，对压痛点周围变性、结疤、粘连、挛缩的软组织进行纵向疏通剥离、横向摆动、切开剥离等针刀手法治疗，出刀后局部压迫 3～5 分钟，无出血后用无菌纱布包扎。3 日后去除敷料，每周治疗 1 次，3 次为 1 个疗程，3 个月内避免剧烈运动。

3. 疗法特点 针刀治疗能够通过松解软组织的高压应力点，达到消除痉挛、松解粘连，使组织重新修复，促进血液循环，消除炎症的目的。

4. 注意事项 严格无菌操作；局麻注意麻药不能打入血管；操作过程中避免出现断针刀的情况；切割时针刀须与神经、血管方向平行，避免损伤神经、血管；出刀后局部压迫力度、时间要充分，避免出血和血肿。

5. 临床应用 梁恒晔等将 181 例跟痛症患者分为治疗组和对照组，治疗组 91 例，采用小针刀配合局部注射、中药泡洗治疗；对照组 90 例，采用局部推拿配合中药熏蒸治疗。结果显示治疗组有效率为 94.5%，对照组有效率为 72.2%，两组比较差异有统计学意义（$P<0.05$），认为以小针刀为主的治疗方法发挥了小针刀剥离、松解病变组织的作用，恢复周围软组织的动态平衡和生物力学平衡，其效果优于传统推拿结合中药熏洗疗法。耿慧军选取 27 例跟腱周围炎患者，采用针刀结合中药熏洗治疗方法并评定临床疗效。结果：痊愈 17 例，占 62.97%；

显效 7 例，占 25.92%；好转 3 例，占 11.11%，总有效率为 88.9%，经回访所有患者未再复发，无 1 例发生不良反应。认为针刀结合中药熏洗治疗跟腱周围炎作用直接，可直达病灶，治疗效果显著，且无明显不良反应。

参考文献

［1］李松林 . 封闭加芎乌乳硝方外洗治疗足跟痛 31 例［J］. 中国疗养医学，2010，19（2）：178.

［2］许久军 . 针刺配合中药熏蒸治疗足跟痛 92 例［J］. 现代中西医结合杂志，2010，19（31）：3431-3432.

［3］王国祥，刘殿玉，刘晓莉，等 . 肌腱周围炎大鼠模型建立与针刺干预作用的实验研究［J］. 辽宁中医杂志，2011，38（12）：2310-2313.

［4］顾曙明，刘锦秀，张金蓉 . 扬刺并微波照射治疗跟腱周围炎 200 例临床体会［J］. 大家健康（学术版），2015，9（11）：102-103.

［5］赵玉娟 . 中药熏洗联合手指压穴治疗中老年性跟痛症 68 例［J］. 中国老年学杂志，2015，35（16）：4678-4679.

［6］李克译 . 手法点穴配合中药熏洗治疗跟腱周围炎的疗效观察［J］. 体育科技，2015，36（5）：63，76.

［7］郑润杰 . 制乳没白芥子散治疗跟腱周围炎 74 例［J］. 中国中医药科技，2006，13（3）：165.

［8］杜志春 . 自拟活血止痛散治疗跟腱周围炎的临床疗效研究［C］// 甘肃省中医药学会 2012 年学术年会论文汇编 . 兰州：甘肃省中医药学会，2012：187-189.

［9］李淑芸，史翠萍 . 铁砂外敷治疗足跟痛 81 例［J］. 中国民间疗法，

2014，22（4）：29.

［10］梁恒晔，王恒斌，冯前，等.小针刀为主综合治疗跟痛症临床观察［J］.慢性病学杂志，2010，12（7）：589-590.

［11］耿慧军.针刀结合中药熏洗治疗跟腱周围炎［J］.亚太传统医药，2012，8（3）：53-54.

（顾　敏　孙玉明）

第十六节　跟痛症

跟痛症是指足跟部周围组织不同程度的慢性劳损所引起以疼痛及行走困难为主要症状，常伴有跟骨结节部骨刺形成的一类疾病。本病多见于 40～60 岁的中老年及肥胖者。因长期劳累、久站久行、肥胖等导致足底部皮肤、皮下脂肪、跖腱膜负担过重，跖腱膜在跟骨结节附着处发生慢性劳损或骨质增生，致使局部无菌性炎症刺激引起疼痛。典型患者晨起后站立、久坐起身站立均可导致足跟部剧痛，行走片刻即可缓解，但久站、久行又可加重疼痛。

多起病缓慢，可有数月或数年的病史，及时对症治疗一般预后较好，但如果治疗不当或治疗后未得到良好休养，可反复发作，迁延难愈。

西医学以内服、外用非甾体抗炎药物为主，病情顽固者行局部类固醇药物封闭治疗，或采取局部减压术，易反复发作。

中医学认为，本病多因年老肝肾亏虚、筋骨失养，复感风寒湿邪或慢性劳损，伤及筋骨，导致气滞血瘀、痰瘀内阻，其病程缠绵，久病伤肾入络，入侵于骨，导致跟骨受损所致。治疗常以养血舒筋、温经止痛为主，常用中医外治方法有熏蒸、贴敷、溻渍等疗法。

一、熏蒸疗法

1. 适应证　足跟疼痛，尤以晨起及负重时疼痛明显者。

2. 操作方法　外用熏蒸方南京中西医结合医院骨科协定方，组成：虎杖 30g，红花 5g，杜仲 10g，艾叶 15g，透骨草、桂枝、当归、川芎、制川乌、制草乌各 20g。诸药水煎取药液 200mL，与 600mL 热水共置入中药熏蒸仪，患者取俯卧或侧卧位，调整蒸汽喷口与皮肤之间的距离为 25～30cm，温度保持在 55℃左右，每天 1 剂，每次 30 分钟，每天 1 次。

3. 疗法特点 运用熏蒸疗法可通过带药物的蒸汽直接喷射足跟部，使中药的有效成分经皮肤吸收而发挥作用。同时，蒸汽的温热刺激可扩张局部的毛细血管，改善足跟部血液循环状况。本法配方来自南京中西医结合医院骨科协定方，临床使用30年，临床上可明显改善患者的足跟疼痛症状，效果显著。未见临床不良事件发生。

4. 注意事项

（1）每次用完一定要用清水冲洗容器。

（2）每两周用肥皂水彻底清洗容器1次。

（3）熏蒸过程中防止局部皮肤烫伤，尤其是皮肤感觉不灵敏患者。

（4）用药后观察局部皮肤，如有丘疹、瘙痒或局部肿胀等过敏现象时，停止用药，并将药物擦拭干净或清洗，遵医嘱内服或外用抗过敏药物。

（5）室温要适宜，患者身体暴露部位注意保暖。

5. 临床应用 谭泽林采用活血祛瘀、理气通络的药物，浓煎取汁，药物蒸汽熏蒸患者足跟部，共入组120例患者分为两组，治疗组62例用骨伤外洗剂熏洗治疗，对照组58例采用口服扶他林片治疗，治疗18天，总有效率治疗组95.2%，对照组82.7%，两组总有效率比较，差异有显著性意义（P<0.05）。林槠等使用中药熏蒸法对56例足跟痛患者进行治疗取得良好的疗效。经过统计：56例患者中，痊愈34例，显效12例，有效8例，无效2例。总有效率治疗组96.4%。刘吉丽等使用中药熏蒸法对110例足跟痛患者进行治疗，其中治愈38例；好转62例，总有效率97.3%。

二、贴敷疗法

1. 适应证 跟痛症患者。

2. 操作方法 选用活血止痛散（南京市中西医结合医院院内制剂，批准号：苏药制字 Z04001259），主要成分为乳香、红花、桃仁、川乌、草乌等。协助患者取俯卧位，充分暴露治疗部位，注意保暖。清洁皮肤，观察皮肤有无皮损情况，摊药根据症状及穴位确定敷药位置，将活血止痛散与酒等比例混合呈糊状，取大小合适的敷料正确摊药，做到均匀、厚薄适中，不污染他物；敷药部位准确，面积适度，达到疼痛区域周围 5cm 范围即可，胶布固定，松紧适度。

3. 疗法特点　运用中药敷于患处，以达到舒经活络、消肿止痛的作用，能够显著提高足跟部血液循环、缓解炎症疼痛。活血止痛散为南京中西医结合医院院内制剂，临床运用 30 年，可显著减轻跟痛症患者疼痛，单独外用一周即可缓解，且未见临床不良事件发生。

4. 注意事项　皮肤破溃、局部皮肤过敏者禁用。用药后观察局部皮肤，如有丘疹、瘙痒或局部肿胀等过敏现象时，停止用药，并将药物擦拭干净或清洗。

5. 临床应用　于培俊等采用院内自制的活血壮骨膏（药物组成：乳香、没药、续断、牛膝、红花、苏木、木香、川芎、血竭、泽兰、紫荆皮等），贴敷于患者疼痛部位，每周 4 次，敷药 8 小时后取下，3 周为 1 个疗程，治愈 41 例，好转 25 例，无效 6 例，有效率 96.67%。

三、封闭疗法

1. 适应证　跟痛症患者。

2. 操作方法　药物配方：泼尼松龙 25mg，2% 利多卡因 2mL，生理盐水 3mL，共 6mL。患者取卧位或足外旋外翻位，明确其足跟底部疼痛及压痛点，局部皮肤常规消毒，在内踝尖下前方 1.0 ~ 1.5cm 处，皮肤交界处进针，针尖刺入方向与皮肤垂直，进入皮肤后先注射少许药液做局麻，然后向跟骨距面内前方足底部压痛点刺入，有硬软双重针感，回抽无血液，缓慢注入药物 3mL，注药时稍有费力或有阻力感，然后再将针尖移至腱膜与脂肪垫之间做补充注射 2mL，最后退针改变穿刺方向，向内踝尖与跟骨结节连线中点处穿刺，该处即为内侧跟骨神经支分布区，注入药物 1mL。一般每周 1 次，3 次为 1 个疗程。

3. 疗法特点　多数跟痛症是由滑囊、肌腱、韧带炎症引起的，而此类封闭药物可起到消炎镇痛的作用，同时由于药物直接作用于病灶，故对大多数跟痛症的急性疼痛发作和长期疼痛明显有效。但它可能引起足底腱膜、跟腱断裂及足跟脂肪垫的退化。所以临床医师在选用封闭疗法时，需慎重。

4. 注意事项

（1）封闭注射时必须严格无菌操作，注射部位严格消毒，否则一旦感染，不仅难以治疗，还会引起一定的并发症或后遗症。

（2）压痛点必须准确无误，跟痛症患者的压痛点一般都比较局限，但每个患者的疼痛部位、深浅、范围可能不尽相同，应根据每个人的具体情况进行封闭注射。

5. 临床应用　唐国平使用封闭治疗的 47 例跟痛症患者中，有 39 例经过 1 ~ 3 次封闭注射，疼痛痊愈，占 83%。3 例经过 2 个疗程封闭注射获得痊愈，占 6%。3 例效果差或无效，占 6%。认为封闭疗法治疗跟痛症，只要操作方法正确，疗效好，治愈率高。赵彦明应用局部封闭疗法治疗跟痛症患者 150 例，随访时间 6 ~ 10 个月，平均 9 个月，所有患者均无感染发生，疼痛完全消失 80 例；明显缓解 30 例；疼痛减轻后又复发 20 例，总有效率为 87%。

参考文献

［1］谭泽林 . 骨伤外洗剂熏洗治疗跟痛症疗效观察［J］. 新中医，2013，45（1）：68–69.

［2］林楷 . 中药熏蒸治疗足跟痛 56 例［J］. 吉林中医药，2004，24（7）：

24-25.

［3］刘吉丽，孙维章，王更新．中医特色熏蒸疗法治疗跟痛症110例临床疗效观察［J］．中国社区医师，2011，36（13）：188-189.

［4］于培俊．中药穴位贴敷治疗跟痛症72例［J］．中国中医急症，2010，19（9）：1619-1620.

［5］唐国平．跟痛症患者的封闭治疗体会［J］．中国医药导报，2009，6（10）：62-63.

［6］赵彦明．局部封闭治疗跟痛症150例分析［J］．中国社区医师，2012，14（2）：202-203.

（黄振超　吴　昊）

第十七节 急性腰扭伤

急性腰扭伤系指腰部肌肉、韧带、筋膜等软组织，由于外力作用突然受到过度牵拉、扭转而致损伤，从而引起一系列的临床症状，俗称"闪腰""岔气"。本病可发生于任何年龄，但以青壮年及体力劳动者多见；多因行走滑倒、跳跃、提拉、抬杠重物的过程中用力过猛或姿势不正、配合不当，造成腰部肌肉筋膜、韧带、椎间小关节与关节囊的损伤和撕裂。急性腰扭伤多有明显外伤史，一般症状可表现为急性发作、腰痛剧烈，腰不能挺直，活动不利，腰部僵直，腰部肌肉痉挛等。

本病及时对症治疗一般预后较好，但如果治疗不当或治疗后未得到良好休养，可反复发作，迁延难愈。

西医学治疗以内服、外用非甾体抗炎药物为主，病情较重者可行局部类固醇药物封闭治疗，易反复发作。

中医学认为本病属于"腰痛""伤筋"范畴，多因突然遭受间接暴力致腰部筋肉损伤和小关节错缝，气血瘀滞、筋骨不利。治疗以理气止痛，活血化瘀为主。常用中医外治方法有针刺、推拿、熏蒸、贴敷、溻渍等疗法。

一、针刺疗法

1. 适应证 急性腰扭伤患者。

2. 操作方法 ①普通针刺：患者取平卧位，充分暴露患处皮肤，局部消毒后，可选择双侧阿是穴、肾俞、腰痛点、委中等穴位，针刺泻法，得气后留针30分钟，每天1次，3次为1个疗程；②火针：碘伏常规消毒局部皮肤后，取火针放于酒精灯外焰上加热针体，再加热针尖至发白，针身的烧针长度应与刺入的深度相等，针身烧至通红后，对准阿是穴皮肤快速刺入，疾进疾出，针刺深度和角度根据部位和胖瘦灵活应用，出针后用棉球按压针孔片刻以防出血。

3. 疗法特点　普通针刺或火针直接刺激病灶及反射点，能迅速消除或改善局部组织水肿、充血、渗出、粘连、钙化、挛缩、缺血等病理变化，从而加快循环，重新修复受损组织和神经，缓解患者腰部功能障碍。

4. 注意事项　严格无菌操作，避免局部皮肤感染。火针点刺处当天不宜沾水。

5. 临床应用　陶文华将 100 例急性腰扭伤患者随机分为针刺组和药物组，针刺组选取腰痛穴电针刺激，药物组口服莫比可片剂，3 次为 1 个疗程，共治疗 2 个疗程，针刺组总有效率为 98%，药物组有效率为 86%，疗效差异有统计学意义（$P<0.05$）。张群等人将 76 例急性腰扭伤患者随机分为治疗组和对照组，每组 38 例。治疗组采用火针点刺反阿是穴治疗，对照组采用温针治疗。两组治疗 1 次和 5 次后分别对患者腰部疼痛及功能障碍进行评定，比较两组临床疗效。两组治疗 1 次和 5 次后 VAS 评分和汉译 RMDQ 积分与同组治疗前比较，差异均具有统计学意义（$P<0.01$）。治疗组治疗 1、5 次后 VAS 评分和汉译 RMDQ 积分与对照组比较，差异均具有统计学意义（$P<0.05$）。治疗组总有效率和治愈率分别为 94.7% 和 63.2%，对照组分别为 86.8% 和 42.1%，两组比较差异具有统计学意义（$P<0.01$）。认为火针点刺反阿是穴是治疗急性腰扭伤的一种有效方法，即刻止痛效果明显。

二、推拿疗法

1. 适应证　急性腰扭伤患者。

2. 操作方法

（1）按揉法：用拇指或手掌大小鱼际在损伤部位的穴位上作环形旋转用力按压，再由大椎两侧骶棘肌开始沿足太阳膀胱经之循行依次向下按揉，尤其是肾俞穴部位要反复按揉，用力大小应视病情需要和患者耐受程度而定，在按的基础上不要离原位，可左右旋转揉动，揉时应用腕力，使按和揉的手法同时并用，以局部微热为宜，时间一般为 8 分钟左右。

（2）推拿法：用手掌或拇指指腹在患者背部自上而下或左右分推，再在推的基础上配合摩动，摩动较推法用力略小，速度稍快一些，两手法可配合施行，下推则下摩，上推则上摩。推拿手法要求刚中有柔、柔中有刚，手劲要深达皮下至肌肉，注意手法深透达损伤组织，才能有效，反复来回数次，时间一般 6 分钟左右。

（3）点穴法：患者取俯卧位，用双手掌根部自上而下按揉推摩腰背肌筋 3 ~ 6 次，然后用两手拇指指腹点按腰背部腧穴，并沿坐骨神经分布走向交替点按双侧环跳、殷门、委中、承山、昆仑、太溪等穴，每穴点按 2 次，顺序自上而下，由轻到重，时间一般为 8 分钟左右。

（4）斜扳腰部法：嘱患者侧卧，患侧朝上，患侧大腿半屈曲，健侧大腿伸直。医师一手按压患者肩部，一手按于髂骨处，并做相反方向的推扳，幅度由小到大，当推扳至最大限度时往往可以听到清脆的弹响声，表示急性扭伤所致的腰椎后关节错位已复位，滑膜嵌顿已解除，然后嘱患者俯卧于床上，医师站于患者的右侧，用双手拇指沿患者脊椎两旁的肌肉从胸椎至骶髂关节部由上而下推按、拍打、柔散、捋顺手法 5 次。

（5）疗程：以上 4 种手法顺序进行，每天 1 次，3 次为 1 个疗程，共治疗 2 ~ 3 个疗程。

3. 疗法特点 中医推拿手法治疗能纠正腰椎小关节紊乱及复位滑膜嵌顿等作用，可促进血液循环，提高局部组织痛阈，解除深部软组织痉挛状态，加速炎性产物吸收，以分解粘连，消肿祛瘀。

4. 注意事项 推拿要循序渐进，先柔后刚，刚柔兼济，切忌手法粗暴，在扭伤的基础上增加新伤，斜扳法属于较重手法之一，使用不当会造成严重后果或灾难性损害。有以下情况应慎用或禁用：全身情况较差、合并有严重心肺功能不全者、有严重骨质疏松者、腰椎或其小关节有骨折或脱位者；椎体或附件有肿瘤、结核者。

5. 临床应用　丁维超应用推拿疗法治疗急性腰扭伤患者 32 例，推拿 3 次后临床治愈率达到 53.13 ％。张琴明等将 105 例急性腰扭伤患者随机分为两组：手法组采用"解痉、调整和通络"推拿三步改良法治疗，药物组采用口服非甾体类消炎止痛药物治疗，手法组治疗后症状平均评分、临床治愈率、平均改善率及平均治疗天数均优于药物组（*P*<0.01）。代亮将 54 例急性腰扭伤患者随机分为两组。治疗组 28 例，应用骶三角按摩疗法治疗；对照组 26 例，应用传统推拿疗法治疗，每天治疗 1 次，3 次为 1 个疗程，治疗组治愈率为 78.6%，有效率 100%；对照组治愈率为 53.9%，有效率 92.3%。通过刺激骶三角区的反阿是穴（相应肌肉的起止点）可以起到良好的镇痛解痉作用，缓解局部软组织的痉挛，恢复局部血液循环，从而使临床症状迅速痊愈。同时纠正骶髂关节的错位，恢复腰部的内平衡状态，降低再次发生腰扭伤的概率。

三、熏蒸疗法

1. 适应证　急性腰扭伤患者。

2. 操作方法　选用熏蒸方（南京中西医结合医院骨科协定方），组成：虎杖 30g，红花 5g，杜仲 10g，艾叶 15g，透骨草、桂枝、当归、川芎、制川乌、制草乌各 20g。水煎取药液 200mL，与 600mL 热水共置入中药熏蒸仪，患者取俯卧或侧卧位，调整蒸汽喷口与皮肤之间的距离为 25 ~ 30cm，温度保持在 55℃左右熏蒸，每天 1 剂，每次 30 分钟。

3. 疗法特点　中药熏蒸能够减轻肌肉紧张，加速血液的循环，促进新陈代谢，加快代谢产物，加之热能的作用，促使皮肤、黏膜充血，扩张毛孔，药物通过扩张的毛孔渗透肌肤，达到舒筋活络、消肿止痛的作用。本法配方临床使用 30 年，疗效独特，可明显改善患者的腰背疼痛症状，效果显著。

4. 注意事项

（1）每次用完一定要用清水冲洗容器。

（2）每两周用肥皂水彻底清洗容器 1 次。

（3）熏蒸过程中防止局部皮肤烫伤，尤其是皮肤感觉不灵敏的患者。

（4）用药后观察局部皮肤，如有丘疹、瘙痒或局部肿胀等过敏现象时，停止用药，并将药物擦拭干净或清洗，遵医嘱内服或外用抗过敏药物。

（5）室温要适宜，患者身体暴露部位注意保暖。

5. 临床应用　李西霞采用活血祛瘀、理气通络的药物，浓煎取汁，药物蒸汽熏蒸 60 例腰扭伤患者，总有效率 100%。陈其林使用中药熏蒸法对老年急性腰扭伤患者进行治疗研究，治疗组使用中药熏蒸，对照组使用非甾体抗炎药物，治疗组优 28 例，良 19 例，优良率为 82.46%；对照组优 13 例，良 15 例，优良率为 56.00%；两组综合疗效比较，有显著性差异，说明中药熏蒸治疗老年急性腰扭伤疗效优于非甾体类止痛药。

四、贴敷疗法

1. 适应证　急性腰扭伤患者。

2. 操作方法　选用活血止痛散（南京市中西医结合医院院内制剂，批准号：苏药制字 Z04001259），主要成分：乳香、红花、桃仁、川乌、草乌等。协助患者取俯卧位，充分暴露治疗部位，注意保暖。清洁皮肤，观察皮肤有无皮损情况。使用时，活血止痛散为与酒等比例混合调匀成糊状，取大小合适的敷料正确摊药，做到均匀、厚薄适中，面积适中，部位准确，胶布固定，松紧适宜。

3. 疗法特点　运用中药敷于患处或穴位，可达到舒经活络、消肿止痛的作用，能够显著改善腰背部肌肉血液循环、减轻炎症疼痛。活血止痛散临可显著减轻急性腰扭伤患者疼痛，临床使用 30 年，疗效独特。

4. 注意事项 皮肤破溃、局部皮肤过敏者禁用。用药后观察局部皮肤，如有丘疹、瘙痒或局部肿胀等过敏现象时，停止用药，并将药物擦拭干净或清洗。

5. 临床应用 吴朝晖等采用院内制剂骨科黑药膏（组成：生川乌、生草乌、片姜黄、白芷、细辛、透骨草、麝香、冰片等），贴敷于患者腰部疼痛部位，即阿是穴，每天 1 次，每次 4 小时，15 天为 1 个疗程，有效率为 93.3%。

黄秀贤等用中药穴位贴敷治疗腰痛，将中药粉调成糊状，制成直径 2cm 的圆饼，贴敷于穴位、痛点上，直径 4cm 橡皮胶布固定，4 ~ 6 小时取下，每 24 ~ 48 小时贴敷 1 次，7 天为 1 个疗程。共治 70 例，经 1 ~ 2 个疗程，腰痛症状缓解，总有效率为 96.5%。

五、湿渍疗法

1. 适应证 明显外伤腰痛史，突发腰背部疼痛、活动困难的患者。

2. 操作方法 选用腰康宁方（南京市中西医结合医院杨增敏主任经验方）。组成：生麻黄 20g，细辛 10g，当归 30g，川乌 15g，草乌 15g，青风藤 20g，羌活 20g，独活 20g，灵仙 25g，徐长卿 20g，宽筋藤 20g，延胡索 30g，川牛膝 30g，骨碎补 25g，淫羊藿 20g，乳香 15g，没药 15g，黄柏 25g，红花 10g。用水煎制、过滤、去渣成汤药，取 6 ~ 8 层脱脂纱布，浸湿药液，轻轻拧干，然后湿敷于患处，每天 2 次，每次 60 分钟。

3. 疗法特点 中药湿渍通过湿敷的传导与辐射作用，使局部因炎症引起的疼痛感得以减轻，发挥消炎镇痛、舒经活络的作用。

4. 注意事项 用湿渍法时，药液应新鲜，湿敷范围应稍大，湿敷的温度宜在 45 ~ 50℃，用过的药液不可再用。忌用于皮肤破损处。用药后观察局部皮肤，如有丘疹、瘙痒或局部肿胀等过敏现象时，停止用药，并将药物擦拭干净或清洗，遵医嘱内服或外用抗过敏药物。

5. 临床应用　金艳芳使用溻渍疗法治疗 38 例腰痛患者，经 3 个疗程，腰痛症状缓解总有效率为 90%。其认为中药溻渍疗法治疗急性腰痛，能明显促进患者的早期恢复及症状的改善。

参考文献

［1］陶文华.针刺腰痛穴治疗急性腰扭伤 50 例临床观察［J］.实用中西医结合临床 .2006，6（6）：36-37.

［2］张群，范春兰，许金海.火针点刺反阿是穴治疗急性腰扭伤疗效观察［J］.上海针灸杂志，2016，35（3）：322-325.

［3］丁维超.针刺与推拿疗法治疗急性腰扭伤 77 例疗效比较［J］.现代中医药，2014，34（6）：30-31.

［4］张琴明，房敏，陆元明，等.推拿三步改良法治疗急性腰扭伤临床疗效评价［J］.上海中医药杂志，2005，39（6）：37-38.

［5］代亮.骶三角按摩疗法治疗急性腰扭伤 28 例临床报道［J］.长春大学学报，2008，18（5）：84-86.

［6］李西霞.熏蒸疗法治疗急性腰扭伤 60 例［J］.中国民间疗法，2000，11（8）：19.

［7］陈其林.中药熏蒸结合外敷治疗老年急性腰扭伤 57 例疗效观察［J］.山西中医，2007，23（2）：42-43.

［8］吴朝晖，王晓琳，程爱民.电脑中频配合中药贴敷治疗腰椎间盘突出症

的疗效观察 [J].新疆中医药，2009，27（2）：47.

［9］黄秀贤，韦斯总.中药穴位贴敷治疗腰腿痛70例 [J].广西中医药，2011，34（1）：44-45.

［10］金艳芳.中药渍渍配合红外线治疗颈肩腰腿痛68例 [J].中国民间疗法，2013，21（9）：19.

（黄振超　吴　昊）

第十八节 腰肌劳损

腰肌劳损是指腰骶部肌肉、筋膜、韧带等软组织的损伤导致局部无菌性炎症，从而引起腰骶部一侧或两侧的弥漫性疼痛，又称"腰背肌筋膜炎""功能性腰痛"。好发于青壮年，多因积累性损伤、急性损伤后未得到及时正确的治疗或治疗不彻底或先天性畸形致腰骶肌肉、筋膜变形、增厚及挛缩而引起腰痛。表现为长期反复发作的腰部酸痛或胀痛，直腰困难，不能久站，不能坚持弯腰工作，经常频频伸腰或以拳击腰部可减轻疼痛。适当休息可减轻，活动过度及寒冷气候时可使症状加重。X 线检查多无异常，少数可见骨质增生或脊柱畸形。经休息、对症治疗一般预后较好，但如果治疗不当或休养不充分，可反复发作，迁延难愈。

西医学以内服、外用非甾体抗炎药物为主，可配合理疗，病情较重者可行局部类固醇药物封闭治疗，易反复发作。

本病属于中医学"腰痛""痹证"范畴，中医学认为本病多由年老体虚，禀赋不足，或后天烦劳过度，或内伤房劳，致气血亏虚，腰府失养，经脉运行不畅而涩滞。证属气滞血瘀，脉络痹阻。治疗以舒筋活血、益肾强腰为原则。常用中医外治法有针灸、推拿、熏洗、拔罐、刮痧等疗法。

一、针灸疗法

1. 适应证 腰肌劳损患者。

2. 操作方法

（1）温针灸：患者取平卧位，充分暴露患处皮肤，局部消毒后，可选择双侧肾俞、大肠俞、委中等穴位，各穴得气后取 2cm 长的艾炷插在针柄上，基部距离穴位皮肤约 2cm，针柄根部与穴位距离 0.5 ~ 1cm，每次治疗量为 3 艾炷，每天治疗 1 次，10 次为 1 个疗程。

（2）火针：碘伏常规消毒局部皮肤后，取火针放于酒精灯外焰上加热针体，再加热针尖至发白；针身的烧针长度应与刺入的深度相等，针身烧至通红后，对准腧穴快速刺入，每穴点刺 1 次，术毕，用消毒干棉球轻按针眼。

3. 疗法特点 艾条有行气活血、温通经络、祛湿除寒之效，艾灸时可使局部血管扩张、血流加快，从而消除炎症和水肿。火针刺激穴位或病灶处，也可以增加人体阳气，激发经气，调节脏腑机能，使经络疏通、气血畅行。

4. 注意事项 严格无菌操作，避免局部皮肤感染。

5. 临床应用 刁鸿辉等将慢性腰肌劳损患者 72 例随机分为常规组与针灸组，每组均为 36 例。其中常规组实施电脑中频及磁热振治疗，针灸组采用温针灸治疗。针灸组患者的治疗效果明显优于常规组，针灸组患者的 VAS 评分要明显低于常规组，差异均具有统计学意义（$P<0.05$）。其认为慢性腰肌劳损患者实施温针灸治疗可有效缓解患者疼痛，改善患者临床症状。

二、推拿疗法

1. 适应证 腰肌劳损患者。

2. 操作方法 ①软组织放松：患者俯卧位，医师在患者腰部寻找压痛点，在压痛点及其周围采用揉法 10 分钟、按揉 10 分钟、弹拨 5 分钟手法进行治疗，最后在腰部实施擦法（以患者皮肤透热为度）。②调整小关节紊乱：患者取侧卧位，医师面向患者站立，施以腰部斜扳法，左右各 1 次。

3. 疗法特点 推拿手法能解除腰肌的疲劳、减轻疼痛、缓解症状，同时能改善局部组织已变性的营养代谢，加强局部肌肉修复代偿功能。

4. 注意事项 操作手法均匀、柔和、深透，切忌粗暴蛮力。

5. 临床应用 元唯安等人将 110 例慢性腰肌劳损患者按照 1∶1 比例随机分为治疗组和对照组，每组 55 例。治疗组接受为期 4 周的推拿治疗，对照组接受为期 4 周的规范健康教育。分别于治疗前、治疗后、治疗结束后 1 个月评价疼痛 VAS 评分和中文版改良 ODI 指数。治疗后及治疗结束后 1 个月时，治疗组 VAS 评分、ODI 下降幅度均大于对照组（$P<0.001$）。其认为推拿能够缓解慢性腰肌劳损患者的腰痛症状，改善腰部功能活动。

三、熏洗疗法

1. 适应证 腰肌劳损患者。

2. 操作方法 选用腰痛宁熏洗方（南京中西医结合医院骨伤科协定方处方），组成：苏木 10g，桂枝 10g，鸡血藤 10g，红花 10g，独活 10g，伸筋草 10g，透骨草 10g，海桐皮 15g。将上药加入熏洗机的煎药器内，加水 2.5 ~ 3L 后，接通电源，打开加热控制键，待中药蒸汽舱内温度达到 45℃。嘱患者酌情饮水 200 ~ 300mL，脱衣，暴露治疗部位，躺在熏洗机 1 次性消毒垫上，盖好被子，开始熏蒸治疗。根据患者体质及耐受能力调节温度，一般在 38 ~ 45℃，每天 1 剂，每天 1 ~ 2 次，每次 30 ~ 40 分钟，14 天为 1 个疗程。

3. 疗法特点 中药熏洗可以使皮肤温度升高，而中药煮沸所产生的大量中药离子，以其离子特性渗透皮肤并进入体内，使局部微小血管扩张，促进血液和淋巴液循环，同时熏洗可以使毛孔开放，全身出汗，让"邪毒"随汗排出体外；药物通过皮肤吸收渗透穴位，起到疏通经络、活血化瘀、调和气血的作用，从而使病变处肌肉痉挛解除，炎症水肿消失，达到改善腰痛症状的目的。本法临床使用 20 余年，疗效独特，作为一种外治疗法，能显著缓解患者腰部疼痛不适。

4. 注意事项

（1）每次用完一定要用清水冲洗容器。

（2）每两周用肥皂水彻底清洗容器 1 次。

（3）熏蒸过程中防止局部皮肤烫伤，尤其是皮肤感觉不灵敏患者。

（4）用药后观察局部皮肤，如有丘疹、瘙痒或局部肿胀等过敏现象时，停止用药，并将药物擦拭干净或清洗，遵医嘱内服或外用抗过敏药物。

（5）室温要适宜，患者身体暴露部位注意保暖。

5. 临床应用 陈日含用自拟腰痛灵治疗腰肌劳损 403 例，处方：三棱、莪术、细辛、红花、当归、威灵仙、乳香、没药、透骨草、苏木、青风藤各 15g，与醋 500mL、白酒 500mL、毛巾两块同煎 15 分钟，至毛巾充满药液颜色即可，待药汁稍凉至 65℃左右，取含药毛巾，稍拧干至不滴水为度，置腰上热敷，药凉后，取另一条热敷，可反复进行，每天 2 小时。总有效率为 91.6%。徐克武用通痹熏洗汤治疗 240 例腰肌劳损患者，治愈 100 例，总有效率为 99.17%，证明中药熏洗确实有效。李慧英自拟活血化瘀方熏洗腰肌劳损患者 62 例，统计发现治愈 31 例，有效率达 90.3%。

四、拔罐疗法

1. 适应证 腰肌劳损患者。

2. 操作方法 患者取俯卧位，充分暴露治疗部位，常规皮肤消毒。

（1）闪罐法：选用 3 号罐 1 个，用止血钳夹紧 1 个棉球，浸上少许 95% 酒精，一手拿罐，一手拿止血钳，点燃酒精棉后，伸入罐底，燃烧片刻后立即抽出，把罐扣在皮肤上 1～2 秒后拔除，如此在腰背疼痛区域反复几遍，皮肤微红即可。

（2）走罐法：现在腰背部涂上刮痧油，然后把 3 号火罐 1 个扣在腰背部疼痛的上方，用右手握住罐子做上下往返推拉，至所拔腰背部皮肤潮红、充血甚至瘀血为止。

（3）留罐法：走罐后，用3号或4号罐留罐，除可在疼痛点上留罐，还可以在脊柱两侧足太阳膀胱经相关穴位如肾俞穴、志室穴上留罐。留罐时间一般为5～10分钟。拔罐疗法一般5～7天为1个疗程。

3. 疗法特点　拔罐疗法是借助热力排除其中的空气造成负压，使之吸附于腧穴或应拔部位的体表而产生刺激，使局部皮肤充血、瘀血，以达到防治疾病的作用。拔罐疗法能通经活血，具有调节血液循环、兴奋神经、促进新陈代谢的作用，可促使局部炎症吸收和创伤的修复。

4. 注意事项　严格无菌操作，避免局部感染。有出血倾向者禁用。

5. 临床应用　达春花采用拔罐疗法治疗腰肌劳损患者136例，以阿是穴为主，配合大肠俞、腰眼、志室、气海俞、肾俞、关元俞等穴位拔罐，每天1次，每次20分钟，10次为1个疗程，痊愈130例，好转6例，有效率达100%。陈宝伟观察以走罐为主要治疗手段对慢性腰肌劳损的治疗。在117例患者中以走罐配合推拿手法，其总有效率达94.1%。

五、刮痧疗法

1. 适应证　腰肌劳损患者。

2. 操作方法　刮痧的经络主要为督脉和足太阳膀胱经。刮拭的穴位为背部和腿部的穴位，有脾俞、关元俞、肾俞、大肠俞、腰阳关、委中穴、承山穴。嘱患者取端坐位或俯卧位，将患部充分暴露，涂上医用液状石蜡。再用边缘钝滑的水牛角刮痧板与皮肤呈45°～90°角从上向下刮拭背部皮肤，先刮督脉，督脉采用补刮法，即力度小，刮拭速度慢（≤30次/分钟），然后膀胱经的第1、2侧线，膀胱经要采用泻刮法，即刮拭的力度大，速度快（≥30次/分钟），再用刮痧板的一角点刮脾俞、关元俞、肾俞、大肠俞、腰阳关、委中穴、承山穴。在刮痧过程中如患者感觉局部有酸、麻、胀痛或刺痛时，也应在相应部位采用点刮法。5天治疗1次，3次为1个疗程。（图3-11）

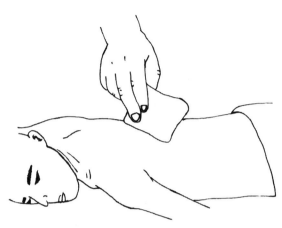

图 3-11 刮痧疗法

3. 疗法特点 刮痧疗法是用特定的刮痧器具，依据中医经络腧穴理论，在体表进行相应的手法刮拭，以防治疾病的中医外治方法。刮痧刺激皮肤后，可引起局部组织血流量增加和局部皮肤表面温度升高，可以有效改进局部微循环和促进组织新陈代谢，以缓解肌肉痛，且泻法刮拭，即重手法、出痧，可使血流灌注量在较长的时间里维持在高水平状态。

4. 注意事项 严格无菌操作，避免局部感染。力度应根据患者的体质和耐受度决定，以痧为度，不可强求出痧。刮痧结束后嘱患者服用温开水 250mL 以上，并注意腰部的保暖。

5. 临床应用 陈华等将 60 例腰肌劳损患者随机分成刮痧组和推拿组，治疗后两组 VAS 得分、ODI 得分均较治疗前明显改善（$P<0.01$），提示刮痧组的疗效优于推拿组，刮痧治疗腰肌劳损疗效确切。赵凡平采用简单随机法将 132 例腰肌劳损患者分为治疗组 67 例和对照组 65 例。治疗组采用刮痧治疗，对照组采用走罐治疗。疗程结束后治疗组治愈率为 73.1%，对照组治愈率为 55.4%，两组比较差异均具有统计学意义（$P<0.05$）。

参考文献

［1］刁鸿辉，邓聪，关铭坤.温针灸治疗慢性腰肌劳损36例临床观察［J］.中国民族民间医药，2016，25（3）：104-106.

［2］元唯安，王建伟，吕桦，等.推拿治疗慢性腰肌劳损临床随机对照研究［J］.上海中医药杂志，2014，48（5）：82-85.

［3］陈日含，陈日立.自拟腰痛灵洗剂治疗腰肌劳损疗效观察［J］.传统医药，2008，15（7）：28.

［4］徐克武，杨学锋，梁恬，等.通痹熏洗汤治疗腰肌劳损240例报告［J］.中医正骨，2009，21（1）：54-55.

［5］李慧英.中药熏蒸疗法治疗腰肌劳损62例［J］.中国民间疗法，2004，12（8）：17-18.

［6］达春花.拔火罐治疗腰肌劳损136例观察［J］.甘肃中医，2001，14（1）：44-45.

［7］陈宝伟.走罐配合手法治疗慢性腰肌劳损117例［J］.浙江中医杂志，2009，5（16）：60.

［8］陈华，王秋琴，姜荣荣，等.刮痧疗法治疗腰肌劳损30例［J］.中医外治杂志，2014，23（5）：42-43.

［9］赵凡平，吴军，沈安，等.刮痧治疗腰肌劳损疗效观察［J］.上海针灸杂志，2012，07：505-507.

（嵇　辉　陈其义）

第十九节　第三腰椎横突综合征

第三腰椎横突综合征是腰部肌肉在第三腰椎横突处反复摩擦，造成其周围组织损伤，产生炎症反应，刺激周围神经，出现以第三腰椎横突处压痛为主要特征的慢性腰痛疾病，又称"第三腰椎横突滑囊炎""第三腰椎横突周围炎"等。好发于中青年体力劳动者，多因第三腰椎横突部急性损伤或慢性劳损致局部发生炎性肿胀、充血、液体渗出等病理变化，产生骨膜、纤维组织、纤维软骨等增生，引发横突周围瘢痕粘连、肌腱挛缩等病理改变。初期可见患侧腰部及臀部肌肉痉挛，表现为局部隆起、紧张，病程长者出现患侧肌肉萎缩，继发对侧肌紧张，导致对侧第 3 腰椎横突受累、牵拉而发生损伤。

西医学治疗有内服、外用非甾体抗炎药物，局部封闭治疗或腰背筋膜松解加横突部软组织剥离术。

本病属于中医学"腰痛""痹证"范畴，中医学认为本病多与风寒侵袭、跌打损伤、气滞血瘀、肝肾亏虚相关。治疗以疏通经络，行气活血为原则。常用中医外治法有贴敷、热熨、针刺、针刀、推拿等疗法。

一、贴敷疗法

1. 适应证　第三腰椎横突综合征患者。

2. 操作方法　选用活血止痛散（南京市中西医结合医院院内制剂），主要成分：生川乌、乳香、肉桂等，诸药打粉备用。协助患者取舒适体位，患处下垫中单，充分暴露患部，注意保暖。清洁皮肤，观察皮肤红斑及水疱情况。取药粉与白酒按比例混合调至稀糊状，取大小合适的敷料正确摊药，做到均匀、厚薄适中，部位准确，面积适中，均匀敷于患处，胶布固定，范围大的用绷带缠绕，松紧适宜，保持肢体功能位。

3. 疗法特点 运用中药外敷患处，能够显著提高血管活性，促进血液循环，以达到通经活络、消肿止痛的作用。活血止痛散在临床运用 30 余年，疗效独特，能显著减轻疼痛。

4. 注意事项

（1）皮肤红肿破溃、局部皮肤过敏者禁用。

（2）用药后如皮肤有丘疹、瘙痒或局部肿胀等过敏现象，应立即停止用药，并将药物擦拭干净或清洗。

5. 临床应用 陈刚用树脂型复方灵仙膏（威灵仙、血竭、乳香、没药、甘遂、地龙、地鳖虫、姜黄、羌活、独活、桃仁、红花、冰片、樟脑、远红外陶瓷粉等）治疗 60 例第三腰椎横突综合征患者，3 贴 1 个疗程，一般治疗 2～3 个疗程，总有效率为 96.67%。董清平等用发热止痛贴（赤芍、制南星、制草乌、肉桂、干姜各 6g）与狗皮膏作对比，治疗第三腰椎横突综合征各 48 例，其中发热止痛贴有效率为 93.75%，狗皮膏有效率为 77.08%。融恺等将 60 例第三腰椎横突综合征患者随机分为两组，分别给予伤科黑药膏贴敷 +TDP 治疗和封闭法治疗，结果治疗后 6 个月随访两组中医症状评分，贴敷组症状改善明显，有效率高于封闭组，有效率有统计学意义（$P<0.05$），说明贴敷治疗可以及时改善第三腰椎横突综合征的临床症状，远期疗效稳定。

二、热熨疗法

1. 适应证 第三腰椎横突综合征患者。

2. 操作方法 中药包成分：红花 10g，海桐皮 10g，桃仁 10g，透骨草 10g，伸筋草 10g，乳香 10g，没药 10g，防风 10g，威灵仙 15g，川芎 10g。患者俯卧位在治疗床上，显露腰背部，将中药包放入 50～70℃的水中蒸煮 5 分钟，取出后待药包温度 <45℃时贴于患处，直至中药包温度 37℃左右时更换。每次 15 分钟，每天 1～2 次，1 周为 1 个疗程。（图 3-12）

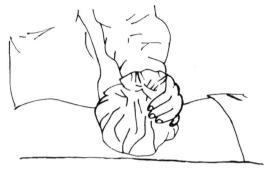

图 3-12　热熨疗法

3. 疗法特点　中药热熨有缓解腰背筋膜痉挛，改善组织微循环，提高局部免疫功能，促进炎症吸收，达到消炎止痛效果，有助于局部组织修复及功能恢复。

4. 注意事项　注意药包移动速度不要太慢，以免烫伤皮肤。1包可反复用3～4次。腰部皮肤有破损或炎症者忌用此法。

5. 临床应用　李淑文采用中药热熨等综合外治法治疗132例第三腰椎横突综合征患者，总有效率为96.21%，说明中药热熨等综合中医外治法治疗第三腰椎横突综合征患者临床效果显著。王章以自拟四子舒腰方（白芥子、菟丝子、莱菔子、吴茱萸、粗生盐等）炒热外熨烫腰部疼痛部位，特别是第三腰椎横突处，治愈35例，好转18例。陈兵将120例病例随机分成治疗组60例和对照组60例，分别用威灵仙药袋热敷和封闭疗法治疗。1个疗程后，治疗组总有效率96.7%，对照组总有效率76.7%，有显著性差异（$P<0.05$）。威灵仙药袋热敷法明显优于封闭疗法。

三、针刺疗法

1. 适应证　第三腰椎横突综合征患者。

2. 操作方法　患者俯卧位，穴位常规消毒后，采用第三腰椎横突尖痛点齐刺，即用 0.30mm×50mm 1 次性毫针于痛点直刺一针达横突尖，在距痛点上、下各 1.5cm 处斜行刺入痛点两针，捻转得气后上下接电极，余穴取环跳、风市、委中、阳陵泉，捻转得气，20 分钟后起针，每天治疗 1 次，7 次为 1 个疗程。

3. 疗法特点　针灸治疗可松解局部粘连，解除局部神经血管和肌肉的压迫症状，并通过刺激对组织细胞的调节作用改善局部血液循环。

4. 注意事项　局部皮肤破溃者患处避免进针。

5. 临床应用　顾国群治疗第三腰椎横突综合征患者 32 例，采用 2 寸或 3 寸 30 号毫针，于压痛点与腰部呈 45° 角斜刺，进针后保持针的斜行走向，缓慢进针，感知针尖在横突尖处，有较强针感为止，留针 20 分钟，并随症取巨髎、委中等穴，总有效率为 100.0%。

陈华远等将 100 例患者随机分为齐刺法组和普通针刺组。普通针刺组取肾俞、阿是穴、环跳、次髎、委中等穴位进行针刺，配合电针治疗，齐刺组在普通针刺组基础上在肾俞、阿是穴上进行齐刺法治疗。治疗 2 个疗程后普通针刺组有效率为 86.0%，齐刺法组为 96.0%。两组疗效对比，差别有统计学意义上（P<0.05）。

四、针刀疗法

1. 适应证　第三腰椎横突综合征患者。

2. 操作方法　患者俯卧位，常规消毒，在压痛明显的第三腰椎横突尖端以内 0.5 cm 处进针，针体与皮肤垂直，刀口线与脊柱纵轴平行，针刀到达骨面后，在横突尖端内侧 1cm 处先纵向切开 2～3 刀，然后横行铲剥，直至感觉横突尖端上的粘连全部松解为止。拔出针刀后，压迫针孔片刻，外敷创可贴。（图 3-13）

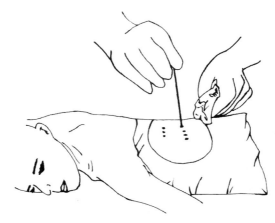

图 3-13 针刀疗法

3. 疗法特点 针刀疗法能直接松解原发病灶和继发病灶处的软组织粘连和瘢痕，解除被卡压的血管和神经，改善局部血液循环，促进炎症吸收，缓解痉挛性疼痛。此外，由于小针刀的"针"对穴位的刺激，可起到宣通气血、疏通经络、通则不痛的作用。

4. 注意事项 严格无菌操作，避免局部感染。

5. 临床应用 贺新铭采用针刀结合出针点拔罐放血治疗第三腰椎横突综合征，观察组 95 例，与对照组 85 例行常规推拿法治疗对比，观察组治愈率占 89.5%，对照组治愈率占 54.1%，差别有统计学意义（$P<0.01$）。洪康斌采用针刀结合中药熏蒸治疗第三腰椎横突综合征 180 例，临床治愈 144 例，有效率占 96.7%。钟亚彬等将 80 例第三腰椎横突综合征患者随机分为针刀组、封闭组，每组各 40 例患者，两组患者治疗前后血清 IL-6、IL-10、TNF-α 水平均有不同程度改变。其认为针刀可有效缓解第三腰椎横突综合征疼痛，且比封闭远期效果明显，其镇痛机制可能与降低血清 IL-6、IL-10、TNF-α 水平有关。季喆将 60 例第三腰椎横突综合征患者随机分为推拿配合针刀组（治疗组）及推拿手法组（对

照组），每组各 30 例。治疗组患者连续进行 5 次推拿治疗，1 次 / 天，第 6 天行针刀治疗 1 次，后休息 2 天，此为 1 个疗程。对照组患者连续推拿治疗 6 次，每天 1 次，休息 2 天，为 1 个疗程，治疗 2 个疗程，治疗组总有效率为 93.33%，对照组总有效率为 76.67%。两组疗效比较，经统计学处理有显著性差异（$P<0.05$）；两组患者的临床症状皆有所缓解与减轻，治疗前后的 JOA 腰痛疾患评分与简式 Mc Gill 疼痛量表积分有显著性差异（$P<0.05$）。研究显示推拿疗法对于治疗第三腰椎横突综合征有较好的临床效果，同时配合针刀治疗，显效更快，效果更优。

五、推拿疗法

1. 适应证　第三腰椎横突综合征患者。

2. 操作方法　①患者俯卧位，医师沿患者脊柱两侧膀胱经应用手法治疗 10 分钟，主要以滚法、掌跟按揉法为主，使腰部和背部肌肉完全放松。②拇指点按第三腰椎横突末端压痛点处为主，然后是肾俞、气海俞、大肠俞、环跳、承扶、委中穴 5 分钟，以酸胀得气为度。③患者健侧卧位，健侧腿在下伸直，患侧腿在上屈膝 90°，屈髋约 135°，患侧膝部放于床上，置于健侧膝部前，腰部微前屈。医师站于患者腹侧，沿脊柱旁及臀上皮神经起始部及分布区寻找条索状物及压痛点，用肘尖弹拨患者臀部条索物及第三腰椎横突周围组织 3 分钟，以患者耐受为度。④最后以凡士林为介质，于患处沿脊柱两旁顺肌肉走向行小鱼际擦法，以透热为度。

3. 疗法特点　推拿可以直接起到舒筋活血、消肿止痛、理筋整复的效果，另外，配合穴位的刺激，起到疏通经脉、调理局部全身免疫的作用，改善局部循环，加强损伤组织的修复。

4. 注意事项　操作手法均匀、柔和、深透，切忌粗暴蛮力。

5. 临床应用　沈志方应用推拿联合激光治疗第三腰椎横突综合征患者 38

例，手法：先在腰部施以滚法治疗5分钟，使局部痉挛的肌肉充分放松，用两手拇指置腰腹侧的第三腰椎横突前方，其余手指置腰背，以双拇指用力其余手指配合，由轻到重推按弹拨腰方肌及腰大肌，如有条索状硬块予垂直方向重点弹拨，以松解横突周围瘢痕粘连及肌腱，点按肾俞、大肠俞、环跳、委中、承山以疏导经气而止痛。用斜扳法，患者左侧卧位，左下肢伸直，右下肢屈曲，术者面对患者，两手分别夹按于患者肩部前侧及臀部，在腰部被动旋转至最大角度时，加适当外力作相反方向扳动，此时可听到清脆的弹响声。同理再行右侧卧位斜扳。隔日1次，7次为1个疗程，1个疗程后痊愈25例，占65.78%；显效10例，占26.31%；有效2例，占5.26%；无效1例，占2.63%。总有效率为97.36%。

参考文献

［1］陈刚. 树脂型复方灵仙膏治疗第三腰椎横突综合征60例［J］. 中医外治杂志，2009，18（3）：24-25.

［2］董清平，关智宇，董华. 发热止痛贴治疗腰三横突综合征的临床观察［J］. 中医药学刊，2005，23（11）：1937.

［3］融恺，吕发明. 中医贴敷治疗第三腰椎横突综合征临床疗效观察［J］. 新疆中医药，2014，32（5）：29-31.

［4］李淑文. 中医综合外治法治疗腰三横突综合征132例的报告［J］. 贵阳中医学院学报，2013，35（2）：81-82.

［5］王章. 中药内服热熨治疗L3横突综合征53例［J］. 江苏中医药，2004，25（3）：32.

［6］陈兵. 威灵仙药袋热敷治疗第三腰椎横突综合征60例［J］. 甘肃中医学院学报，2007，24（1）：28-29.

［7］顾国群 . 针刺治疗第三腰椎横突综合征 32 例的临床体会［J］. 针灸临床杂志，2005，21（1）：33 .

［8］陈华远，何永昌 . 齐刺法治疗第三腰椎横突综合征疗效观察［J］. 内蒙古中医药，2010，29（18）：35 .

［9］贺新铭 . 针刀结合拔罐放血治疗第三腰椎横突综合征 95 例［J］. 中国当代医药，2011，18（27）：160-161 .

［10］洪康斌 . 针刀结合中药熏蒸治疗第三腰椎横突综合征 180 例［J］. 江苏中医药，2011，43（7）：72 .

［11］钟亚彬，汪芗，张万龙，等 . 针刀对第三腰椎横突综合征患者血清 IL-6、IL-10、TNF-α 水平的影响［J］. 针灸临床杂志，2014，30（8）：43-45 .

［12］季喆 . 推拿配合针刀治疗第三腰椎横突综合征的临床观察［D］. 济南：山东中医药大学，2015：1-41 .

［13］沈志方 . 推拿联合激光疗法治疗第三腰椎横突综合征 38 例［J］. 浙江中医杂志，2012，47（8）：571 .

（嵇　辉　石文祥）

第二十节　腰椎间盘突出症

腰椎间盘突出症系指腰椎间盘的纤维环退变或外伤发生裂隙，在外力的作用下，髓核组织向后方或后外方突出，刺激、压迫神经根或马尾神经，而引起腰痛及下肢坐骨神经放射痛等症状为特征的腰腿痛疾患。西医学认为椎间盘退变是腰椎间盘突出症的发病基础，腰前屈时椎间盘前方承重，髓核后移，腰后伸时椎间盘后方负重，髓核前移，当腰椎间盘突然或连续受到不平衡外力作用时，使椎间盘后部压力增加，发生纤维环破裂、髓核向后侧或后外侧突出。

本病好发于 20～40 岁青壮年，男性多于女性，多数患者因腰扭伤或劳累而发病，有不同程度的腰部外伤史，腰腿疼痛可因咳嗽、打喷嚏、用力排便等导致腹腔内压升高时加重。急性发作期腰部活动可完全受限，绝大多数患者腰部功能活动呈不对称性受限，屈髋屈膝、卧床休息可使疼痛减轻，重者卧床不起，翻身极感困难。

本病若失治或误治，日久突出的椎间盘与神经根、硬膜发生粘连，长期压迫神经根，导致部分神经功能障碍，临床可出现支配区放射痛、感觉减退、腱反射减弱甚至消失、肌无力等现象。

西医学治疗腰椎间盘突出症的方法是根据其病理改变而定，分为非手术治疗、手术治疗两大类，各有其适应证。非手术治疗方法有卧床休息、口服消炎镇痛药等。

本病应归属于中医学的"腰痛""腰腿痛""痹症"等范畴。中医学认为本病的发生是腰部由于外伤、风寒湿邪侵袭或肝肾亏虚，致气血运行不畅，络脉痹阻、经筋脉失养而致腰痛，由内伤而发病者不离于肝肾之虚，而外邪致病者亦以肾虚为本，故本病临床多内外合邪、虚实相兼。目前常用的中医外治法有牵引、熏洗、推拿、针刺等疗法。

一、牵引疗法

1. 适应证 各种急慢性期的腰痛症状明显，伴或不伴下肢放射痛者。

2. 操作方法 常用的牵引方法有骨盆牵引与三维牵引。

（1）骨盆牵引：患者治疗体位取平卧位，使用骨盆牵引带固定于患者双侧髂棘位置行持续牵引，床脚抬高20cm，总牵引重量为体重的1/3～1/4，牵引治疗时注意保持双下肢牵引力量相同，牵引治疗时间以1～1.5小时为宜，连续治疗7天为1个疗程，根据患者恢复情况共进行1～2个疗程的治疗。（图3-14）

（2）三维牵引：三维牵引通过计算机精确地控制和机电性能的作用，模拟中医正骨推拿手法中的斜扳、旋转、牵引等动作，进行牵引、成角、屈伸、旋转等操作。患者俯卧于复位床上，将患者胸臀部分别牢固固定于胸腹板和臀腿板上，将病变间隙位于胸、臀板之间。根据身高体重、椎间盘突出的位置及程度、棘突的偏歪方向、腰椎生理曲度等设置具体参数。牵引距离55～65mm，与身高及腰肌的发达程度成正比。旋转角度10°～15°，下倾角8°～12°，腰椎生理曲度越大，下倾角越大。旋转方向采用左突左旋，右突右旋，患侧3次，健侧2次。术者立于患侧，双手拇指重叠按压在病变棘突旁。在牵引旋转的同时，术者向对侧按压患椎棘突，多可感觉到患椎错动复位感。牵引结束后，以腰围保护，平车推送回病房，绝对卧硬板床休息4～6小时后，继续卧床3天。疼痛缓解后即进行腰背肌仰卧背伸、俯卧挺桥锻炼，以及患肢主动直腿抬高和蹬腿锻炼。

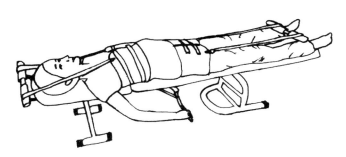

图 3-14　骨盆牵引

3. 疗法特点　骨盆牵引能松动病变部位的上下关节突，纠正椎间小关节紊乱，使腰椎恢复正常解剖位置，使神经根管内的容积增大，并改变突出物与硬脊膜神经根之间的空间位置关系，减轻或解除突出物对硬脊膜和神经根的压迫，改善局部血液供应，有利于局部水肿及无菌性炎症的吸收，缓解腰部肌肉和骶棘肌的紧张状态，相应地松弛或增宽其椎间隙，有利于膨出的纤维环借助于椎间盘自身的负压作用而改变物理位置，从而减轻突出物对神经的机械压迫，重新调整脊柱功能的力线分布，促进脊柱内外力学平衡的恢复。

三维牵引能快速强力地伸展腰部肌肉，可使之出现反射性肌肉松弛，缓解疼痛。屈曲位快速牵引可使椎间隙增宽，椎间孔上 2/3（神经根所在的位置）增大，可减轻神经根在神经通道内的卡压，松解粘连。瞬间牵引使椎间隙增加，椎间盘内压明显下降，加上牵引力作用于后纵韧带，使后纵韧带张应力明显加大，使突出物部分还纳或变形，减轻对神经根的压迫和刺激。

4. 注意事项　牵引后有极少数患者出现胸疼，查体后认为肋软骨损伤，考虑为捆绑较松，瞬间牵引时胸部与胸板产生相对运动，突然压迫肋软骨导致肋软骨损伤，经及时处理症状缓解，因此，捆绑时应注意松紧适度。需要注意的是，老年性腰椎间盘突出症伴骨质疏松的患者，不适合三维牵引。

5. 临床应用　林云涛采用计算机控制三维牵引治疗 1000 例腰椎间盘突出症患者，通过随访，发现近期疗效：优 368 例，良 264 例，总有效率为 91.5%，优良率为 63.2%。孔晓海等运用三维牵引治疗 145 例腰椎间盘突出症患者，最终有效率为 86.90%，认为三维牵引治疗作为腰椎间盘突出症的保守手段之一，有明确的疗效。目前临床上针对腰椎间盘突出症的保守外治法手段很多，三维牵引具有操作简便、疗效显著的特点。刘俊运用骨盆牵引治疗 30 例腰椎间盘突出症患者，结果痊愈 8 例（26.7%），显效 13 例（43.3%），有效 3 例（10.0%），失败 6 例（20.0%），总有效率为 80.0%。骨盆牵引对腰椎间盘突出症患者具有满意的临床疗效。李青成以骨盆牵引治疗为主治疗 275 例腰椎间盘突出症患者，多数患者经 1 ~ 2 个疗程，极少数患者经 3 个疗程的治疗后，最终疗效：44% 为优，46% 为良，8% 为好转，2% 为差，总的优良率为 90%。骨盆牵引治疗腰椎间盘突出症是保守治疗中较有效的方法之一。

二、推拿疗法

1. 适应证 各种急慢性期的腰痛症状明显，伴或不伴下肢放射痛者。

2. 操作方法 推拿手法分 5 步进行。

（1）揉捺理筋：患者取俯卧位，医师站于患者身旁，用双手拇指和手掌从其胸腰段用揉捺手法沿腰椎两旁肌、筋自上而下至腰骶部揉摩脊筋，疏理筋脉，反复 2 ~ 3 次，此手法的目的是活血止痛、促进患者气血循环，进而缓解肌肉痉挛。

（2）俯卧扳抖：患者取俯卧位，助手固定患者腰部，医师抓住患者双踝，用力将其双下肢向后扳伸，腰部过伸后用力上下抖动，反复 2 ~ 3 次，该手法的目的在于扩大椎间隙前部，加快髓核恢复至原位。

（3）侧卧斜扳：患者侧卧，双腿一腿屈曲在上，一腿伸直在下，医师站于患者身后，一手向后拉患者肩头，另一手推髂骨翼后外缘向前，双手同时进行使腰部扭转，如果听到"咔嗒"一声则说明手法有效；之后推拉则朝着反方向并再换另一侧进行。上述手法在于调整后关节紊乱，缓解神经根与突出物之间的粘连，反复 2 ~ 3 次即可。

（4）按压还纳：患者取俯卧位，医师用双手节奏性地对椎旁痛点进行按压，力度由轻到重，以此还原突出物。

（5）屈压牵拉：患者取仰卧位，医师一手承托患者腰骶部，另一手将双膝向胸前极度曲压靠；连续 7 ~ 8 次向上推动，牵张腰椎间隙后方还原突出物，之后用力牵拉伸直双下肢，此时患者会有腰背轻松感。

3. 疗法特点 推拿、按摩等手法直接作用于病变组织的局部，能够缓解肌肉的紧张痉挛，改善局部微循环，促进水肿的吸收，修复损伤的组织，达到通利关节、舒筋活络、通络止痛的效果。

4. 注意事项　注意对力道的把握，此法对严重脱出类型的腰椎间盘突出症往往疗效不显。

5. 临床应用　戈祝新运用中西医结合治疗腰椎间盘突出症102例，手法推拿治疗采用组合手法（点、压、按揉、推、摇、抖扳腿、扳肩、侧扳、盘腰、盘腿等），每天推拿1次，10天为1个疗程。治愈74例，好转19例，无效9例，总有效率为91%。钟贵华治疗腰椎间盘突出症腰腿疼痛患者56例，在完成牵引休息5分钟后，沿足少阳胆经与足太阳膀胱经方向行下肢与腰背部放松治疗，分牵抖、推挤、斜扳三步。有效56例（93.3%）。冯立刚运用牵引配合推拿治疗腰椎间盘突出症79例，治愈23例，好转53例，总有效率达96.2%。李峥运用针灸结合推拿手法治疗腰椎间盘突出症72例，治愈63例，显效4例，有效3例，无效2例，总有效率为97.22%。运用推拿手法治疗腰椎间盘突出症合并有急性腰扭伤的患者，临床疗效显著。推拿手法能够缓解肌肉的紧张痉挛，改善局部微循环，从而达到通利关节、舒筋活络、通络止痛的作用。

三、针刺疗法

1. 适应证　腰椎间盘突出症患者。

2. 操作方法　普通针刺：患者取平卧位，充分暴露患处皮肤，局部消毒后，可选择患侧大肠俞、关元俞、环跳、秩边、委中、阳陵泉、悬钟等穴位，平补平泻手法，得气后留针30分钟，每天1次，10次为1个疗程。

3. 疗法特点　针刺治疗可扩张血管，改善血流速度，促进新陈代谢，改善局部微循环，促进水肿和炎症吸收，缓解神经根刺激，减轻神经根损害并能帮助其修复，还可解除疼痛引起的肌肉痉挛，使紧张肌肉得以放松，减轻椎间盘压力，达到治疗目的。

4. 注意事项　严格无菌操作，避免局部皮肤感染。

5. 临床应用 尚德锋将 86 例患者采用随机数字表法分为两组。观察组行病变节段双侧夹脊穴温针灸治疗；对照组行病变节段双侧夹脊穴常规针刺治疗，比较两组临床疗效、疼痛改善情况。结果：总有效率观察组为 95.35%、对照组为 79.07%，两组比较差异有统计学意义（$P<0.05$）；观察组治疗后有效镇痛时间、疼痛消失时间分别与对照组比较，差异均有统计学意义（$P<0.05$）。治疗后，观察组中医症状评分、VAS 评分和 ODI 评分分别与本组治疗前及对照组治疗后比较，差异均有统计学意义（$P<0.05$）。腰部夹脊穴加用温针灸能够有效缓解腰椎间盘突出症患者的疼痛症状，提高临床疗效。

四、熏蒸疗法

1. 适应证 腰椎间盘突出症患者。

2. 操作方法 选用腰痛宁（南京市中西医结合医院协定方），组方：虎杖 45g，桂枝 20g，红花 5g，杜仲 10g，艾叶 15g，透骨草 20g，当归 15g，川芎 20g，制川乌 20g，制草乌 20g。水煎取药液 200mL，与 600mL 热水共置入中药熏蒸仪。患者侧卧位，调整蒸汽喷口与腰部皮肤之间的距离为 25 ~ 30cm，温度保持在 55℃左右，每天 2 次，每次 30 分钟，10 天为 1 个疗程。

3. 疗法特点 中药熏蒸是利用药物煮沸后产生的蒸汽来熏蒸肌肤的一种方法，蒸汽能使皮肤毛细血管扩张，促进血液及淋巴液循环；而药物可以通过渗透效应起到解除肌痉挛的功效。在中药组方中，桂枝、川芎、红花都具有祛风散寒、温经通络的功效，起到活血通络、温经散寒的作用。通过中药熏洗可利用温热效应、经络效应、药物渗透效应等使药物作用于患处，经皮肤吸收，促进局部血液循环及新陈代谢，缓解疼痛等以改善腰椎功能。

4. 注意事项

（1）每次用完一定要用清水冲洗容器。

（2）每两周用肥皂水彻底清洗容器 1 次。

（3）熏蒸过程中防止局部皮肤烫伤。

（4）用药后观察局部皮肤，有无丘疹、瘙痒或局部肿胀等过敏现象，一旦出现即停止用药，并将药物擦拭干净或清洗，遵医嘱内服或外用抗过敏药物。

（5）室温要适宜，患者身体暴露部位注意保暖。

5. 临床应用　曹保京采用中药熏洗（药物组成：独活、羌活、红花、川芎、赤芍、生川乌、五加皮、桑枝等）配合骨盆牵引治疗 120 例腰椎间盘突出症患者。结果：总有效率为 98.33%。表明中药熏洗可以有效改善患者腰腿疼痛的临床症状。王珍使用中药熏洗治疗 100 例颈、腰椎间盘突出症患者，治愈 71 例，有效 28 例，无效 1 例，临床治疗总有效率为 99%。韩四勋等采用中药熏洗治疗腰椎间盘突出症 120 例，治疗组与对照组的优良率分别为 95.0% 和 83.3%，治疗组明显高于对照组（$P<0.05$）。中药熏洗治疗腰椎间盘突出症能促进腰椎功能的恢复，有利于总体疗效的提高。

参考文献

［1］林云涛.三维牵引治疗腰椎间盘突出症［J］.中国骨伤，2002，15（4）：241-242.

［2］孔晓海，陈其义，林云涛，等.三种不同方法治疗腰椎间盘突出症的疗效分析［J］.中国骨伤，2000，13（5）：267-269.

［3］刘俊.骨盆牵引联合独活寄生汤加减对腰椎间盘突出症的疗效评价［J］.黑龙江医学，2013，37（12）：1209.

［4］李青成.骨盆牵引为主治疗腰椎间盘突出症［J］.基层医学论坛，2011，15（1）：23-24.

［5］戈祝新.中西医结合治疗腰椎间盘突出症 102 例疗效分析［J］.实用中

西医结合临床，2012，5（3）：10–11.

[6]钟贵华.中西医结合治疗腰椎间盘突出性疼痛临床观察[J].中外医学研究，2012，6（17）：67–68.

[7]冯立刚.牵引配合推拿治疗腰椎间盘突出症的临床观察[J].当代医学，2011，59（15）：2–3.

[8]李峥.针灸结合推拿手法治疗腰椎间盘突出症72例的效果观察[J].临床医药文献杂志，2015，2（6）：1039–1040.

[9]尚德锋.腰部夹脊穴加用温针灸治疗腰椎间盘突出症临床观察及对疼痛的效果[J].新中医，2016，48（7）：134–136.

[10]曹保京.中药熏蒸配合骨盆牵引治疗腰椎间盘突出症120例[J].河南中医，2009，29（7）：687.

[11]王珍.浅析中药熏蒸治疗颈、腰椎间盘突出症的护理要点[J].医学信息，2013，2（2）：510.

[12]韩四勋，张平.中药熏蒸联合神经阻滞治疗腰椎间盘突出症临床疗效观察[J].环球中医药，2016，9（2）：222–224.

（李同林）

第二十一节　腰椎椎管狭窄症

　　腰椎椎管狭窄症是指腰椎椎管、神经根管或椎间孔狭窄并引起马尾或神经根受压迫产生的一系列综合征。腰椎椎管狭窄症的病因主要分为原发性和继发性两种。原发性多为先天性所致，是椎管本身由于先天性或发育性因素而导致的腰椎椎管狭窄；继发性多为获得性所致，退行性变是主要发病原因，中年以后腰椎发生骨质增生，黄韧带及椎板肥厚，使腰椎椎管内径缩小，椎管容积变小，达到一定程度后可引起脊神经根或马尾神经受挤压而发病。本病多见于老年人及体力劳动者，男性多于女性。腰椎椎管狭窄症的主要症状为缓发性、持续性的下腰部、骶部和腿部疼痛，间歇性跛行，腰部过伸活动受限。若失治误治，部分患者可出现下肢肌肉萎缩，以胫前肌及伸拇肌最明显，足趾背伸无力，小腿外侧痛觉减退或消失，跟腱反射减退或消失。

　　西医学治疗腰椎椎管狭窄症是根据其病情的轻重分为非手术治疗、手术治疗两大类，各有其适应证。

　　中医学认为本病发生的主要原因是先天肾气不足，后天肾气虚衰，以及劳役伤肾等；而反复外伤、慢性劳损和风寒湿邪的侵袭则为常见外因。其主要病机是肾虚不固、邪阻经络、气血运行不畅，以致腰腿筋脉痹阻而产生疼痛。治以活血通脉，滋补肝肾为法。目前常用的中医外治法有针灸疗法、中药熏蒸、中药贴敷及注射等疗法。

一、针灸疗法

　　1. 适应证　腰椎椎管狭窄症患者。

　　2. 操作方法　协助患者取适宜体位，多为俯卧或侧卧位，充分暴露施针部位皮肤，可取腰夹脊穴、次髎、肾俞、大肠俞、委中、阿是穴，寒湿腰痛可加腰阳关，瘀血腰痛可加膈俞，肾虚腰痛可加悬钟、志室，少阳经证可加环跳、殷门、阳陵泉、悬钟，太阳经证可加秩边、承山、昆仑，局部皮肤消毒后，进针得气，根据病症虚实选用补泻手法，可加用电针或温针灸，留针 30 分钟，起针后以闪火法局部拔罐，留罐 10 分钟后起罐，每天或隔天 1 次，10 次为 1 个疗程。

3. 疗法特点 采用针刺疗法辨证取穴，结合电针、温针灸，由刺激体表经络腧穴，引发机体一系列反应性调节效应，可疏通局部经脉、络脉及经筋之气血，通经活络止痛；同时可根据疾病虚实采用补泻手法以达到补虚泻实的目的。

4. 注意事项 严格无菌操作，针刺过程中严格控制患者体位，避免出现弯针、滞针甚至断针。

5. 临床应用 薛泽等治疗腰椎椎管狭窄患者 167 例，针刺选取骨窗 4 针，双侧肾俞、气海俞、大肠俞、关元俞、秩边、承山、三阴交、昆仑。骨窗 4 针分别从 L4 ～ L5、L5 ～ S1 间进针，在棘上韧带两旁分别向侧隐窝方向刺入，使针尖在黄韧带中，横向通电，连续波，频率为 100 次 / 分，留针 25 分钟，每天 1 次，7 天为 1 个疗程，休息 3 天行下 1 个疗程，一般治疗 1 ～ 3 个疗程，平均跟踪观察 1 年发现治愈 62 例，好转 90 例，无效 15 例，总有效率 91%。该疗法对于腰椎椎管狭窄中神经、脊髓受压造成的临床症状有明显的缓解作用。周娴芳选择腰椎椎管狭窄患者 60 例，随机分为针刺组、推拿组和按揉配合针刺组，每组 20 例。针刺组采用常规针刺法，推拿组采用点、按、揉、拨等推拿手法，按揉结合针刺组综合按揉膝关节治疗与常规针刺治疗的方法，针刺组、推拿组和按揉配合针刺组对腰椎椎管狭窄症患者均有改善，但按揉结合针刺组改善率略高于针刺组、推拿组，三组优良率相比，通过统计学分析，$P<0.05$，差异具有统计学意义，按揉结合针刺组优良率明显高于针刺组和推拿组。发现针刺治疗、推拿治疗、按揉膝关节结合针刺治疗腰椎椎管狭窄症的患者在疼痛、下肢麻木、步行能力、感觉障碍、肌力等方面均有一定程度的改善，且按揉膝关节结合针刺治疗腰椎椎管狭窄症患者的疗效更好。

二、熏蒸疗法

1. 适应证 腰椎椎管狭窄症腰痛症状明显，伴或不伴下肢放射痛，间歇性跛行，行走困难的患者。

2. 操作方法 选用腰痛宁（南京市中西医结合医院协定方），组方：虎杖45g，桂枝20g，红花5g，杜仲10g，艾叶15g，透骨草20g，当归15g，川芎20g，制川乌20g，制草乌20g。水煎取药液200mL，与600mL热水共置入中药熏蒸仪。患者侧卧位，调整蒸汽喷口与腰部皮肤之间的距离为25～30cm，温度保持在55℃左右，每天2剂，每次30分钟，10天为1个疗程。

3. 疗法特点 中药熏蒸主要借助药液的轻清氤氲之气，在温热的作用下直透腠理，促进腠理疏通、气血流畅，改善局部营养和全身机能，达到祛风散寒、活血通络、消肿止痛的目的。中药熏蒸通过温热效应、经络效应、药物渗透效应等使药物作用于患处，经皮肤吸收，促进局部血液循环及新陈代谢，缓解疼痛等以改善腰椎功能。

4. 注意事项

（1）每次用完一定要用清水冲洗容器。

（2）每两周用肥皂水彻底清洗容器1次。

（3）熏蒸过程中防止局部皮肤烫伤。

（4）用药后观察局部皮肤，有无丘疹、瘙痒或局部肿胀等过敏现象，一旦出现即停止用药，并将药物擦拭干净或清洗，遵医嘱内服或外用抗过敏药物。

（5）室温要适宜，患者身体暴露部位注意保暖。

5. 临床应用 李志强用中药熏洗（透骨草30g，伸筋草30g，威灵仙20g，五加皮20g，千年健20g，三棱20g等）配合腰椎牵引治疗腰椎椎管狭窄症71例，并与腰椎牵引、骶管注射组的27例对照，结果显示中药熏洗能取得较好的中期疗效，其中治疗组治疗后3个月时总有效率达98.6%，对照组为88.9%。杨晓莲等运用骨痹散（生乳香、生没药、生草乌头、生川乌头各15g，骨碎补、川芎、鸡血藤、伸筋草各20g等）熏洗配合低周波治疗本病200例，并与温热磁场配合低周波治疗组进行对照，结果治疗组优良率、总有效率分别为85.0%、96.0%，对照组分别为77.0%、87.5%，两组比较差异均有统计学意义（$P<0.05$）。

三、贴敷疗法

1. 适应证　腰椎椎管狭窄症腰痛症状明显，伴或不伴下肢放射痛，间歇性跛行，行走困难的患者。

2. 操作方法　选用活血止痛散（南京市中西医结合医院制剂），组成：骨碎补、威灵仙、刺五加、赤芍、当归、川芎、防风、白芷、生川乌、生草乌、羌活、独活、乳香、没药、沉香、白芥子、细辛等。上药研磨，按比例混匀，用白醋或酒精适量调成糊状备用。协助患者取舒适体位，一般以侧卧位适宜，腰部以下垫中单，充分暴露腰背部位。采用中药敷贴，使用时将药摊涂于桑皮纸上，厚度0.5cm，范围以覆盖病椎上下为宜，胶布固定，范围大的用绷带缠绕，松紧适宜，保持肢体功能位。贴敷时间每次2～3小时每天1～2次，10天为1个疗程。

3. 疗法特点　中药贴敷法常采用性味辛散的单味或复方制剂敷贴于患病部位，以达到行气活血、通经活络的作用，能够显著提高血管活性，促进局部血液循环。

4. 注意事项　皮肤破溃、局部皮肤过敏者禁用。用药后观察局部皮肤有无丘疹、瘙痒或局部肿胀等过敏现象，一旦出现即停止用药，并将药物擦拭干净或清洗。

5. 临床应用　张贺民运用中药贴敷（透骨草、伸筋草、当归、牛膝、乳香、没药、白芍药等17味中药组成）及骨刺宁胶囊、独活寄生合剂口服治疗150例腰椎椎管狭窄症患者，有效率为87.33%。覃惠等采用中药贴敷治疗脊椎退变性腰椎椎管狭窄症70例，临床痊愈12例，显效30例，有效22例，无效6例，痊愈率为 60%，总有效率为 91.43%。

四、注射疗法

1. 适应证 腰椎椎管狭窄症腰痛症状明显，伴或不伴下肢放射痛，间歇性跛行，行走困难的患者。

2. 操作方法 指引患者选取俯卧位或侧卧位，将床头抬高 15°～20°，确定需要注射的部位，用碘伏或酒精进行常规消毒，用 2% 利多卡因 3mL 实施局部麻醉，针头和皮肤之间形成 20°～35° 夹角，针尖向头端直接达到患者骶尾韧带，穿透骶尾韧带时会出现典型落空突破感，之后推进少许。回抽 3～5 次观看是否出现活动性出血和脑脊液，对于没有出现活动性出血和脑脊液的患者，注入 5～10mL 空气，若没有出现明显阻力和皮下气串感，可缓慢将混合液（2% 利多卡因 5mL + 左布比卡因 5mL、维生素 B_{12} 1mg，曲安奈德 15mg + 生理盐水 5mL）注入。一般情况下在 10～15 分钟内推注完毕，之后将针头拔出，并用无菌纱布覆盖针眼，告知患者平卧休息 1 小时，每周治疗 1 次，持续治疗 4 次。

3. 疗法特点 药物经骶管注入硬膜外腔，直接作用于硬膜和神经根，阻断疼痛的传导通路及恶性循环，解除病变部位的肌肉，血管痉挛，促进局部血液循环，促进炎性物质的吸收、排泄，起到消除炎症、解除疼痛的作用。近年来采用注射治疗该病报道较多，在硬脊膜外间隙注入类固醇药物可起到局部消炎作用。

4. 注意事项 在施行操作时应严格遵守无菌操作原则，避免局部感染。骶管进针后应回抽，抽出为血性液可将针加以转动，稍停片刻，待无血液抽出时，才可注入药液。以免造成局部损伤、感染和血肿等并发症。对老年病久者，注药时采取分段注射，即注射 5mL 左右，暂停，询问患者有何反应，如有头晕、耳鸣、眼花、胸闷等不适症状，一般稍停后注药即恢复正常，再分次缓缓注射。如有可能，对这类患者在注射过程中可予以低流量吸氧。

5. 临床应用 杜艳等采用穴位注射与中药热敷治疗退变性腰椎椎管狭窄症

56例，穴位注射药用维生素B$_1$100mg，硫酸软骨素40mg，中药热敷药用当归尾、红花、苏木、泽兰、秦艽、牛膝、宽筋藤、两面针、乳香、没药。结果治愈27例，好转25例，未愈4例，总有效率92.7%。邹世昌用骶管封闭加手法治疗椎管狭窄症86例，用1%普鲁卡因30mL和地塞米松5mg。结果：58例效优，25例效良，3例无效，总有效率达96.5%。程中华等采用丹参注射液骶管注射治疗腰椎椎管狭窄症330例。结果：治愈3例，显效16例，好转8例，无效3例，总有效率90%。

参考文献

［1］薛泽.针刺腰椎窗治疗椎管狭窄症167例［J］.中国民间疗法，2012，20（1）：21.

［2］周娴芳.按揉膝关节配合常规针刺治疗腰椎椎管狭窄症的临床观察［D］.武汉：湖北中医药大学，2016.14.

［3］李志强.中药熏洗治疗退行性腰椎椎管狭窄症临床分析［J］.中国现代药物应用，2010，4（5）：129.

［4］杨晓莲，徐振奇，姜贵云，等.骨痹散熏蒸配合低周波治疗退行性腰椎椎管狭窄症200例临床观察［J］.河北中医，2009，31（1）：78-80.

［5］张贺民.150例腰椎椎管狭窄症中药内服外敷疗效观察［J］.中华中医药杂志，2008，23（1）：75-77.

［6］覃惠，林桂权.通脉活血汤结合烫熨治疗腰椎椎管狭窄症70例［J］.光明中医，2010，25（2）：242-243.

［7］杜艳，陆智东.穴位注射与中药热敷治疗退变性腰椎椎管狭窄症56例［J］.中医药学报，1997，25（5）：33.

［8］邹世昌. 骶管封闭加手法治疗退行性腰椎椎管狭窄症86例［J］. 陕西中医，1999，20（6）：252.

［9］程中华，江相保，刘许锋. 丹参注射液骶管注射治疗腰椎椎管狭窄症30例疗效观察［J］. 新中医，2006，38（7）：31-32.

（李同林）

第四章　骨骼疾病

4

第一节 股骨头骨骺炎

股骨头骨骺炎又称股骨头无菌性坏死、股骨头软骨炎，后期易形成扁平髋，多见于 3～9 岁儿童，男性多发，多为单侧，少数为双侧。本病为儿童期股骨头骨化中心的缺血性坏死。依据 X 线诊断可分为Ⅰ～Ⅳ期。患者多主诉患侧髋部和腹股沟内侧疼痛，可以向同侧膝关节放射，运动后更加明显，休息后可以缓解，伴有保护性跛行步态。大腿的肌肉以及臀肌出现萎缩，内收肌痉挛，髋关节前方和臀部有压痛。晚期患肢略有短缩，髋关节的活动明显受限，以外展、内旋和后伸最为明显。

6 岁以下发病的患儿后期很少有骨关节病。6～9 岁患儿将有三分之一残留畸形，在中老年发生骨关节病。10 岁以上发病者，后期发生骨关节病比例极高，而且股骨头受累范围、骨骺损害程度和预后成正比。

西医学认为本病与缺血有关，即因髋关节静脉回流障碍和骨内高压产生了股骨头提前的骨化和坏死，导致股骨头不同程度的畸形与髋关节活动受限，最后导致骨关节炎。西医多采用制动、石膏或支架固定及手术治疗。

中医学认为髋部先天禀赋不足，肝肾阴亏，后天慢性损伤，致局部气血瘀阻，经脉不通。股骨头失去气血的温煦和濡养所致。治宜补肾健骨、补养气血、活血化瘀、行气止痛。常用中医外治疗法有热熨、贴敷、推拿、针刺等疗法。

一、热熨疗法

1. 适应证 股骨头骨骺炎Ⅰ、Ⅱ期患儿。

2. 操作方法 处方：细辛、荆芥、防风、川芎、归尾、桃仁、红花、乳香、没药、牛膝、三棱、莪术、无名异、伸筋草各 10g。诸药装入布包，加水煎煮，最后加入冰片 10g，白酒 25mL 浸泡，待药包温度适宜时趁热热熨髋部，每天 1～2 次，每次 25～30 分钟，每包药可连续使用 3～4 天。

3. 疗法特点　热熨治疗能够温经通络，活血行滞，可改善局部血液供应，同时药物通过扩张的毛孔渗透至里，达到温经通络、活血止痛的作用。

4. 注意事项　热熨治疗时注意熨药的温度，以防不慎烫伤。治疗时应嘱其父母必须对患儿调节饮食，忌食生冷及肥腻之品。治疗中要限制患肢负重，避免继续损伤，防止发生关节畸形。

5. 临床应用　郭天彬探讨了儿童股骨头无菌性坏死的中医治疗，认为中药内服与中药外用热熨是治疗本病的有效治疗方法，外用方是治疗本病"内攻外夹"的重要组成部分。

二、敷贴疗法

1. 适应证　股骨头骨骺炎Ⅰ、Ⅱ、Ⅲ期患者。

2. 操作方法　处方：制马钱子 50g，炒乳香 150g，炒没药 150g，章丹 1kg，接骨散 500g，香油 2.5kg。制法：上述诸药共研细末过 100 目筛。先将香油煮沸，放入马钱子、乳香、没药细末搅拌，熬至滴水成珠状，油凉后再放入章丹搅拌，微火熬至黑色膏状，再放入接骨散搅拌即可。然后用白布 10cm² 左右，抹上膏药，每张 10g 备用。本药为外用膏剂，将膏药加温贴髋关节患处，隔 7～10 日换药 1 次，痊愈为止。

3. 疗法特点　外贴膏药治疗儿童股骨头无菌性坏死或缺血性坏死，有消肿止痛、舒经通络、活血理气、祛瘀生新、强筋健骨，以及使死骨吸收、新骨生长的作用。

4. 注意事项　用药后出现皮疹可暂停用药，待皮疹消失后再用。

5. 临床应用　李建飞等以内服接骨散外贴伤科活血膏治疗儿童股骨头坏死

24 例，治愈平均时间 3 个月～ 1 年，1 年后家访未见复发，儿童发育正常。接骨散方中以马钱子通经络，治痈疽肿毒、瘰疬恶疮；麻黄通九窍，调血脉，发汗解肌；骨碎补治筋骨损伤，破瘀血；乳香活血理气，生肌止痛；没药为伤科要药，破血通络；三七参、琥珀止血行瘀，消肿定痛，安神定志；牛膝、川续断、杜仲补肝肾、强筋骨，活血通经，接骨续筋，治关节酸痛；土鳖虫、自然铜接骨续筋、散瘀止痛、行血通经；酒能通利血脉。伤科活血膏方中马钱子、乳香、没药、接骨散，诸药功能与其在接骨散方中相同。章丹、香油解热拔毒、祛瘀生新，并为制膏药的主要原料。采用内服接骨散，外贴伤科活血膏治疗儿童股骨头无菌性坏死或缺血性坏死，确有消肿止痛、舒经通络、活血理气、祛瘀生新、强筋健骨、死骨吸收、新骨生长的作用。

三、推拿疗法

1. 适应证 股骨头骨骺炎Ⅰ、Ⅱ、Ⅲ期患者。

2. 操作方法 ①用拇指、中指点压腹股沟中点、环跳等，揉捏髋周肌群；②屈伸回旋：轻柔屈伸髋关节，范围逐渐加大，屈曲挤压髋部；回旋活动关节；③牵拉放松：握患儿足踝部，牵拉髋关节，轻轻摇动，作外展、内收动作，减少关节压力。手法宜轻柔，每天 1 ～ 2 次，每次 20 ～ 30 分钟。并指导患儿练功，每天行臀肌及股四头肌的收缩，逐渐进行关节活动度的训练。

3. 疗法特点 采用分筋理筋手法松解挛缩的内收肌、牵拉紧张的髂腰肌，减少半脱位的不利力学因素，有利于股骨头、髋臼骨骺发育生长和股骨头的塑形，有利于头臼包容。

4. 注意事项 循序渐进，初期应手法轻柔，取得患儿信任后逐步加重力度及治疗时间，渐进式的髋外展功能训练，可增加髋关节稳定。

5. 临床应用 何伟分期治疗小儿股骨头坏死，提出以"筋能束骨"理论为主导的中医特色康复技术与方法，防治本病发展过程中股骨头半脱位的情况，采用分筋理筋手法松解挛缩的内收肌、牵拉紧张的髂腰肌，减少半脱位的不利力学因素，进行渐进式的髋外展功能训练增加髋关节稳定的力学因素，在临床中取得明显的复位效果。黄俊卿采用壮元生骨丸结合按摩疗法治疗小儿股骨头缺血性坏死 180 例，优 86 例，占 47.8%；良 78 例，占 43.3%；可 10 例，占 5.6%；差 6 例，占 3.3%。优良率达 91.1%。说明中药治疗的同时，配合正确的推拿手法，有利于头臼骨骺发育生长和股骨头的塑形，有利于头臼包容，适用于本病治疗的全过程，对于 I、II、III 期患者都有良好的修复作用。

四、针刺疗法

1. 适应证 股骨头骨骺炎急性期患者。

2. 操作方法 取患侧髋部穴位为主：①居髎、五枢、髀关、气冲；②足三里、急脉、冲门、环跳。每次可选针一组穴位，两组穴位交替使用。常规消毒后，避开血管，急脉穴针 13mm，环跳穴可针 50mm 左右，余穴针 25mm 左右，采用提插捻转手法，得气后留针 5 分钟再行第 2 次提插捻转，留针 30 分钟。取针后在针刺穴位处拔火罐（直径 3~5cm）1~3 个，留罐 5~10 分钟。每天治疗 1 次，5 次为 1 个疗程。

3. 疗法特点 针刺、拔罐能活血散瘀、通络止痛，解除髋关节周围软组织的痉挛，加速血液循环，促进炎症的吸收。

4. 注意事项 严格无菌操作，避免局部感染。局部皮肤破溃者避免进针。

5. 临床应用 张锦华用针刺为主治疗儿童股骨头骨骺炎 55 例，经 1 个疗程的治疗，痊愈 30 例（54.5%），显效 13 例（23.6%），有效 8 例（14.6%），无效 4 例（7.3%），总有效率为 92.7%。说明针刺治疗股骨头骨骺炎具有较好的疗效。

参考文献

[1] 郭天彬. 儿童股骨头无菌性坏死的中医治疗探讨 [J]. 河南中医学院学报，2004，19（4）：46-47.

[2] 李建飞，李建忠，程春桂，等. 内服接骨散外贴伤科活血膏治疗儿童股骨头坏死 24 例 [J]. 中医杂志，2002，43（4）：283-284.

[3] 杨俊兴. 何伟教授分期治疗小儿股骨头坏死病经验介绍 [J]. 新中医，2008，40（5）：7-8.

[4] 黄俊卿. 中医药治疗小儿股骨头缺血性坏死临床研究 [J]. 中医正骨，2008，20（8）：17-18.

[5] 张锦华. 针刺为主治疗儿童股骨头骨骺炎 55 例 [J]. 中国针灸，2004，24（7）：6.

（明　敏　徐旭东）

第二节　胫骨结节骨骺炎

胫骨结节骨骺炎又称胫骨结节骨软骨病、胫骨结节骨软骨炎、胫骨结节骨骺无菌性坏死等，指各种原因引起的胫骨结节骨骺炎症，甚至缺血、坏死的一类疾病。本病好发于青春发育期 11 ~ 15 岁的男孩，多见于发育加快，喜好运动者，可有剧烈运动或外伤史。西医学认为反复多次受伤及股四头肌腱的强力牵拉是本病的主要原因。胫骨结节处疼痛，股四头肌用力时疼痛剧烈是本病的典型症状，胫骨结节处肿大并有压痛是典型体征。

本病有自限性，即自行痊愈，轻者无须药物治疗，充分休息，积极治疗，一般预后良好。

西医学治疗较为简单，疼痛急剧者可用石膏外固定，可内服、外用非甾体抗炎药物，或可选用糖皮质激素类药物局部封闭治疗。

中医学认为筋骨未坚，骨骺未融合，加之急慢性损伤，致局部气血瘀阻，经脉不通，胫骨结节骨骺失去气血的温煦和濡养所致。治宜补肾健骨、行气止痛、活血通脉。常用中医外治疗法有贴敷、熏洗、针刀等疗法。

一、贴敷疗法

1. 适应证　急、慢性损伤所致局部疼痛、肿胀者。

2. 操作方法　处方：大黄 300g，黄芩 300g，威灵仙 300g，川芎 200g，红花 200g，泽兰 300g，白芷 200g，赤芍 200g，归尾 200g，九层塔 300g，利根香 300g，一见喜 300g。诸药共研细末，加开水、花生油调匀，冷却，即可使用。将膏药涂摊于大小适中的棉纸敷于患部，绷带包扎固定膝关节。两天换药 1 次，10 天为 1 个疗程，治疗期间应避免剧烈运动。

3. 疗法特点　大黄、黄芩、一见喜、九层塔具有清热解毒、消肿止痛的作用；泽兰活血化瘀，行水消肿；利根香、威灵仙、白芷祛风通络，活血止痛；川芎、归尾、红花、赤芍活血化瘀止痛。诸药合用，具有较强的清热解毒、活血祛瘀、消肿止痛作用。

4. 注意事项 局部皮肤破损或有过敏者禁用。用药后观察局部皮肤，如有丘疹、瘙痒或局部肿胀等过敏现象时，停止用药，并将药物擦拭干净或清洗。

5. 临床应用 陈琳等用中药外敷治疗胫骨结节骨骺炎 60 例，随机分为治疗组和对照组，治疗组 36 例外敷自制膏药，对照组 24 例外敷消炎止痛膏（上海集成制药厂出品）。结果：治疗组治愈率和总有效率均高于对照组，差异有统计学意义（$P<0.05$）。侯立军采用红光照射联合中药热敷治疗胫骨结节骨软骨炎 56 例，发现应用红光照射联合中药热敷治疗能充分发挥两种治疗方法的特点，起到协同作用，疗效较好，复发率低，且无毒副作用。王海亮等采用自制消瘀散外敷治疗 30 例胫骨结节骨骺炎。治愈 28 例，好转 2 例，有效率为 100%，治愈率为 93.33%。李志军采用三七血伤膏外敷治疗少儿胫骨结节骨骺炎 76 例，治愈 70 例，好转 6 例，一般用药 7 天后疼痛逐渐减轻。最少用药 3 次，最多 10 次，疼痛基本消失，患儿恢复原来活动，有效率为 100%。刘兰芝等自制治伤药膏治疗胫骨结节骨骺炎 98 例，治疗组 48 例，对照组 50 例，治疗组外敷自制中药膏，对照组外用扶他林，对照组治疗时间明显长于治疗组。自制中药制剂治伤药膏主要成分：乳香、没药、独活、当归、川乌、生地黄等能够活血化瘀，通经活络，达到行气活血止痛、濡养筋骨的作用，从而消肿止痛，通利关节。

二、熏洗疗法

1. 适应证 急、慢性损伤所致局部疼痛、肿胀者。

2. 操作方法 处方：透骨草 30g，丹参 15g，鸡血藤 30g，独活 15g，生川乌、生草乌各 12g，红花 12g，当归 15g，艾叶 12g，川椒 15g，狗脊 30g，将上药放入锅内，加水 3L，煮沸 20 分钟后，将患处置于药液上熏蒸，待药液变温时，用其洗患处。每次熏洗时间应达 40 分钟以上，每天 2 次。

3. 疗法特点 通过局部熏洗，使药物直达病所，借助热力作用，直接改善局部血液循环，达到治疗目的。方中透骨草、川乌、草乌、艾叶、川椒、独活有温经通络止痛的作用；丹参、鸡血藤、当归、红花有活血化瘀止痛作用，并配狗脊以补肝益肾、强筋壮骨。诸药共奏温经通络、活血止痛、补肝益肾之效。

4. 注意事项 熏蒸过程中防止局部皮肤烫伤，注意保暖。用药后观察局部皮肤，如有丘疹、瘙痒或局部肿胀等过敏现象时，停止用药，并将药物擦拭干净或清洗，遵医嘱内服或外用抗过敏药物。皮肤感觉不灵敏患者，防止烫伤。

5. 临床应用 李文柱等用中药熏洗治疗胫骨结节骨软骨炎 30 例。结果 30 例患者全部症状消失，治疗时间最长 20 天，最短 7 天，随访 2 个月均无复发。楚晓笋等用推拿配合中药熏洗治疗胫骨结节骨软骨炎 48 例。治疗时间 6 ~ 14 天，平均 10 天，疗效优 33 例，良 12 例，差 3 例，总有效率为 93.75%。中药熏洗疗法，应用中药温经活血、除湿祛风之功效，借助热熏及药力，使局部血流加速，促进局部循环，达到通则不痛的目的；同时配合手法治疗，疏通经络，减轻水肿，缓解疼痛，疗效确切。谢真龙等用经皮钻孔并中药熏洗治疗胫骨结节骨骺炎 18 例，治愈好转率为 93.3%。认为红花、延胡索、三棱、莪术、泽兰为活血祛瘀、行气止痛之上品，加用桂枝、艾叶温经散寒，苏木、防风、羌活祛风除湿，防止风寒湿邪乘虚而入，并起止痛之功效。

三、针刀疗法

1. 适应证 胫骨结节髌腱止点处肿胀、疼痛者。

2. 操作方法 患者平卧位，屈膝 60°，常规消毒、铺无菌巾，于胫骨结节处纵向垂直进刀，皮下左右疏通剥离，将皮下滑囊各壁穿透；调整针刀角度，达到腱下滑囊及结节骨骺，切割数次，出针。嘱患肢固定 1 天，半个月内不要爬坡、跑步。

3. 疗法特点 采用针刀切剥、疏通滑囊，使滑液外泄，改善滑囊的良好循环；切割结节骨骺，减小髌腱内压力，改善骨骺血供。从而起到减压、缓解疼痛的作用。

4. 注意事项 严格无菌操作，避免局部感染。局部皮肤破溃者患处避免进针，避免浸水。

5. 临床应用 王勇等用针刀治疗胫骨结节骨骺炎 16 例。结果：胫骨结节处肿胀、疼痛完全消失，患肢运动功能恢复正常 15 例。肿胀、疼痛缓解，患肢运动功能受限程度减轻 1 例。张汝涛用小针刀治疗胫骨结节骨骺炎 26 例，治疗 1 次 21 例、2 次 5 例，26 例治疗后局部无疼痛，活动自如，全部治愈。经 3 个月至 2 年随访均无复发。认为利用小针刀切割，能松解粘连，改变活动受限的状况，切割治疗也是一种机械刺激，可使组织活力增加，致使毛细血管扩张，血液循环和新陈代谢加速，从而缓解症状，促进功能恢复。

参考文献

［1］陈琳，陈崇华. 中药外敷治疗胫骨结节骨骺炎 36 例［J］. 福建中医药，2005，36（2）：21-22.

［2］侯立军. 红光照射联合中药热敷治疗胫骨结节骨软骨炎疗效观察［J］. 河北中医，2009，31（8）：1153-1154.

［3］王海亮，王宇莹，朱美香. 活血化瘀法治疗胫骨结节骨骺炎［J］. 浙江中医杂志，2009，44（11）：832.

［4］李志军. 三七血伤膏外敷治疗少儿胫骨结节骨骺炎 76 例［J］. 河南中医学院学报，2008，23（138）：77-78.

［5］刘兰芝，陈元平.自制治伤药膏治疗胫骨结节骨骺炎48例［J］.中国中医药现代远程教育，2011，9（10）：28-29.

［6］刘兰芝，陈元平.通痹药袋热敷治疗胫骨结节骨骺炎40例［J］.中医外治杂志，2012，21（4）：26-27.

［7］李文柱，武强，杨希亮.中药熏洗治疗胫骨结节骨软骨炎［J］.中国民间疗法，2000，8（6）：23.

［8］楚晓笋，苗金波，焦宗乾.推拿配合中药熏洗治疗胫骨结节骨软骨炎［J］.山西中医，2013，29（5）：62.

［9］谢真龙，杨立新.经皮钻孔并中药熏洗治疗胫骨结节骨骺炎18例［J］.广西中医药，2001，24（5）：26.

［10］王勇，耍彦霞.针刀治疗胫骨结节骨骺炎［J］.中国临床康复，2004，8（29）：6467.

［11］张汝涛.小针刀治疗胫骨结节骨骺炎26例［J］.实用中医药杂志，2007，23（4）：237.

（明　敏　徐旭东）

第三节　股骨头无菌性坏死

　　股骨头无菌性坏死又称股骨头缺血性坏死，是指多种原因导致股骨头的血液循环障碍，进而骨细胞、骨髓造血细胞及脂肪细胞发生变性坏死的病理过程。近年来本病的发病率呈上升趋势，已成为骨伤科常见疾病之一。由于目前缺乏从根本上中止或扭转其病理过程的治疗方法，因此，股骨头坏死也是骨伤科疑难病症之一。

　　股骨头坏死最常见的临床表现主要有患肢疼痛和患髋功能障碍。疼痛多因炎症病变或炎症病灶内的高压引起，表现为持续痛，静息痛，负重时疼痛加重；股骨头塌陷变形导致创伤性关节炎，亦可引发髋关节及其周围肌肉韧带附着部位慢性损伤性疼痛。早期功能障碍表现为髋部活动度受限，特别是旋转活动受限，不能持续行走；中晚期则可能患肢短缩跛行，或因疼痛、骨性关节炎而致负重行走功能障碍。

　　股骨头坏死的发病机制尚不明了，目前学界多数人的共识为：多种原因引起股骨头血液循环障碍，动脉灌注不足或静脉回流不畅，导致股骨头内、髋关节囊内压力增高，加剧血运障碍，形成恶性循环，最终引发股骨头缺血坏死。常见病因包括髋部外伤，长期饮酒，大量或长期使用糖皮质激素，髋关节发育不良，减压病，以及其他疾病中并发股骨头坏死等。此外，还有一些股骨头坏死原因不明。

　　关节置换是治疗股骨头坏死的有效方法，但植入体内的假体有一定使用期限，手术有相应的创伤，有些患者因种种原因不能接受手术等，因此关节置换尚不能最终解决股骨头坏死的治疗难题。近年来随着许多新技术的应用，保髋治疗的疗效得以提高。

　　股骨头坏死属中医学"骨蚀""骨痹""骨痿"范畴。其病因为外力损伤、寒湿侵袭、过度饮酒、滥用药物等；其病机为瘀血痰湿壅阻脉络，骨失濡养，久则肝肾俱损，气血两伤，骨枯筋萎，塌陷变形，肢体不用。股骨头坏死的病理过程是由实及虚，虚实夹杂；总的治疗原则是扶正祛邪。早期多以祛邪为主，中期扶正祛邪，后期补益为主。具体治法不外活血化瘀，温通或清利痰湿，补肝益肾，调理气血。中医外治法的原则是活血化瘀，疏通经络，改善血运，缓解炎症反应，减轻或消除患肢疼痛，发挥了中医疗法在保髋治疗中的传统优势，使得部分患者的病程发展得以延缓。还有部分患者即使发生了股骨头塌陷、变形，但经过治疗，仍能维持部分功能，从而避免关节置换手术。其中外治疗法具有简便易行，无创，费用较低，短期内有明显疗效等特点，在临床广泛运用。常用的中医外治法有中药敷贴、针灸、推拿、熏洗等疗法。

一、贴敷疗法

1. 适应证 股骨头坏死早期，局部疼痛明显者；股骨头坏死其他病理阶段，疼痛较甚，不适宜手术治疗者。

2. 操作方法

（1）伤科 I 号（江苏省中医院院内制剂。主要成分：蔓荆子、紫荆皮、当归、木瓜、丹参、赤芍、羌活、川牛膝、威灵仙、防己、秦艽等，加饴糖调制而成）。协助患者取舒适体位，患处下垫中单，充分暴露患部，注意保暖。取大小合适的敷料正确摊药，做到均匀、厚薄适中，部位准确，面积适中，均匀敷于患处，胶布固定，范围大的用绷带缠绕，松紧适宜，每次 1 贴，敷于患髋局部，每天 1 次，两周为 1 个疗程。

（2）活络膏：处方：当归、生地黄各 240g，钩藤、大黄各 120g，红花、没药、白芷、刘寄奴、冰片、蜂房、乳香、甘草各 60g，白芍 30g。上药共研细末，蜂蜜或饴糖调为药膏。贴于患处，1～2 天换药 1 次。

（3）痛痹散：处方：川乌、草乌、肉桂、细辛、天麻各 10g，高良姜、生南星、麻黄、红花、公丁香、干姜各 15g，将药物研成极细粉末，使用时取适量加在敷药上。适用于冷痛拘挛，四肢不温的病例。

3. 疗法特点 贴敷疗法是具有鲜明特点的中医传统疗法，使用方便，副作用小，将药物制剂直接敷贴于髋部，使药物有效成分透过肌肤经脉，对病变的股骨头发挥作用，活血化瘀，行气止痛，改善股骨头血运，促进股骨头血管增生，死骨吸收，新骨形成。股骨头坏死的各个阶段都可以使用。

4. 注意事项

（1）皮肤破溃者不可使用，以免发生感染。

（2）敷药后发生皮肤过敏者应立即停药，并酌情处理。

（3）根据寒热虚实辨证使用贴敷疗法，效果更佳。

5. 临床应用 张志强等人的相关临床研究表明中药贴敷的主要功效有：①通过提高痛阈起到镇痛作用；②通过抑制炎性细胞渗出、浸润，调节炎性介质的合成与释放而达到抗炎作用；③通过改善损伤部位微循环，改善血液流变学性质，纠正 pH，降低毛细血管通透性来发挥其治疗作用；④改善机体代谢，既能促进增生病变的转化吸收，又能使萎缩的结缔组织恢复，使因损伤引起的负氮平衡很快转为正常平衡状态，有利于组织和创伤的恢复；⑤提高机体特异性免疫力，增强巨噬细胞的吞噬能力，促使机体能加速清除体内瘀血，从而起到直接或间接的抑菌作用。赵玉娟、张锡讳、董洪燕等人的临床研究表明，外用中药贴敷能有效改善受损软组织的血液循环，加速其周围炎症的吸收，促进损伤组织的修复。

二、针灸疗法

1. 适应证 股骨头坏死的各个病理阶段，尤其在股骨头坏死的早、中期患者。

2. 操作方法

（1）辨证配穴：根据脏腑经络、寒热虚实进行辨证，拟定治疗方案，开出配穴处方。包括近部取穴、远道取穴及对症取穴，遵循经络走向，各穴位相互呼应，形成体系。

（2）针灸手法：根据辨证，按病变性质，分别采取针刺的补泻手法，以及灸法。

3. 疗法特点 针灸是系统性的中医外治疗法，依据中医理论，按脏腑、四诊、八纲，进行辨证施治，循经取穴，扶正祛邪，或补或泻，调理气血，通畅经脉，温寒散热，平衡阴阳，达到治疗目的。针灸疗法可以促进股骨头血运恢复，加快骨质的修复，有助于保持患髋功能。

4. 注意事项

（1）体质虚弱、精神紧张、饥饿疲劳的患者，刺激不宜过强，慎用针刺。

（2）孕妇患者不宜取下腹部穴位，循经取穴时避免选用引起子宫收缩的腧穴，如合谷、三阴交、昆仑、至阴等。

（3）皮肤感染处不宜针灸。

5. 临床应用 张晓东以中药针灸并用治疗脾肾阳虚寒湿凝滞型股骨头无菌性坏死 5 例，首先患者先取俯卧位，将自制大艾灸箱放置于腰骶部，将艾条点燃，从脾俞沿膀胱经放置至骶尾部，固定好，盖好艾灸箱盖，用薄被盖上固定，灸半小时左右。同时针刺髋关节后部的阿是穴、环跳、承扶、秩边、风市、绝骨、承山。完成上述操作后，再让患者改为仰卧位，在髋部前外侧寻找硬结处及阿是穴、居髎、髀关、足三里、阳陵泉等予以针灸。针灸治疗隔日 1 次。均以 1 个月为 1 个疗程，连续治疗 3 ~ 6 个疗程。最终取得了 100% 治愈率的良好效果。滕居赞等报道雷火灸结合中药内服治疗股骨头坏死 30 例，取穴：至阳、膈俞（患侧）、环跳（患侧）、命门、足三里（患侧）、阳陵泉（患侧）、悬钟（患侧）、阿是穴。操作：嘱患者侧卧位，患侧向上，准备 2 支雷火灸。艾条点燃，以旋转和雀啄手法，距离皮肤 2 ~ 3 cm，从至阳穴开始从上到下，在艾灸的过程中，用手指依次从至阳穴开始到悬钟沿督脉、膀胱经、胃经及胆经进行按压、如果触按到条索状物或结节则停留，边灸边揉散，每次灸 30 ~ 60 分钟，每天 1 次。治疗后疼痛、跛行及功能障碍症状积分均下降（$P<0.05$）。

三、推拿疗法

1. 适应证　股骨头坏死关节粘连，活动受限者；股骨头坏死晚期骨关节病形成，关节僵硬者。

2. 操作方法　临床推拿治疗股骨头坏死，各种手法均有应用，治疗部位包括病变髋关节和相关穴位。常用手法如推法、拿法、按法、摩法、揉法、𫐉法、搓法、摇法、抖法、打法（拍叩手法）。根据患者的具体病情，选择合适的几种手法，组合成套治疗方案，一般隔天 1 次。

3. 疗法特点　通过推拿手法不同强度、深浅及方向的力作用于体表部位，达到松解粘连、通利关节、解痉止痛、激发经气，调节脏腑的治疗作用。西医学认为推拿治疗可使股骨头坏死患者局部皮肤温度增高，髋关节周围毛细血管扩张，代谢增强，有利于酸性代谢产物排泄，免疫力提高，从而减轻水肿，消炎止痛。推拿还可以缓解肌肉痉挛，增加肌肉营养，防止或减轻病变日久，髋关节周围肌肉萎缩。

4. 注意事项

（1）推拿治疗股骨头坏死，切忌手法粗暴，以免导致施治部位皮下出血、骨化，甚至骨折或关节损伤。患者处于急性期时，推拿手法更应注意和缓轻柔，忌用刺激强烈的手法。

（2）股骨头坏死出现断裂带，股骨头有崩解碎裂趋势的病例，不宜推拿治疗。

（3）股骨头坏死合并骨折的患者禁止推拿治疗；股骨头坏死合并严重骨质疏松，骨质强度差易骨折的患者慎用推拿治疗。

5. 临床应用　推拿疗法可以改善患髋部的血液循环，松解髋部痉挛肌肉、疏通经络，缓解疼痛，还可以改善肢体功能，防止关节功能的完全丧失。郭俊海的相关临床研究表明推拿手法具有改善微循环、抗炎镇痛、松解粘连的作用。

四、熏洗疗法

1. 适应证　股骨头坏死各个病理阶段的患者。

2. 操作方法　处方：伸筋草、透骨草、海桐皮、五加皮、红花、艾叶、苏木、牛膝各15g，加水煮沸20分钟，去药渣，放置较深木桶内，加热水适量。患者将双下肢浸泡于药液中20～30分钟，每天1～2次。

3. 疗法特点　中药熏洗是药物与热量结合，既有热量的物理治疗作用，同时也激发中药的药性，使其治疗作用更易发挥。此法对股骨头坏死病变趋于平稳修复，进行功能锻炼时，有很好的辅助作用，对股骨头坏死轻、中度疼痛亦有较好的治疗作用。

4. 注意事项

（1）中药熏洗均是在一定的温度条件下进行治疗，要注意控制温度，不可过高，防止发生皮肤烫伤。

（2）局部皮肤创伤、溃疡、感染炎症时，不宜采用此类治疗。

（3）合并下肢静脉曲张的患者，慎用中药足浴治疗。

5. 临床应用　崔镇海用中草药浴对局部和全身浸泡，借助药量大且合理调配而产生的特有药力和热力效应；通过皮肤毛孔吸收，经络传递，直达各个部位，使减弱、萎缩、变形、硬化了的血管弹性重新恢复，痉挛、闭锁的微动脉闸门打开，体内体外周围阻力缓解，血流通畅，速度加快，对局部或闭锁的全身微血管产生巨大冲击，对机体缺血缺氧的细胞、组织、器官和坏死的股骨头予以灌注、滋养和复长。黄月秀研究认为中药药浴使临床症状改善明显，避免了打针的痛苦及服药对胃肠的刺激，患者乐于接受。对股骨头坏死患者实施中药药浴治疗和护理，能显著提高临床有效率，改善下肢功能。

参考文献

［1］张志强，刘强.中药治疗急性软组织损伤的研究进展［J］.实用医学杂志，2008，24（1）：4.

［2］赵玉娟，蔡少峰.金黄散外敷配合TDP治疗踝关节软组织损伤75例［J］.中医药导报，2010，18（3）：89.

［3］张锡讳，李国信.中药外敷治疗急性软组织损伤的临床研究［J］.辽宁中医杂志，2005，32（4）：368.

［4］董洪燕，段沛涛，王富田.中药外敷治疗急性软组织损伤36例［J］.中医外治杂志，2011，21（3）：19.

［5］张晓东.中药针灸并用治疗脾肾阳虚寒湿凝滞型股骨头无菌性坏死5例［J］.实用中医内科杂志，2012，26（12）：87-88.

［6］滕居赞，苏波，王大伟.补肾活血汤加减联合雷火灸治疗股骨头缺血性坏死30例临床观察［J］.河北中医，2013，35（4）：491.

［7］郭俊海.推拿手法治疗骶髂关节损伤［J］.中国实验方剂学杂志，2011，17（14）：317-318.

［8］崔镇海.股骨头缺血性坏死的临床治疗研究［D］.长春：长春中医药大学，2010.

［9］黄月秀.中药药浴治疗股骨头坏死的临床观察及护理［J］.中国疗养医学，2015，24（7）：745-746.

（蒋东明　卞恒杰）

第四节　骨折延迟愈合

　　骨折延迟愈合是指骨折经过治疗，超过通常愈合所需要的时间（一般为4～6个月）。骨折端仍未出现骨性连接者，称之为骨折延迟愈合。其发生往往是多种因素共同作用的结果，如骨折患者年老体弱、营养不良与贫血、患有全身性疾病、骨折部位血运差、断端接触过少或移动度过大、固定不当或过度牵引、骨缺损、感染等因素；症状主要表现为骨折部肿胀、压痛及异常活动，X线显示骨折端骨痂少，轻度脱钙，骨折线明显，但无骨硬化表现。

　　随着时间的推移，若X线显示有骨折愈合的趋势，则病情好转。若8个月以上X线片仍显示骨折断端无骨痂形成，有骨质吸收、间隙增大的趋势，则发展成骨不连。

　　西医学治疗目前多使用含有骨生长因子的药物，给骨的再生补充外源生长因子及微量元素，通过各种生长因子直接作用于成骨细胞和破骨细胞，促进骨与软骨基质合成及成骨细胞活性和数量增加，并刺激垂体，进而刺激成骨细胞和破骨细胞活性，从而促进骨折愈合。其他治疗还有骨移植、骨髓移植、自体骨移植、钢板或骨髓钉固定等手术方式等。

　　中医学认为，该病是由于筋骨伤折、气滞血瘀、气血不调、脾气不足、肝肾亏虚而致骨折难愈合，可通过益气健脾、补益肝肾、活血化瘀法分型治疗骨折延迟愈合。常用的中医外治方法有熏蒸、电磁、超声、冲击波等疗法。

一、熏蒸疗法

　　1. 适应证　骨折延迟愈合者。

　　2. 操作方法　处方：羌活、独活、红花、赤芍、川芎、当归、独活、穿心莲叶、急性子、天花粉各20g，洗干姜、地鳖虫、乳香、没药、宽筋藤、炙麻黄、伸筋草、透骨草、细辛各10g。将药放锅中加水，每份药加水3~4L，浸泡30分钟，再用文火煎煮30分钟，将药液储存备用。患者卧于熏蒸床上，患处下垫皮单。中药熏蒸仪加入药水后接通电源，喷头对准患部让药液蒸气熏蒸患处，注意喷头离开患部30~40cm左右以防烫伤皮肤，时间设定为30分钟，每天2次。10天为1个疗程，一般3~5个疗程。

3. 疗法特点 外用中药熏蒸的特点在于操作简便，依从性高，副作用小，效果明显，能够活血行气化瘀，补肾强筋健骨。

4. 注意事项 中药熏蒸时注意避风保暖，关闭门窗，室温保持在22~24℃，遮挡过于暴露的肢体，治疗结束后及时用干毛巾擦干患肢上的水滴，穿好衣服，防止感冒。根据患者年龄、皮肤对温度的耐受力调节喷头与患部达到合适的距离，一般为30~40cm，以免烫伤皮肤，也不可太远，以免影响熏蒸的疗效。中药熏蒸过程中必须加强巡视，由于室温及患肢温度均较高，患者出汗较多，应注意及时补充水分，可嘱患者治疗前适当饮用一些淡盐水或果汁避免休克和晕厥等。注意观察局部皮肤反应，如出现苍白、红斑、水疱、痒痛症状，立即停止熏洗，报告医师，配合处理。中药熏蒸时做到一人一单，杜绝交叉感染。

5. 临床应用 陈劲松等为了观察中药"骨愈合剂"熏蒸对伴糖尿病骨折患者延迟愈合的影响，对四肢骨折内固定术后骨延迟愈合患者进行中药"骨愈合剂"熏蒸治疗，4、8、12、24周分别进行X线片检查，观察骨折端愈合的情况。结果显示"骨愈合剂"熏蒸治疗伴糖尿病骨折延迟愈合27例，其中骨性愈合21例（77.78%），好转5例（18.51%），无效1例（3.7%）转手术治疗。总有效率为96.3%。说明"骨愈合剂"能够有效促进糖尿病骨折的愈合，也可以早期使用，预防可能出现的骨折延迟愈合。

二、电磁疗法

1. 适应证 骨折延迟愈合者。

2. 操作方法 取患者仰卧位，需治疗骨折处平放于床面，把电磁治疗仪的两个电容极板安放在骨折部位附近夹板之外相对的部位，用医用胶布固定或用绷带缠绕。若用管型石膏固定，则在骨折部位相对面的两侧开窗将电容极板放在开窗洞内，若用外固定器，两电容极板可直接放在骨折部位相对的皮肤上。有伤口及窦道者，电容极板放在包扎敷料之外。电容极板安妥后，将导线插头插入仪器机壳之插座内，机器即开始工作。机器放在患者衣袋内或用布带捆在外固定夹板及石膏之外，采用连续 12 小时或全日通电法，给予直流电刺激，电流强度 5 ~ 30μA，电压 0.83 ~ 1.0V。每月 X 线摄片检查。

3. 疗法特点 电磁治疗骨折延迟愈合的疗效可靠、创伤小、方法简单安全，依从性高。

4. 注意事项 有心脏起搏器的患者、早孕妇女、局部感觉缺失和对电刺激过敏患者禁止使用。

5. 临床应用 杨杰华等通过比较国产液电式及电磁式体外冲击波治疗骨不连及骨折延迟愈合的效果及安全性，随机抽取液电式及电磁式 ESW 治疗骨不连及骨折延迟愈合患者 112 例，每月进行 X 线片复查，了解骨折愈合情况，电磁式组与液电式组比较疗效及安全性差异有显著性意义（$P<0.01$）。认为电磁式 ESW 治疗骨不连及骨折延迟愈合的疗效优于液电式 ESW 机，电磁式 ESW 治疗骨不连及骨折延迟愈合疗效可靠、创伤小、方法简单安全。Assiotis A 等为了进一步研究脉冲电磁场对骨折延迟愈合或不愈合的疗效，对 44 例平均年龄（49.6±18.4）岁的胫骨延迟愈合或不愈合的患者进行前瞻性研究。在对其中 34 例成功促进骨折愈合患者的研究结果中发现，长期的脉冲电磁场治疗对骨折愈合具有促进作用。

三、超声疗法

1. 适应证　骨折延迟愈合者。

2. 操作方法　患者取仰卧位，需治疗骨折处平放于床面，并充分暴露需治疗骨折处皮肤；在骨折处涂抹足量医用耦合剂（TM-100 型），其上放置一约 5mL 的水囊，保证水囊与皮肤紧密接触；使用固定带将 LIPUS 两探头固定于涂抹耦合剂的水囊上；设置 LIPUS 参数：30 mw/cm^2，频率 1.0MHz，频宽 200μs，重复频率 1.0KHz，治疗时间每次 20 分钟，每天 1 次，每周 6 天，持续 6 周。

3. 疗法特点　低强度脉冲超声（LIPUS）是一种机械能，以声波形式通过生物组织传递。低强度脉冲超声在生物学及生物力学水平上优化了骨折的愈合过程，并为之提供了一个理想的修复环境，不仅可以促进新鲜骨折的愈合，而且能促进骨折延迟愈合以及骨不连的愈合。

4. 注意事项　有活动性肺结核、出血及出血倾向的，局部严重水肿、严重心脏病、恶性肿瘤的患者及孕妇禁止使用。

5. 临床应用　低强度脉冲超声主要通过增加体内有利于骨折愈合的细胞因子含量，促进成骨细胞的增殖和分化等作用，从而促进骨折愈合。

RamLi R 等用鸡胚绒毛尿囊膜作为实验对象，研究发现以超声波刺激可以诱导骨折端血管的生成。Schofer MD 等将发生骨折不愈合的成人患者随机分为两组，一组接受 LIPUS 治疗，另一组则接受相同设备的假治疗，每天治疗 20 分钟，持续 16 周，试验组与对照组相比，骨密度平均值提高，骨折愈合时间缩短，骨折间隙缩短。试验结果表明 LIPUS 对治疗胫骨延迟愈合的效果优于对照组。Bashardoust Tajali 等在一项系统回顾和 META 分析中提出：LIPUS 不仅可以促进新鲜骨折的愈合，对发生延迟愈合和不愈合的骨折也具有一定的促进骨折愈合作用。

四、冲击波疗法

1. 适应证 骨折延迟愈合者。

2. 操作方法 对骨折的位置及深度经 B 超及电视 X 线定位后，与水囊直接接触的皮肤区域涂抹超声偶联剂，体外冲击波治疗机聚焦于骨折断端间隙及两侧断端的皮质骨，避开大的血管及神经束。依据骨骼的粗细及强度，冲击电压在 10 ～ 20KV 不等，平均为 15KV，冲击功率为 10 ～ 18 瓦之间，平均为 14 瓦，每次冲击 10 分钟，每周冲击波治疗 2 次，连续 2 次治疗间隔为 3 天，连续 6 次为 1 个疗程。

3. 疗法特点 人体软组织与水有着相似的声阻抗，体外冲击波穿过时不会引起能量释放而损伤组织，体外冲击波能精确定位和聚焦，使能量高度集中于约 $1.5cm^2$ 范围的靶区并发挥效应。体外冲击波的破碎作用是以一种内爆炸形式产生的，因此所形成的碎片动能极小，这使得高能震波很少在治疗过程损伤邻近组织。体外冲击波治疗不仅可以用于骨折愈合的治疗，对于疲劳性骨折的治疗也具有促进作用。

4. 注意事项 冲击波直接作用于胸部可造成肺组织的损害，故禁止在锁骨和肋骨骨折中应用。由于体外冲击波可使微血管裂解，使皮肤出现一过性的瘀斑，故血友病和凝血机制差的患者禁用此疗法。体外冲击波对骨骺板的影响还不甚明了，一些实验研究表明冲击波对骨骺的生长具有潜在的危险性。恶性肿瘤为相对禁忌证。

5. 临床应用 Moretti B 等总结体外冲击波治疗骨折不愈合和新鲜骨折的临床经验中发现，在经过平均 8 ～ 10 周的体外冲击波治疗之后，骨折不愈合患者或新鲜骨折的患者都会取得明显的治疗效果。Moretti B 等将体外冲击波应用于治疗 10 例下肢疲劳性骨折的运动员，平均治疗 8 周骨折临床评估和 X 线表现都得到大幅度改善，运动员可以逐渐地进行体育锻炼。

参考文献

［1］陈劲松，常华，盛永华，等.骨愈合剂熏蒸促进糖尿病骨折术后延迟愈合的临床观察［J］.中国中医药现代远程教育，2014，12（24）：38-39.

［2］杨杰华，张盘德，彭小文，等.液电式及电磁式体外冲击波治疗骨不连及骨折延迟愈合效果比较［J］.中国康复医学杂志，2009，（10）：921-923.

［3］Assiotis A，Sachinis NP，Chalidis BE．Pulsed electromagnetic fields for the treatment of tibial delayed unions and nonunions．A prospec-tive clinical study and review of the literature［J］.J Orthop Surg Res，2012，1：24．

［4］RamLi R，Reher P，Harris M，et al．The effect of ultrasound on angio-genesis：an in vivo study using the chick chorioallantoic membrane［J］.Int J Oral Maxillofac Implants，2009，4：591-596．

［5］Schofer MD，Block JE，Aigner J，et al．Improved healing response indelayed unions of the tibia with low-intensity pulsed ultrasound：re-sults of a randomized sham-controlled trial［J］.BMC MusculoskeletDisord，2010，11：229．

［6］Bashardoust Tajali S，Houghton P，Mac Dermid JC，et al．Effects of low — intensity pulsed ultrasound therapy on fracture healing：a systemat-ic review and meta-analysis［J］.Am J Phys Med Rehabil，2012，4：349-367．

［7］Moretti B，Notarnicola A，Moretti L，et al．Bone healing induced by ESWT［J］.Clinic Cases Miner Bone Metab，2009，2：155-158．

［8］Moretti B，Notarnicola A，Garofalo R，et al．Shock waves in the treatment of stress fractures［J］.Ultrasound Med Biol，2009，6：1042-1049．

（丁　亮）

第五节　强直性脊柱炎

　　强直性脊柱炎是一种以骶髂关节和脊柱附着点炎症为主要症状的全身性疾病。它属于血清阴性脊柱关节病的一种，目前病因尚不明确，近年来有研究结果提示与遗传、感染、内分泌、风湿寒冷等因素有关。一般发病比较隐匿，早期可有厌食、低热、乏力、消瘦和贫血等症状，最常见的症状为腰背僵硬或疼痛，活动后可缓解，以及腰椎各方向活动受限和胸廓活动度减低。发病以炎性腰痛、肌腱端炎、外周关节炎和关节外表现为特点，发病缓慢，病程较长。

　　一般认为，强直性脊柱炎具有一定的疾病自限性，部分患者到一定阶段可自行缓解，预后较好，但很多患者会出现疼痛与发僵，关节强直，需要药物治疗，严重者会有畸形或造成残疾，甚至生活不能自理。

　　目前西医学对强直性脊柱炎无特效治疗方法，早期治疗以缓解疼痛和减轻脊柱强直、抑制症状发展、预防畸形为主，常用的药物有非甾体抗炎药、糖皮质激素及改善病情的如柳氮磺吡啶、甲氨蝶呤、沙利度胺等，同时配合必要的康复功能训练，以减轻残疾，提高患者的生存质量，后期治疗在于矫正畸形和治疗并发症。

　　中医学将其归属于"痹证"范畴，古人称"竹节风""骨痹""尪痹""龟背风"等，其根本原因为先天禀赋不足，加之后天风寒湿诸邪入侵，肾、督正气虚弱而发病。中医治疗强直性脊柱炎原则是以辨证施治为主，祛风散寒，利湿通络，活血化瘀，解毒消肿，补肾健骨，调节整体。常用中医外治法有针灸、推拿、熏蒸、水针、贴敷等疗法，上述外治法既可单独使用，也可两种或多种联合使用，临床上视患者症情而定。

一、针灸疗法

1. 适应证 强直性脊柱炎早、中、晚期伴有腰骶、脊背、关节疼痛僵硬，肢体酸楚，活动受限等症的患者。

2. 操作方法 取穴：以足太阳膀胱经穴、华佗夹脊穴、督脉穴为主，阿是穴为辅。华佗夹脊穴：第 1 胸椎至第 5 腰椎，每隔一椎体交替取穴；督脉和足太阳膀胱经穴：大椎、身柱、神道、至阳、筋缩、脊中、悬枢、命门、腰阳关、十七椎、肺俞、心俞、膈俞、肝俞、脾俞、肾俞、气海俞、大肠俞、关元俞、秩边等，每次取上述穴位中的 8～10 个穴位为一组（膀胱经取双侧）。随证取穴：口苦、咽干加太溪、太冲；髂胫束紧张加风市、环跳；疼痛沿坐骨神经放射加承扶、殷门、委中等穴；膝关节受累加内膝眼、外膝眼、足三里、阳陵泉；骶髂关节疼痛明显加环跳、八髎、阿是穴；颈部疼痛加后溪、列缺、天柱。患者取俯卧位，穴位局部常规消毒，用直径 0.25mm×40mm 华佗牌 1 次性针灸针，背部穴位斜刺（脊柱方向），腰部穴位直刺，刺入 1～1.5 寸，以局部酸胀得气为度，采用平补平泻法，每天治疗 1 次，每次 30 分钟。

3. 疗法特点 该病变在脊柱，属督脉，督脉为阳脉之海，统一身阳气，针刺背部夹脊穴、膀胱经穴、督脉穴可改善体内气血运行，振奋阳气，祛除风、寒、湿邪，从而达到舒经通络、活血化瘀、止痹痛的功效。

4. 注意事项

（1）严格遵守无菌操作要求，背俞穴刺时注意针刺的方向、角度、深度，以防伤及内脏。

（2）有针灸禁忌证者禁止用此法。如皮肤有感染、溃疡、瘢痕或肿瘤的部位。

5. 临床应用 张海龙等观察针刺华佗夹脊穴和督脉穴对强直性脊柱炎患者脊柱功能活动度和疼痛的影响，经治疗 3 个疗程后，针刺督脉和华佗夹脊穴组的疾病病情活动度和功能活动度改善效果均优于柳氮磺胺吡啶片组，说明针刺华佗夹脊穴和督脉穴能很好地改善强直性脊柱炎患者功能活动度，且能降低患者疼痛程度和疾病的活动性。字锦珍将 136 例强直性脊柱炎患者随机分为两组，对照组 68 例予口服柳氮磺吡啶与双氯芬酸钠，治疗组 68 例在对照组治疗的基础上加以针刺治疗，经治疗后治疗组临床疗效总有效率为 94.1%，对照组临床疗效总有效率为 79.4%，治疗组疗效明显优于对照（$P<0.05$）；经随访，治疗后 6 ~ 18 月中，治疗组患者复发率明显低于对照组患者，表明针灸治疗强直性脊柱炎临床疗效显著，且降低了复发率及不良反应发生率，提高了临床治愈率，是一种安全、有效的临床治疗方法。

二、推拿疗法

1. 适应证　强直性脊柱炎早期、中期，无颈项、脊背、髋关节畸形者。

2. 操作方法　①患者取俯卧位，术者自上而下沿着竖脊肌两侧应用揉法治疗 3 遍以充分放松两侧肌肉；②应用弹拨法主要施术在条索状结节明显的部位，以放松局部肌肉及条索；③点按两侧夹脊穴及督脉上的穴位，如大椎、至阳、筋缩、脊中、命门、腰阳关、后溪等穴位，调节督脉经气，共 30 分钟；④脊柱斜扳法，颈椎及腰椎采用斜扳法，胸椎采用分按的方法，改善关节间隙，为防止脊柱关节粘连，预防加重，延缓骨桥形成，此法不要求出现弹响；⑤整理手法：用掌揉、拿法、侧击法等，并在腰骶部施用擦法以透热为佳。

3. 疗法特点　该疗法可改善脊柱周围组织营养，缓解痉挛，滑利关节，通经活络，使阳气得运，气血得行，痛感得减，加速脊柱关节功能的恢复。

4. 注意事项

（1）在施术前要明确诊断，排除禁忌，如有强直性脊柱炎并发骨肿瘤，或并发感染性、化脓性、结核性脊柱病，或并发开放性软组织及骨关节损伤，或并发伴有严重的心、肝、肾、肺等脏器疾患者均不宜使用推拿手法。

（2）年老体弱者，手法不宜过重。

5. 临床应用　贾峻等运用补肾通督推拿法治疗强直性脊柱炎，分别于治疗2个疗程和4个疗程后与口服柳氮磺吡啶肠溶片组进行比较，在 Bath 计量指数、晨僵时间的改善程度上，治疗组均优于对照组；治疗2个疗程和4个疗程时的关节肿胀积分的改善程度无明显差异。说明补肾通督推拿法治疗强直性脊柱炎疗效明确，与口服 SASP 联合应用要明显优于单纯口服西药。赵敬军等推拿结合针刺治疗强直性脊柱炎36例，结果有效率94.4%。袁志太用针刺王氏夹脊穴和后溪穴配合推拿治疗强直性脊柱炎23例，有效率91%，说明推拿疗法在增强脊柱活动度以及改善各项临床症状方面疗效显著。

三、熏蒸疗法

1. 适应证　强直性脊柱炎早期、中期、晚期，伴有不同程度腰背疼痛、活动受限等症状的患者。

2. 操作方法　给予通痹熏蒸方熏蒸。药物组成：川椒30g，归尾15g，伸筋草10g，透骨草10g，羌活10g，独活10g，威灵仙15g，五加皮15g，海桐皮15g，牛膝12g，杜仲15g，川断15g，赤芍15g，川芎15g，红花12g，生山楂30g，桂枝15g，川乌15g，草乌15g，三棱15g，莪术15g。将预先配制好的上述药物和水倒入熏蒸仪药箱内，按患者的个体差异及耐受能力设定时间及温度，一般温度在40~50℃之间，每次治疗30分钟左右。1天1次,10次为1个疗程。

3. 疗法特点　该疗法通过蒸煮药物产生蒸汽，借助药力和热力通过皮肤作用于机体，使药物直达病所，具有温经散寒、祛风通络、活血止痛之功效，并且能够改善局部微循环，增强局部组织修复能力。

4. 注意事项

（1）注意保温，室内应温暖避风，暴露部分尽可能加盖衣被。

（2）注意掌握药液温度，防止烫伤皮肤。

（3）某些患者在药浴过程中，可能发生头晕等不适症状，应当停止熏蒸，卧床休息。

（4）治疗时间不宜超过半小时，老人和儿童应有专人陪护。

（5）伴有心肝肺肾等脏器病变及有皮疹、皮肤溃疡、皮肤损伤、过敏、年老体虚、妇女妊娠期及月经期等患者不宜使用。

5. 临床应用　董永华等用中药熏蒸治疗强直性脊柱炎 38 例，22 例患者症状消失，14 例明显好转，2 例无效，总有效率达 94.7%。说明中药熏蒸对治疗强直性脊柱炎有很好的疗效，可作为临床治疗强直性脊柱炎的有效方法。

孙楠等运用中药熏蒸缓解强直性脊柱炎疼痛，36 例患者中显效 10 例，有效 23 例，无效 4 例，总有效率为 91.67%，表明中药熏蒸治疗对强直性脊柱炎疼痛具有明显的缓解作用，疗效满意，安全性高，值得临床推广应用。

四、水针疗法

1. 适应证　强直性脊柱炎伴有腰背及关节疼痛症状，活动受限、疲劳乏力等症状者。

2. 操作方法　患者选择舒适的体位，取膀胱经及督脉穴为主，常用穴为风池、大椎、风门、至阳、膈俞、肝俞、脾俞、大肠俞、肾俞、命门、腰阳关、秩边等，配以血海、关元、气海、足三里、三阴交。常规消毒后，用 5mL 注射器抽取当归注射液（上海和黄药业有限公司生产，国药准字 Z31020419）4mL 加 0.5mg 维生素 B_{12} 注射液（辽宁盛生医药集团有限公司生产，国药准字

H31021963）1mL，根据体型胖瘦向脊柱方向斜刺 1 ~ 1.5cm，回抽无血，缓慢推进或上下提插，待出现酸胀麻感时，可缓慢将药液注入，每穴注入 1 ~ 2mL 出针后按压片刻，每天选取 8 ~ 10 穴交替注射（膀胱经穴为双侧），1 天 1 次，10 次 1 个疗程。

3. 疗法特点 此法将针刺与药物对穴位的渗透刺激作用结合在一起，既有针刺之机械性刺激又有药物的化学性刺激，两者协同作用，可使药物直达病所，从而起到补肝肾、强筋骨、活血通络、止痹痛之功。

4. 注意事项

（1）穴位注射时，严格遵守无菌操作，防止感染。

（2）注意检查药物有无沉淀变质等情况，防止过敏发生。

（3）年老体弱者，选穴宜少，药液剂量应酌减。

（4）孕妇的下腹部、腰骶部及三阴交、合谷穴等不宜使用。

5. 临床应用 水针疗法在临床上疗效确切，可单独使用，亦可与其他疗法联合使用。许明辉运用火针结合水针治疗强直性脊柱炎 100 例，结果显示显效 85 例，约占 85%，有效 15 例，约占 15%，无效 0 例，总有效 100%。表明火针结合水针治疗疗效显著，且安全、无毒副作用。王亚玲等以温针夹脊配合穴位注射治疗强直性脊柱炎，治疗 3 个疗程后治疗组总有效率为 93%，对照组总有效率为 74%。说明温针夹脊配合穴位注射治疗强直性脊柱炎较口服药物疗效更优，操作简单，值得临床推广应用。

五、贴敷疗法

1. 适应证 强直性脊柱炎患者。

2. 操作方法 用化痰活血方（厦门市中医院），将药物按胆南星∶桃仁∶僵蚕：白芥子：赤芍 = 2：2：2：2：3 的比例研粉，用姜汁调成膏状再制作成直径 3cm，厚度 0.5cm 的药饼，用胶布将块状药饼贴敷于穴位上。取穴：第一组穴位：膀胱俞、肾俞、膈俞、环跳；第二组穴位：阳陵泉、脾俞、关元俞、大杼。贴敷时间：每次 4 小时，贴药后皮肤有发热感、灼痛感，各人皮肤耐受情况不一样，但以能耐受为度。两组穴位交替使用，一周治疗 1 次，总疗程为 6 个月。

3. 疗法特点 贴敷疗法通过药物直接刺激穴位，药物透皮吸收，渗透至穴位，并通过经络气血的传导，起到化痰活血、舒筋通络、止痹痛的功效 。

4. 注意事项

（1）对胶布过敏者，可选用低敏胶布或用绷带固定贴敷药物。

（2）贴敷药物后注意局部防水。

（3）贴敷后若出现范围较大、程度较重的皮肤红斑、水疱、瘙痒现象，应立即停药，进行对症处理。出现全身性皮肤过敏症状者，应及时到医院就诊。

（4）小的水疱一般不必特殊处理，让其自然吸收。大的水疱应以消毒针具挑破其底部，排尽液体，消毒以防感染。破溃的水疱应做消毒处理后，外用无菌纱布包扎，以防感染。

5. 临床应用 金海鹏等采用化痰活血方穴位贴敷结合西药治疗强直性脊柱炎，治疗结束后观察组总有效率为 81.4%，优于对照组的 59.5%，观察组在缓解疼痛、减轻晨僵、改善脊柱功能方面具有明显优势。张海峰等运用穴位贴敷治疗强直性脊柱炎，经治疗 3 次后，穴位贴敷疗法在改善强直性脊柱炎的疼痛症状方面较口服扶他林疗效显著，差异有统计学意义（$P<0.05$）。杜小正等以针刺加穴位贴敷治疗强直性脊柱炎 32 例，痊愈 6 例，显效 18 例，好转 7 例，无效 1 例，总有效率为 96.9%，疗程最短者 80 天，最长者 160 天，患者腰腿疼痛有明显缓解，随访一年未有发作。

参考文献

［1］张海龙，张俊英．观察针刺华佗夹脊穴和督脉穴对强直性脊柱炎患者脊柱功能活动度和疼痛的影响［J］．医学综述，2015，21（7）：1314-1316.

［2］字锦珍．针灸治疗强直性脊柱炎的临床疗效观察［J］．中国医药指南，2013，11（36）：531-532.

［3］贾峻，沙明波．补肾通督推拿法治疗强直性脊柱炎 60 例临床观察［J］．天津中医药，2015，32（8）：484.

［4］赵敬军，卢国清．推拿结合针刺治疗强直性脊柱炎 36 例［J］．针灸临床杂志，2013，29（8）：18-19.

［5］袁志太．针刺夹脊穴配合推拿治疗强直性脊柱炎 23 例［J］．上海针灸杂志，2003，22（6）：35.

［6］董永华，贺飞，江飞，等．中药熏蒸治疗强直性脊柱炎疗效观察［J］．中医中药，2011，4（7）：61.

［7］孙楠，昝强，梁馨予，等．中药熏蒸缓解强直性脊柱炎疼痛 36 例临床分析［J］．陕西中医学报，2014，37（6）：59-60.

［8］许明辉．火针、水针治疗强直性脊柱炎 100 例临床疗效观察［J］．当代医学，2009，15（25）：150-152.

［9］王亚玲，任昌菊．温针夹脊配合穴位注射治疗强直性脊柱炎疗效观察［J］．现代中西医结合杂志，2014，23（6）：635-637.

［10］金海鹏，吴秋燕，张卫，等．化痰活血方穴位贴敷合西药治疗强直性脊柱炎临床研究［J］．中国针灸，2013，33（S1）：27-30.

［11］张海峰，李立红.穴位贴敷治疗强直性脊柱炎镇痛效果的观察［J］.上海针灸，2009，28（4）：236.

［12］杜小正，田永萍，秦晓光.针刺加穴位贴敷治疗强直性脊柱炎32例［J］.云南中医学院学报，2002，25（3）：11-13.

（蒋仕玉　周海洋）

第六节　骨质疏松症

骨质疏松症是一种以骨量低下、骨微结构破坏、骨脆性增加、易发生骨折为特征的全身性骨病。骨质疏松症多由激素失调、营养缺乏、免疫紊乱、遗传等因素导致骨吸收亢进、骨形成减弱、骨吸收大于骨形成而引起的。骨质疏松症初期并没有任何症状，往往容易被人们忽视。到了中晚期，其临床症状主要表现为疼痛、身长缩短、驼背和骨折。其中疼痛是骨质疏松症的最主要症状，而身长缩短、驼背是继腰背痛后出现的重要临床体征之一。

若失治或误治，严重骨质疏松症可并发骨折，常见的有桡骨远端骨折、髋部骨折和椎体压缩性骨折。

骨质疏松症的治疗以降低骨折发生率为最终目标，治疗过程中致力于升高或维持骨量、缓解症状、提高肌力和身体平衡能力。

中医认为本病的病证主要是"骨痿"，肾精匮乏，髓无以生，骨失所养而发骨痿。中医治疗骨质疏松症以补肾填精、健脾和胃、活血祛瘀为基本治法。常用方法有熏蒸、贴敷、针灸、冲击波、电磁等疗法。

一、熏蒸疗法

1. 适应证　骨质疏松症患者腰痛，腰部活动受限者。

2. 操作方法　熏蒸方组成：王不留行30g，杜仲15g，没药10g，狗脊15g，落得打15g，红花10g，土鳖虫15g，刘寄奴30g，乌梢蛇15g，丹参15g，当归20g，伸筋草30g，黄芪20g，鸡血藤20g，桂枝15g，续断15g，怀牛膝15g，羌活15g，独活15g，延胡索15g，防风15g。先将草药浸泡30分钟，再煎煮，取药液加入熏蒸治疗机中，熏蒸患处，温度以使用者皮肤能承受为宜，每次治疗30分钟，每天2次，5天为1个疗程。

3. 疗法特 中药熏蒸通过热、药的协同作用，加速血液、淋巴液的循环，促进新陈代谢，加快代谢产物的清除。同时，由于热能的作用，促使皮肤充血，毛孔扩张，药物通过扩张的毛孔渗透肌肤，达到活血祛瘀、通络止痛的作用。

4. 注意事项

（1）治疗中防止出现烫伤，不慎出现烫伤或水疱，可用烫伤膏外涂，待愈后再用。

（2）皮肤有过敏或溃破者忌用此法。

（3）每次治疗前以热毛巾擦净患处，治疗完毕后用干毛巾擦干，避风寒。

（4）治疗期间嘱患者避免扛提重物、腰部过度用力。

5. 临床应用 肖璟用中药熏蒸治疗老年骨质疏松腰背痛 87 例，取得较好的效果。方法：将红花、赤芍、独活、丹参、川乌、草乌、红花、羌活、细辛、地骨皮、海桐皮、威灵仙、鸡血藤、透骨草、牛膝各 30g 制成小包装袋，封口放入药缸，注入沸水至药缸容积的 4/5 处，启动电源，使药物加热至沸点后，再调节温度，至 39 ～ 50℃。协助患者平卧于治疗床上，全身放松，将治疗机窗口对准腰背部，启动熏蒸治疗键开始治疗。时间为 20 分钟，每天 1 次。根据患者体质及耐热力随时调节温度及时间，10 天为 1 个疗程。1 疗程后 87 例患者总有效率达 97%。赵振等运用温经助阳中药熏蒸疗法治疗老年性骨质疏松症 24 例，选择 48 例老年原发性骨质疏松症患者，随机分成治疗组与对照组，治疗组在对照组用药基础上用温经助阳中药熏蒸治疗，对照组用钙尔奇 D 片治疗，熏洗方：防己、威灵仙、川乌、草乌、透骨草、狗脊、续断各 20g，红花 10g，川椒 15g。方法：将上述药物放入容器中加水浸泡 3 小时，浸泡好后将药物放入煎药器具中煎煮，具体煎煮方法：第 1 次煎煮的加水量以水超过药物表面 3 ～ 5cm，用武火煎煮直至沸腾，沸腾后用文火煎煮 20 ～ 30 分钟，第二次煎煮的加水量以超过药物表面 3cm 为准，用武火煎煮直至沸腾，沸腾后用文火煎煮 40 分钟。上述中药煎汤并浓缩至 300mL 后将药液加入智能型中药熏蒸汽自控治疗仪，熏蒸腰背部，每天

1次，每次30分钟作，每周5次。治疗组患者无论是在疼痛改善方面还是在骨密度改善方面都优于对照组。晋存等在中药熏蒸加针刺辅助治疗高龄女性骨质疏松性腰背痛的研究中，将50例以腰背痛为主要症状的高龄女性骨质疏松患者随机分为两组，治疗组在规范的抗骨质疏松治疗基础上加行中药熏蒸及针刺治疗，对照组单纯行规范的抗骨质疏松治疗，中药熏蒸药物组成：伸筋草、透骨草、生艾叶、海桐皮各20g，鸡血藤、宽筋藤各30g，桃仁、红花、苏木、骨碎补、续断、川芎、牛膝各15g。使用方法：将药置布袋中，放入熏蒸床药槽内，每次加水3L，用大连鹏达医疗器械公司生产的SZ-88I型部位熏蒸治疗床，调整温度40～50℃宜，熏蒸腰背部，每次熏蒸30分钟，每天1次。连续治疗2周后，治疗组患者在疼痛改善方面优于对照组。

二、穴位贴敷疗法

1. 适应证　骨质疏松症患者症状以腰背痛为主，活动受限不明显者。

2. 操作方法　穴位选取肝俞、肾俞、脾俞及阿是穴，中药处方：红花30g，伸筋草15g，透骨草30g，杜仲20g，续断20g，将以上药物研磨成粉状，添加醋汁配制为黄豆大小的颗粒状，置于纱布中间，在穴位处或压痛点贴敷，每次选择2～3个穴位，贴敷后轻微按压，使中药与穴位能够接触，令患者穴位存在胀感或痒感。药物每天更换1次，2周为1个疗程。

3. 疗法特点　本方是通过补肾健脾、活血通筋的方式来缓解此类患者出现的疼痛。主穴选择阿是穴，活血通筋，配以肝俞、肾俞、脾俞等穴位。肾俞穴能够扶助正气，增强体质；脾俞穴培补脾胃，促进胃肠吸收能力。方中红花能够活血通经，祛瘀止痛，消肿通经；透骨草舒筋活络，活血止痛，辛温善行，活血利气，血气通则不痛；伸筋草能行散以活络舒筋，消肿止痛，主治瘀肿疼痛，跌打损伤。诸药合用于穴位贴敷，可达到补肾益肝、强筋健骨、舒筋活络、消肿止痛的目的。

4. 注意事项

（1）治疗前要对皮肤进行常规的清洗，以免发生感染，皮肤有破损者，禁用此法。

（2）用药后外敷纱布或胶布贴紧，也可用宽布带固定，以防药物脱落。

（3）本法宜在室内进行，注意保暖，以免患者受凉，体虚者尤应注意。

（4）仔细询问患者病史，有皮肤过敏者，敷药时间适当缩短。

5. 临床应用　武密山用抗骨松定位贴剂治疗骨质疏松 30 例，贴剂由熟地黄、透骨草、骨碎补、淫羊藿、泽泻等组成，于足太阳膀胱经肾俞穴和足少阴肾经太溪穴贴药，先清洗穴位，再贴上膏剂，每个穴位用量约含 2g 生药量，每 3 天 1 次，左右交替进行，3 个月为 1 个疗程。结果显示贴剂组在提高骨密度，生化指标改善，骨痛症状改善等多个方面均优于口服药物组。

李霞等比较穴位贴敷配合药物治疗与单纯药物治疗老年骨质疏松患者的疗效差异，将收治的 135 例骨质疏松患者随机分成两组，分别给予穴位贴敷配合药物治疗（观察组 89 例）和单纯的药物治疗（对照组 46 例），并采用视觉模拟评分法对其疗效进行评价。结果显示两组临床症状均得到改善，穴位贴敷配合药物治疗比单纯的药物治疗疗效更显著，比较差异具有统计学意义（$P<0.01$）。说明穴位贴敷配合药物治疗老年骨质疏松效果良好，患者疼痛症状均显著缓解。

三、贴敷疗法

1. 适应证　骨质疏松症患者。

2. 操作方法　处方：杜仲 500g，全当归 500g，川芎 500g，苍术 300g，山慈菇 500g，白药子 500g，生半夏 300g，生南星 300g，蚤休 500g，羌活 500g，独活 500g，威灵仙 600g，麝香 2g，麻油 4kg，醋精粉、广丹各适量。上药除麝香外均放麻油中浸 3～5 天，先用武火熬 30～40 分钟，待药渣至枯黄色后去渣，再用文火熬于滴油成珠，下广丹充分拌匀，再稍冷加醋精粉及麝香充分搅拌后收膏，然后摊牛皮纸上即成。

3. 疗法特点　此膏系纯中药熬制而成，用于外敷具有强烈的祛风活络，活血散坚，通经活络及养血舒筋作用，能有效地促进局部血液循环，有利于消除病变部位中的代谢产物，促进组织的自行修复。此膏药在传统的油膏熬制方法上加以改进，并加入了助渗透剂醋精粉。克服了油膏不易渗透组织的不足，促进了药物的渗透和局部吸收作用，能使药物有效成分尽快地渗入病变组织中去，使药物最大限度地发挥作用。醋本身性酸而能软坚散结，配合麝香通窍，温通经络，使药物在局部长时期地发挥效用，因而提高了治疗效果。

4. 注意事项

（1）治疗前要对皮肤进行常规的清洗，以免发生感染，皮肤有破损者禁用。

（2）用药后用胶布贴紧，也可用宽布带固定，以防药物脱落。

（3）敷药后局部可有瘙痒、皮疹或皮肤灼痛感，一般停药后即可逐渐消失。

（4）仔细询问患者病史，如皮肤过敏体质者，敷药时间适当缩短。

（5）治疗中出现严重不良反应，如水疱或病情加重等，应立即去药。

5. 临床应用　钟树清对中医骨科药膏治疗老年骨质疏松的临床疗效进行探讨，选择 80 例老年骨质疏松患者作为研究对象，把所有患者随机分为观察组和对照组，对照组患者采用常规药物进行治疗，观察组患者采用中医骨科药膏进行治疗，对治疗前后两组临床效果以及心理焦虑度进行对比。经过一段时间的治疗，观察组总有效率为 97.5%，对照组总有效率为 75%，差异明显（$P<0.05$）。采用中医骨科药膏治疗老年骨质疏松临床效果明显，可以在很大程度上减轻老年骨质疏松患者的疼痛程度，为患者生活质量提供保障，可在临床推广。

四、针灸疗法

1. 适应证 骨质疏松症引起的骨痛、腰背疼痛患者。

2. 操作方法 取大杼、膈俞、肝俞、肾俞、脾俞、命门、足三里、绝骨、阳陵泉、太溪、关元，根据病痛部位，每次选 3 ~ 4 个主穴，2 个配穴，快速进针，缓慢捻转得气后，将 3cm 长的艾段头朝下套入主穴针柄点燃，艾段下方垫薄纸皮，以防烫伤。每次起针均以皮肤潮红微痛为宜，每天 1 次，7 次为 1 个疗程，休息 2 天再进行下一疗程，最多治疗 5 个疗程。

3. 疗法特点 研究证实，针灸能够缓解骨质疏松所致的骨痛、腰背痛等症状，改善患者的衰老症状，能够提高骨质疏松患者的骨密度和血清雌二醇水平，提高血清超氧化物歧化酶、1，25- 二羟维生素 D_3 和睾酮含量，降低血清骨钙素、尿钙和尿肌酐比值，降低一氧化氮含量，对绝经后骨质疏松症及老年性骨质疏松症均有效。

4. 注意事项

（1）治疗中若患处皮肤有烫感时，及时调整艾段位置，防止出现烫伤，不慎出现烫伤或水疱，可用烫伤膏外涂。

（2）皮肤有过敏或溃破者忌用此法。

（3）有晕针现象的患者忌用。

（4）治疗期间须嘱患者避免扛提重物、腰部过度用力。

5. 临床应用 欧阳钢等观察补肾穴和健脾穴治疗原发性骨质疏松症的效果，补肾组取穴关元、太溪、肾俞，患者呼气时将针缓慢刺入，得气后行重插轻提手法，而后留针 1 分钟，其间行针 1 次，出针时令患者吸气，将针疾速提至皮下，出针后揉按针孔，隔天 1 次，3 个月为 1 个疗程，休息 10 天后继续下一疗程，共治疗 7 个疗程；健脾组取穴足三里、三阴交、脾俞，操作方法同补肾组。治疗 6 个月后，补肾组和健脾组的腰椎部骨密度均有明显提高（$P<0.05$），两组之间比较无明显差异（$P>0.05$），说明补肾和健脾对骨质疏松症均有较好的治疗效果，就针灸治疗骨质疏松症而言，在临床上既可以选用补肾腧穴，也可以选用补脾胃的腧穴进行治疗。

五、冲击波疗法

1. 适应证 骨质疏松症腰背疼痛、四肢关节疼痛者。

2. 操作方法 患者俯卧或侧卧于治疗床上，治疗前确认患者的姓名，治疗部位，确认有无治疗禁忌证，仪器在使用前先检查各部位连接是否完好，检查水囊气泡并排气，系好排气管，消毒水囊表面。启动设备，按电压上升按钮，将放电电压升至一个恰当的值，按手动触发按钮，触发冲击波数次，以确认设备处于正常工作状态；触发冲击波前，在患者受治疗部位皮肤和水囊接触处涂上一层耦合剂，然后调节活动臂使冲击波的聚焦区域对准患者的压痛点部位，按触发按钮触发冲击波开始治疗，开始时以较低的频率强度，在患者适应后可逐渐提高频率强度。治疗结束后清洁患者治疗部位的皮肤，清洁设备的水囊，锁定活动臂的运动，切断设备电源，按规定对设备进行清洁消毒。每次治疗 30 分钟，每天 1 次，30 天为 1 个疗程。

3. 疗法特点 体外冲击波（extracorporeal shock wave，ESW）是由电子水压装置、电磁装置等压力瞬间急剧变化产生的一种机械性脉冲波，它产生的能量可经冲击波装置二次聚焦形成高能量冲击波，它可在固体和液体物质中传播并发挥作用。ESW 对周围的组织细胞也有一定的作用，如可以观察到细胞外空化效应、分子离子化及细胞膜通透性增加等，这是体外冲击波对细胞的直接影响，还可见扩散的原子团与生物分子之间的相互作用、线粒体损伤和细胞内分子水平变化等效应。体外冲击波在机体的局部会造成微小的损伤，造成微小而新鲜的微小骨小梁损伤，与局部的骨膜分离，从而激发局部骨组织的修复。适当的应力刺激能够很好地促进体内、外成骨作用。冲击波治疗劳损疾病治疗过程简单，非侵入式治疗，对患者伤害较小，冲击波治疗设备的镇痛作用比其他理疗设备更明显，治疗骨质疏松尤佳。治疗时间短，风险小，可在门诊进行治疗，无须特殊术后处理，且术后恢复较快，治疗费用低。

4. 注意事项

（1）治疗前要对皮肤进行常规的清洗，以免发生感染，皮肤有破损者，不能用此方法。

（2）肿瘤患者，或有凝血功能障碍的患者禁用。

5. 临床应用 Tam KF 等通过体外冲击波对于来源于正常人体骨膜细胞作用的观察，认为体外冲击波短时间、高能量的刺激能促进骨膜细胞的增殖分化，是成骨机制的开端。实验表明，体外冲击波作用后，组织学观察发现骨组织出现微骨折和髓内的轻微出血，约 3 周之后可观察到局部的骨小梁增加。Wang FS 等对人脐带血细胞给予体外冲击波干预后，同样观察到 TGF-β 的表达增加。VEGF 是重要的血管生成调节因子，它能与血管内皮细胞膜上的受体结合，特异性的促进血管内皮细胞的生成。血管的形成，是新骨生成的前提。在动物实验中，在股骨头坏死的兔子模型上给予体外冲击波干预，发现 VEGF 的表达量远高于非治疗组，同时体外实验中，体外冲击波也能促进细胞中 VEGF 的表达。

六、电磁疗法

1. 适应证 骨质疏松症腰背疼痛、四肢关节疼痛者。

2. 操作方法 治疗仪种类品牌较多，TM-OTS 低频脉冲治疗仪包括主机和医用治疗椅，每天治疗 1 次，每次 40 分钟，共 60 次为 1 个疗程。首先用频率 50Hz、强度 50 高斯的单向正弦波，治疗时间 10 分钟；再用频率在 50Hz 与 100Hz 间交替变化的单向正弦波，间歇期为 4 秒，强度为 50 高斯，治疗时间 20 分钟；最后用频率为 100Hz、强度为 50 高斯的单向正弦波，治疗时间 10 分钟。主要治疗部位在腰椎。

3. 疗法特点 低频脉冲电磁场是指频率为 1 ~ 100Hz，峰值磁场 <10mT 的

低频、低强度磁场，是目前常用的骨质疏松症物理治疗方法。脉冲电磁场治疗骨质疏松症的原理为采用高能抗谐振低频变化脉冲电磁场改变人体生物电、改善生物场，促使成骨细胞增生，改善骨代谢，增强成骨能力，提高骨密度，进而治疗骨质疏松。脉冲电磁场作为一种非药物疗法，具有无创伤、无感染、操作简单、费用低廉、可长期使用、安全性好等优势，其疗效已经获得越来越多研究者和临床工作者的肯定。脉冲电磁场能够促进 DNA 的合成，影响成骨细胞的增殖及分化，增加破骨细胞凋亡，且其效果存在一定的窗口效应。脉冲电磁场能够有效缓解骨质疏松患者的疼痛并提高其骨密度水平，与药物联用能增加其疗效，临床上有广泛的应用前景。

4. 注意事项

（1）治疗前要对皮肤进行常规的清洗，以免发生感染，皮肤有破损者，不能用此方法。

（2）肿瘤患者，或有凝血功能障碍的患者禁用。

（3）有严重心血管疾病的、放置心脏支架或心脏起搏器的患者禁用。

（4）局部有皮肤病的慎用。

5. 临床应用　赵吉观察了脉冲电磁场对去卵巢骨质疏松大鼠破骨细胞凋亡的影响，脉冲电磁场频率为 8 ～ 12Hz，最大磁场感应强度为 11mT，电磁场组透射电镜下可见功能退变的破骨细胞和典型的凋亡破骨细胞，破骨细胞数量降低，凋亡率高于对照组；同时发现脉冲电磁场可以降低破骨细胞凋亡抑制基因 bcl-2mRNA 表达，增加凋亡促进基因 baxmRNA 和介导细胞凋亡的 Fas 基因表达，这些可能是脉冲电磁场促进破骨细胞凋亡的可能机制。还有研究发现脉冲电磁场可使破骨细胞形态发生变化，包括染色质凝聚和核裂解。而且，脉冲电磁场能完全有效抑制 Ca^{2+} 受体的激活，使 Ca^{2+} 受体和降钙素之间的联系中断，通过抑制降钙素而抑制骨吸收；并能恢复破骨细胞对 Ca^{2+} 的易感性，提高细胞质 Ca^{2+} 的浓度，改变膜电位，导致破骨细胞凋亡。尹晶等观察了低强度脉冲电磁场对绝经后骨质疏松症患者尿脱氧吡啶啉（U-DPD）及骨密度的影响，他们将 80 例绝经后骨质疏松症患者随机分为对照组 40 例和治疗组 40 例，对照组采用钙剂、阿法骨化醇胶囊口服治疗 6 个月，治疗组则在对照组基础上加用低强度脉冲电磁场（20Hz，20mT）治疗，每天 1 次，连续治疗 8 周后停用低强度脉冲电磁场，继续口服药物直至满 6 个月。治疗组骨密度较治疗前和对照组明显增加，尿脱氧吡啶啉降低，说明低强度脉冲电磁场疗法能明显抑制绝经后骨质疏松症患者骨吸收程度，提高骨密度，达到骨重建目的。

参考文献

［1］肖璟.中药熏蒸治疗老年骨质疏松的护理体会［J］.天津护理，2010，18（6）：361-362.

［2］赵振，项颗，李秀玲，等.观察温经助阳中药熏蒸疗法治疗老年性骨质疏松症 24 例［J］.中国中医药现代远程教育，2014，12（12）：15-16.

［3］晋存，张伟中，计小东，等.中药熏蒸加针刺辅助治疗高龄女性骨质疏松性腰背痛［J］.中国中医骨伤科杂志，2014，22（1）：26-27，31.

［4］武密山，赵素芝，李恩.抗骨松穴位贴剂对原发性骨质疏松防治作用的临床研究［J］.中医研究，2001，14（2）：26-28.

［5］李霞，张锡梅.穴位贴敷配合药物治疗老年骨质疏松的疗效观察［J］.中国医学装备，2014，11（S1）：27-28.

［6］钟树清.中医骨科药膏治疗老年骨质疏松临床效果［J］.内蒙古中医药，2015，34（11）：112-113.

［7］欧阳钢，王玲玲，卓铁军，等.针刺不同穴位对原发性骨质疏松症骨密度的影响［J］.中医药信息，2003，20（3）：35-36.

［8］Tam KF，Cheung WH，Lee KM，et al.Delayed stimulatory effect of low-intensity shock waves on human periosteal cells［J］.Clin orthop，2005，438：260-265.

［9］］Wang FS，Yang KD，Wang CJ，et al.Shoekwaves timulates oxygen radieal-mediated osteogenesis of the mesenehymal cells from human umbilieal cord blood［J］.J Bone Miner Res，2004，6：973-982.

［10］赵吉.脉冲电磁场对破骨细胞和成骨细胞分化和功能的影响［D］.北京：北京协和医学院，2011：2-10.

［11］尹晶，王俊华，王刚，等.低强度脉冲电磁场对绝经后骨质疏松症患者U-DPD 与 BMD 的影响［J］.中国骨质疏松杂志，2011，17（9）：773-775.

（陈方庆　毛国庆）

第五章　关节疾病

5

第一节 髋关节暂时性滑膜炎

髋关节暂时性滑膜炎是一种可自愈的非特异性炎症性疾病，是儿童常见的髋关节疾病，以急性髋关节疼痛、肿胀、跛行为主要表现。特点是病程短暂，症状可在数周内消失并康复，不再复发也不留任何后遗症。多见于 10 岁以下儿童，男孩较女孩多见。发病原因可能与损伤、病毒感染、细菌感染及变态反应有关。

髋关节暂时性滑膜炎宜早期诊断，早期治疗。早期治疗方法简单，疗效显著。反之，如果治疗不及时、不正规，常会导致病程延长、反复发作，甚至可能向股骨头缺血性坏死的方向发展。西医学治疗主要是以休息、制动为基础，口服小剂量的非甾体抗炎药、抗生素，以及牵引理疗等。

中医学将其归属于"髋痹证"范畴。中医学认为，本病是正气受损、卫外不固、风寒湿毒乘虚而入，致使关节脉络不通，气血运行受阻，湿浊流注关节，积而不散，瘀而化热，湿热相搏，从而导致关节肿胀发热、筋肉拘挛及关节活动障碍；或外伤后复感外邪，湿浊流注关节，气血闭阻不通，关节失于濡养所致。中药治疗以活血化瘀，行气利湿，通络止痛为主，常用中医外治法有贴敷、中药熏洗、磁疗等疗法。

一、贴敷疗法

1. 适应证 髋关节暂时性滑膜炎初起局部肿胀，髋关节疼痛，不愿行走者。

2. 操作方法 用双柏散，处方：大黄 100g，黄柏 100g，泽兰 100g，薄荷 100g，三七 20g，红花 50g。将以上药物碾碎如粉末，加枣花蜂蜜适量，温水 50mL 调和，调至药物黏稠，手捏成块为宜，置于容器中备用。患者取舒适体位，注意保暖，患处下垫中单，充分暴露病灶部位，清洁皮肤，将药物捏成块贴敷于疼痛的髋关节处，面积适当加大，包括大腿内侧及臀部的 1/4，再用保鲜膜将敷药的范围完全包裹，勿使药物外渗。每天 1 次，每次 6 ~ 8 个小时，7 次为 1 个疗程。若局部皮肤发红，则把敷药取下，待皮肤恢复后再次贴敷。

3. 疗法特点 运用中药敷于患处，以达到通经活络、清热解毒、消肿止痛的作用。能够显著提高血管活性，改善局部血液循环，缓解关节疼痛和恢复关节功能。

4. 注意事项 敷药前，先查看皮肤的完好程度，如皮肤完好无破损方可操作。局部皮肤过敏者禁用。用药后观察局部皮肤，如有丘疹、瘙痒或局部肿胀等过敏现象时，停止用药，并将药物擦拭干净或清洗。嘱咐患者卧床，避免负重，至患髋疼痛消失，活动范围恢复正常为止。

5. 临床应用 张蕾蕾使用中药外敷治疗髋关节滑膜炎有效率达 91.67%，认为中药外敷治疗髋关节滑膜炎，疗程短，疗效好，安全可靠。谢冰等利用中药外敷配合手法治疗髋关节暂时性滑膜炎患者 34 例。所有患者均给予伸筋汤外敷，方用透骨草 15g，川椒 6g，当归尾 12g，牛膝 10g，桂枝 10g，羌活 6g，独活 9g，海桐皮 12g，艾叶 12g。将上述中药放入盆中，加水煎取 2.5L 左右药汁，待水温稍凉，用毛巾反复温敷患髋，每天两次，每次 30 分钟，每剂药物可用 1 天。该组患者均在 7 ~ 10 天内治愈，随访 1 周，无并发症出现，疗效确切。赵玉娟等人的临床研究表明，外用中药贴敷能有效改善受损软组织的血液循环，加速其周围炎症的吸收，促进损伤组织的修复。

二、熏洗疗法

1. 适应证 髋关节暂时性滑膜炎患者，髋关节疼痛加重，活动受限者。

2. 操作方法 处方：白芷 15g，莪术 20g，三棱 20g，威灵仙 20g，千年健 20g，花椒 10g，桃仁 10g，透骨草 30g，伸筋草 30g，红花 10g，艾叶 10g，五加皮 20g，海桐皮 20g，苏木 10g。将以上药物加水 5L，浸泡 24 小时后，大火煎煮约 30 分钟方可使用。患者取侧卧体位，充分暴露病灶部位，注意保暖，清洁皮肤，调好水温，一般水温为 68℃，置患者于熏洗床上，充分暴露熏洗部位，以毛巾被覆盖，利用药物蒸气熏洗，熏洗时间为 30 分钟。当水温降至 40℃时，用毛巾蘸取药液对患髋进行擦洗并按摩，每天 1 次，7 次为 1 个疗程。

3. 疗法特点 通过局部的熏洗，使中药药力直达病所，从而达到活血化瘀、通络散寒、消肿止痛的治疗目的。

4. 注意事项 熏洗前查看患者皮肤完好程度，如皮肤完好无破损，方可熏洗。用药后观察局部皮肤，如有丘疹、瘙痒或局部肿胀等过敏现象时，停止用药，并将药物擦拭干净或清洗，遵医嘱内服或外用抗过敏药物。

5. 临床应用 李文霞等利用中药外敷治疗髋关节暂时性滑膜炎患者 67 例。药用益母草 15g，地龙 9g，黄柏 9g，柴胡 9g，赤芍 12g，白芍 12g，川牛膝 15g，青风藤 15g，忍冬藤 15g，鸡血藤 15g，防己 10g，薏苡仁 30g。上药加水 0.2L，浸泡 30 分钟，武火煮沸，文火煎 20 分钟后，先用热气熏蒸患处，待水温适合后可坐浴，用药液及药渣浸泡患处，或用纱布浸药液擦洗，注意勿烫伤皮肤。每天 2 次，每次 30 分钟，7 天为 1 个疗程。该组患者痊愈 63 例，占 95.5%，无效 4 例，临床疗效确切。夏裕发等认为中药熏洗可以使药物平缓地释放入血，可较长时间维持稳定的血药浓度，使药物功效发挥更持久。汪元等认为熏蒸治疗的温热作用可降低神经末梢的兴奋性，消除皮肤紧张程度，缓解肌肉、肌腱和韧带的痉挛及僵直状态，增加关节活动度，使关节功能明显改善。熏蒸治疗的热效应还可以干扰痛觉，提高痛阈，从而起到镇痛的效果。

三、电磁疗法

1. 适应证 髋关节暂时性滑膜炎各期患者。

2. 操作方法 患者取仰卧体位，充分暴露病灶部位，注意保暖。用电磁波治疗仪照射髋关节部位，每次约 20 分钟，每天 2 次，7 天为 1 个疗程。

3. 疗法特点 电磁疗法可促进髋关节周围组织血管的扩张，改善局部血液循环，促进髋关节内积液吸收，起到消炎、缓解疼痛和恢复关节功能等作用。

4. 注意事项　使用时严禁触摸照射头网罩内的治疗板和其他部件，以免被烫伤或引起触电事故；电磁波治疗仪照射敷药部位，距离患部 30 ～ 40cm，以防止烫伤。电磁波治疗时注意观察局部皮肤，个别患者会有局部肿胀、疼痛或发热，应酌情对症处理，如果症状明显，则停止应用。照射过程中如有感觉心慌、头晕等反应时，需立即停止使用，并进行对应处理。

5. 临床应用　黄庆录利用手法和微波治疗小儿髋关节暂时性滑膜炎。本组患者 40 例，应用手法和微波照射配合运用，总有效率为 100%，治疗效果满意，未见复发和后遗症。临床证明手法和微波照射是治疗髋关节暂时性滑膜炎的一种有效方法。孙强三等认为小剂量电磁场作用能使局部组织血管扩张，改善机体微循环，加快血液流速，增强血液和淋巴循环，血管壁通透性增高，能够促进渗出性滑液的吸收，从而减轻关节肿胀。同时，短波的电磁场作用能增强巨噬细胞系统吞噬作用及机体网状内皮系统功能，使抗体和补体增加，免疫过程加强，从而提高机体免疫力，对炎症组织起到明显的抑制作用。杨华元等认为超短波的电磁场作用还能促使炎症组织的 pH 值向碱性方向移行，消除了局部组织酸中毒，有利于抗炎作用的发挥。另外，超短波电磁场还可降低感觉神经兴奋性，从而使局部疼痛减轻。

参考文献

［1］张蕾蕾，马向浩，贾宇东，等. 中药熏洗配合中药外敷治疗髋关节滑膜炎临床观察［J］. 风湿病与关节炎，2015，4（10）：27-29.

［2］谢冰，周立亚，郝小光. 手法配合中药外敷治疗小儿髋关节一过性滑膜炎 34 例［J］. 广西中医药，2007，30（4）：27.

［3］赵玉娟，蔡少峰.金黄散外敷配合 TDP 治疗踝关节软组织损伤 75 例［J］.中医药导报，2012，18（3）：89.

［4］张锡讳，李国信.中药外敷治疗急性软组织损伤的临床研究［J］.辽宁中医杂志，2005，32（4）：368.

［5］董洪燕，段沛涛，王富田.中药外敷治疗急性软组织损伤 36 例［J］.中医外治杂志，2011，21（3）：19.

［6］李文霞，陈敏，万富安.中药内服外洗治疗儿童髋关节滑膜炎［J］.中医正骨，2002，14（10）：29-30.

［7］夏裕发，褚克丹，李煌，等.治疗类风湿性关节炎的中药经皮给药制剂研究概况［J］.中医外治杂志，2012，21（1）：44-46.

［8］汪元，沈鹰.中药熏蒸对关节炎大鼠抗炎消肿作用及炎性递质的影响［J］.安徽中医学院学报，2006，25（1）：22-24.

［9］黄庆录.手法和微波治疗小儿髋关节暂时性滑膜炎［J］.中国现代医生，2008，46（9）：53-54.

［10］孙强三，孙昭辉，王晓红，等.超短波早期治疗激素性股骨头缺血性坏死的实验研究［J］.中华物理医学与康复杂志，2004，26（12）：729-731.

［11］杨华元，刘堂义.物理康复学基础［M］.上海：上海中医药大学出版社，2006.

（顾 军 卞恒杰）

第二节　膝关节创伤性滑膜炎

膝关节创伤性滑膜炎，是指膝关节滑膜在急性损伤后引起的非感染性炎症反应，以膝关节肿胀、疼痛，局部肤温升高，活动受限为主要临床表现。膝关节滑膜炎往往由于碰撞、创伤、或反复摩擦、挤压等机械因素引起。膝关节滑膜在人体关节滑膜中面积最广，形成的滑膜腔最大，并位于肢体表浅部位，故遭受损伤和感染的机会较多。膝关节创伤后产生的机械性、生物化学性刺激，使膝关节滑膜出现充血、水肿以及中性粒细胞浸润，血管扩张，血浆和细胞外渗，产生大量渗出液。如果膝关节滑膜反复性损伤，滑膜反应可转为慢性。

膝关节急性创伤性滑膜炎若未及时治疗，积液长时间未吸收，滑膜长期受炎症刺激，逐渐增厚，黏液素及纤维素沉着、机化，引起关节粘连，屈伸活动受限，进而肌肉萎缩，给膝关节功能带来极大的损害。

本病西医学多口服非甾体类抗炎药缓解症状，严重者可采用局部关节腔注射进行治疗。

中医学认为，外力导致膝部损伤，脉络受损，血溢脉外，而为瘀血，瘀血阻络，筋脉不通，不通则痛；或风寒湿邪侵入机体，留滞膝部，筋脉不通，筋骨失养，则关节功能障碍。治疗上应避免外伤和剧烈活动，疼痛剧烈可穿戴膝关节活动性支具，减少膝关节滑膜的机械性摩擦，常用中医外治法有熏洗、贴敷、针刺等疗法。

一、熏洗疗法

1. 适应证　膝关节创伤性滑膜炎患者。

2. 操作方法　处方：伸筋草 30g，透骨草 30g，海桐皮 30g，荆芥 30g，防风 15g，桂枝 15g，牛膝 15g，独活 15g，川椒 10g，红花 10g，当归 10g。将上述各味药加水约 3L，煎煮 30 分钟，滤除药渣，将煎好的药汤倒入盆中。协助患者取舒适体位，注意保暖，患处下垫中单，充分暴露病灶部位，将患肢抬高，膝部置于药汤盆上熏蒸，并用布单或毛巾覆盖于膝关节及盆上，减少蒸汽外泄，熏蒸至药液温度降低，不烫皮肤时，可用毛巾蘸药液洗浴或热敷膝部。每天熏洗 1 次，每次 30 分钟，2 周为 1 个疗程.

3. 疗法特点　中药熏洗通过热、药的协同作用，加速血液、淋巴液的循环，促进新陈代谢，加快代谢产物的清除。同时，由于热能的作用，促使皮肤充血、毛孔扩张，药物通过扩张的毛孔渗透肌肤，达到通经活络、清热解毒、消肿止痛的作用。

4. 注意事项

（1）熏洗过程中，应防止局部皮肤烫伤。

（2）用药后，如局部皮肤有丘疹、瘙痒或肿胀等过敏现象时，需停止用药。将原有的药物擦拭或清洗干净，并遵医嘱内服或外用抗过敏药物。

（3）室温要适宜，患者身体暴露部位注意保暖。

5. 临床应用　宋青龙用中药熏洗疗法治疗膝关节创伤性滑膜炎，处方用桂枝 12g，防风 10g，伸筋草 30g，透骨草 20g，五倍子 15g，牛膝 30g，木瓜 15g，制乳香 10g，制没药 10g，红花 12g，独活 15g，萆薢 20g，赤芍 12g，威灵仙 12g，黄柏 12g，海桐皮 12g，䗪虫 10g，樟脑 8g，准备 30cm×60cm 大小的纱布袋，将上述 1 剂中药装纱布袋内，缝口，置于盆内，加水 4～5L，煮沸后先熏蒸患膝，待水温稍减后用药水、药袋濯洗患处，每天 2 次，每剂熏洗 3 天。共治 120 例，治愈 96 例，显效 16 例，有效 5 例，无效 3 例，总有效率为 97%。陈长平等用中药熏洗治疗膝关节创伤性滑膜炎，处方：伸筋草 30g，透骨草 30g，川楝子 15g，牛膝 12g，苏木 15g，红花 15g，乳香 6g，没药 6g，忍冬藤 30g，海风藤 30g，防风 12g，荆芥 12g。药物煎煮后，趁热先熏，待温度降至 40～50℃时，再洗患膝，每次半小时，每天 2 次，6 剂药为 1 个疗程。治疗 1 个疗程 15 例，2 个疗程 17 例，2 个疗程以上 4 例。随访 27 例，最短半年，最长 3 年。据上述标准评定，痊愈 18 例，好转 16 例，无效 2 例，总有效率为 94.4%。

二、贴敷疗法

1. 适应证　膝关节创伤性滑膜炎患者。

2. 操作方法　用风寒湿灵散外敷（南京市中西医结合医院骨伤科协定方），组成：生草乌，生胆南星，赤芍，干姜，官桂，白芷。诸药打粉成细末，过筛，制成散剂，每袋 75g 备用。使用时首先用温水将患膝清洗干净，热毛巾局部热敷，根据患者局部肿胀的范围，用白酒适量调成糊状，敷于患处，外覆塑料薄膜，并用绷带固定。隔日 1 次，每次 2 小时，10 次为 1 个疗程，用药后皮肤有灼热痛感，不能耐受者可缩短敷药时间，皮肤敏感患者改用米醋调制。

3. 疗法特点　本方具有祛风除湿，通经散寒，消肿止痛之效。贴敷法是通过湿敷、浸泡对患处的物理作用，使药力直达病所；通过湿敷的传导与辐射作用，使局部因炎症而引起的灼热感得以减轻，发挥消炎、镇痛、止痒和抑制渗出的作用。

4. 注意事项

（1）膏药贴敷患处，用药后皮肤有灼热痛感，不能耐受者可缩短敷药时间，皮肤敏感患者改用米醋调制。

（2）忌用于皮肤破损处。用药后应观察局部皮肤，如有丘疹、瘙痒或局部肿胀等过敏现象时停止用药，并将药物擦拭干净或清洗，遵医嘱内服或外用抗过敏药物。

（3）患膝贴敷前后，要使用温水清洗干净。

5. 临床应用 佟兴业用风寒湿灵散外敷 62 例，治疗 1 ~ 3 个疗程后，其中优 19 例，良 37 例，差 6 例，优良率达 90.32%。周瑞华等利用中药热奄包外敷治疗膝关节急性创伤性滑膜炎 98 例，中药热奄包药物组成：大黄 15g，黄柏 30g，侧柏叶 15g，泽兰 15g，薄荷 10g，三七 4g。药粉与蜂蜜混合后用微波炉加热到 100℃，取出冷却至 30℃，将药摊于做好的敷料上，将已做好的膏药贴敷患处，红外线烤灯维持温度于 30℃，作用持续 30 分钟，4 小时后祛除，每天 1 次，7 天为 1 个疗程，一般 1 ~ 3 个疗程。经上述治疗后，患者的总有效率为 89.79%。

三、针刺疗法

1. 适应证 膝关节创伤性滑膜炎患者。

2. 操作方法 采用环膝九穴配合多针密刺治疗。取患侧穴，主穴：环膝九穴（委中、内外膝眼、鹤顶、梁丘、血海、膝阳关、阳陵泉、阴谷）；配穴：阿是穴。先将患肢直腿抬高，针刺委中，以下肢出现抽动感，针感传至脚底为度，将针取出，不留针。特别注意将内、外膝眼严格消毒，向膝中斜刺 0.8 ~ 1 寸，余穴均直刺 0.5 ~ 1 寸，以局部有麻胀感为度。然后，选取阿是穴，正中直刺 1 针，围绕压痛点及肿胀部位多针密刺。每天 1 次，每次留针 30 分钟，14 天为 1 个疗程。

3. 疗法特点 主穴前后、左右、上下环绕膝关节共同达到通经活络、活血化瘀之效。对于膝部肿痛患者，找其压痛点及肿胀部位，采用多针密刺，可直达病所、温经散寒、疏通局部经络。环膝九穴与多针密刺阿是穴两者紧密结合，使经脉通畅、气血流畅，可消除炎症。

4. 注意事项 特别注意将内、外膝眼严格消毒，向膝中斜刺 0.8 ~ 1 寸，余穴均直刺 0.5 ~ 1 寸，以局部有麻胀感为度。其次，选取阿是穴，正中直刺 1 针，围绕压痛点及肿胀部位多针密刺。

5. 临床应用　王安祥等取奇穴 1 （梁丘旁开 0.5 寸），奇穴 2 （血海旁开 0.5 寸），备用穴为患侧膝眼，双侧足三里，阳陵泉，阴陵泉，三阴交。持针快速透皮，垂直进针，平补平泻，治疗膝关节滑膜炎积液 50 例，治愈 30 例，显效 18 例，好转 2 例，临床疗效显著。田军等用火针治疗膝关节创伤性滑膜炎 46 例，选择内、外膝眼、鹤顶、血海、梁丘、足三里、阳陵泉、阿是穴。每次选 4 ~ 5 穴，用碘酒消毒，再以 75% 酒精脱碘，用特制钨钢单头火针在酒精灯上烧至白亮，对准穴位，速进疾出。并在积液波动较明显的部位，常规消毒，采用火针穿刺放液，敷以无菌纱布，胶布固定。针眼处 3 天不宜着水，以防感染。每隔 3 天治疗 1 次，5 次为 1 个疗程，共治疗 2 个疗程，痊愈 20 例，显效 16 例，有效 8 例，有效率为 95.6%。

参考文献

［1］宋青龙．中医综合疗法治疗膝关节创伤性滑膜炎的临床探讨［J］．中西医结合心血管病杂志，2016，4（12）：17-18.

［2］陈长平，于发来，李孟振，等．中药熏洗治疗膝关节创伤性滑膜炎 36 例［J］．实用乡村医生杂志，1999，6（5）：32-33.

［3］佟兴业．风寒湿灵散外敷外敷治疗膝关节滑膜炎 62 例［J］．江苏中医药，2006，27（9）：66.

［4］周瑞华，阮志磊，仝彦格．中药热奄包外敷治疗膝关节急性创伤性滑膜炎的体会［J］．中医临床研究，2014，6（26）：67-68.

［5］许秀，李世君.环膝九穴配合多针密刺治疗膝部肿痛32例临床观察［J］.河北中医，2014，36（4）：570-571.

［6］王安祥，赵允涛.奇穴针刺治疗膝关节滑膜炎积液50例临床观察［J］.中国临床保健杂志，2004，7（1）：52.

［7］田军，李珍，贾金.火针治疗膝关节创伤性滑膜炎46例［J］.内蒙古中医药，2001，20（1）：31.

（顾　军　卞恒杰）

第三节　膝关节骨性关节炎

膝关节骨性关节炎又称膝关节增生性关节炎、膝关节退行性关节炎、膝关节骨关节病等，指膝关节面软骨发生原发性或继发性退变及结构紊乱，伴随软骨下骨质增生、软骨剥脱、滑膜炎症，从而使关节逐渐破坏、畸形，最终发生关节功能障碍的一种退行性疾病，是引起中老年人膝关节疼痛的主要原因之一。临床上主要表现为膝关节反复疼痛、关节畸形以及不同程度的功能障碍，其主要影响因素有年龄、肥胖、过度使用、代谢障碍、炎症、创伤和遗传等。

西医学在治疗上主要给予非甾体类消炎药、关节腔内注射透明酸钠保护软骨等治疗手段，严重者可行手术治疗。

中医学认为膝关节骨性关节炎属"痹证"的范畴。病位在膝关节，与肝、脾、肾三脏密切相关。脾虚失运、肝肾亏虚、筋骨失养是内因，风、寒、湿等外邪侵袭是发病的主要外因，病机属于本虚标实，治疗应标本兼顾，以补肝益肾健脾，活血通络止痛，祛风散寒除湿为治疗大法。常用中医外治方法有熏蒸、外敷、针灸及针刀、关节腔注射等疗法。

一、熏蒸疗法

1. 适应证　各种病因导致的膝关节骨性关节炎患者。

2. 操作方法　方用海桐皮汤（《医宗金鉴·正骨心法要旨》）：海桐皮、透骨草、乳香、没药各 6g，当归 5g（酒洗），川椒 10g，川芎、红花、威灵仙、白芷、甘草、防风各 3g。水煎取药液 0.2L，将煎好的药汤趁热倾入木桶或铁桶中，桶内置 1 只小木凳，略高出药汤面。患者坐在椅子上，将患足搁在桶内小木凳上，用布单将桶口及腿盖严，进行熏蒸治疗。待药汤不烫足时，取出小木凳，把患膝浸没于药汤中泡洗，药汤需浸没至膝关节部位。每天 1 剂，每次 30 分钟，每天 1 次，7 天为 1 个疗程。

3. 疗法特点 中药熏洗加速血液、淋巴液的循环，促进新陈代谢，加快代谢产物的清除。同时能促使皮肤充血，毛孔扩张，药物通过扩张的毛孔渗透肌肤，达到清热解毒、活血化瘀、消肿止痛的作用。海桐皮汤是骨伤科常用方，方中的海桐皮有活血舒筋，通经活络之功效；透骨草能舒筋活血，除湿消肿；红花能活血通经，去瘀止痛，诸药合用，共奏活血化瘀、消肿止痛、舒筋通络、疏利关节之功效。

4. 注意事项

（1）熏洗过程中，应防止局部皮肤烫伤；熏洗完毕后，用干毛巾擦干患处皮肤，注意避风。

（2）用药后，如局部皮肤有丘疹、瘙痒或肿胀等过敏现象时，需停止用药。将原有的药物擦拭或清洗干净，并遵医嘱内服或外用抗过敏药物。

（3）室温要适宜，患者身体暴露部位注意保暖。

5. 临床应用 任维龙等用海桐皮汤熏洗治疗膝关节骨性关节炎 66 例，7 天为 1 个疗程，共 4 个疗程，临床痊愈 15 例，显效 22 例，有效 24 例，无效 5 例，总有效率为 92.1%。认为海桐皮汤熏洗治疗膝关节骨性关节炎效果较好。许梅馨用海桐皮汤熏洗治疗早、中期膝关节骨性关节炎 98 例，治愈 16 例，显效 42 例，有效 32 例，无效 8 例，总有效率为 91.8%。俞飞等用海桐皮汤熏洗配合玻璃酸钠关节腔内注射治疗膝骨性关节炎，与对照组玻璃酸钠关节腔内注射联合洛索洛芬钠片口服治疗对比，两组各 30 例，共治疗 5 周。结果：治疗 5 周后，观察组有效率更高且观察组未出现不良反应。赖震等探讨海桐皮汤熏蒸对实验性兔膝关节骨性关节炎软骨细胞凋亡的影响，结果显示海桐皮汤熏蒸可显著减少实脸性兔膝关节骨性关节炎软骨细胞凋亡，从而延缓关节软骨的退变，促进软骨修复。

二、贴敷疗法

1. 适应证 各种病因所致的膝关节骨性关节炎，尤适用于膝关节骨性关节炎慢性期膝部反复疼痛、关节活动障碍、病程较久者。

2. 操作方法 处方：伸筋草 60g，独活 20g，姜黄 25g，大黄 30g，生栀子 25g，当归 30g，赤芍 20g，红花 20g，桃仁 25g，刘寄奴 30g，桂枝 20g，牛膝 30g，威灵仙 30g，五灵脂 25g，防风 25g。诸药共研为细末，每次以适量水煮加醋调成糊状，置于纱布制成的药袋内，外敷于患侧膝关节，24 小时换药 1 次，10 天为 1 个疗程。

3. 疗法特点 中药外敷可通过促进软骨细胞增殖、抑制软骨细胞凋亡、维持基质胶原的正常表达、抑制炎症因子释放、改善异常的氧自由基代谢等多个环节来恢复关节软骨的代谢平衡。中药外敷使药力直达病所，促进局部血液和淋巴循环，促进关节液吸收，解除关节囊、韧带、筋膜紧张状态，缓解疼痛，改善关节功能。

4. 注意事项 用药后，如局部皮肤有丘疹、瘙痒或肿胀等过敏现象时，需停止用药。将原有的药物擦拭或清洗干净，并遵医嘱内服或外用抗过敏药物。皮肤破溃及外伤者禁用。

5. 临床应用 钱列民将 76 例膝关节骨性关节炎患者随机分两组，对照组采用玻璃酸钠关节腔注射治疗，观察组在对照组的基础上加用中药外敷治疗。结果：观察组的总有效率为 97.4%，对照组为 79.0%，差异有统计学意义（$P<0.05$）。结论显示中药外敷治疗膝关节骨性关节炎可获得满意疗效。郭岁利观察中药外敷配合独活寄生通痹汤在膝关节骨性关节炎治疗中的效果，对照组采用关节腔注射玻璃酸钠注射液、服用非甾体消炎镇痛药英太青胶囊，两组治疗 30 天后进行疗效比较。结果治疗组效果优于对照组（$P<0.01$）。

三、针灸疗法

1. 适应证 各种病因所致的膝关节骨性关节炎患者。

2. 操作方法 以内外膝眼、阳陵泉、足三里、委中、承山、三阴交为主穴。患者需取屈膝坐位，内膝眼、外膝眼、足三里、委中以及承山直刺 1.5 寸，其中内外膝眼需捻转平补平泻，阳陵泉直刺 3 寸，三阴交直刺 1 寸需施捻转泻法。所有针灸部位均留针 20 ~ 30 分钟，针灸过程中均取 1 ~ 1.5cm 长的艾条插在针柄上行温针灸，每天 1 次，10 天为 1 个疗程，共 2 ~ 3 个疗程。

3. 疗法特点 针灸疗法能通过针刺穴位促进膝关节局部的血液循环，减轻炎症反应，解除肌肉痉挛，从而减轻局部的病痛，增强股四头肌的功能，恢复膝关节力学平衡。针灸治疗具有调节经络，通络止痛作用。针灸治疗能够有效改善病变部位血液循环以及代谢，减轻关节周围组织的粘连，同时提高免疫功能，从而能够促进损伤修复。

4. 注意事项 严格无菌操作，避免局部感染。局部皮肤破溃者患处避免进针，避免浸水。

5. 临床应用 刘强运用针灸治疗膝关节骨性关节炎 120 例，随机分为治疗组和对照组各 60 例。治疗组采用针灸治疗，对照组用口服布洛芬、骨刺片进行治疗。结果显示针灸治疗组以及药物对照组的总有效率分别为 100%、87%，（$P<0.05$），认为采用针灸治疗膝关节骨性关节炎，可以有效地提高治疗效果，改善患者的生活质量。李忠桥艾灸血海、梁丘、委中、阳陵泉、内膝眼、外膝眼、承山等穴治疗膝骨性关节炎，与物理远红外线治疗仪膝关节局部照射相比，艾灸组优于对照组，差异有统计学意义（$P<0.05$）。艾灸组与对照组总有效率均为 100 %，显愈率分别为 80%、68.57%。显愈率艾灸组优于对照组，差异有统计学意义（$P<0.05$）。

四、针刀疗法

1. 适应证 膝关节骨性关节炎患者以局部韧带、肌肉和肌腱挛缩、关节肿胀变形为主要表现者。

2. 操作方法 患者取仰卧位，膝下垫枕。首先对患者的髌底、髌尖、膝内、外侧支持带及侧副韧带起止点、髌腱的附着点等处进行触摸，如有结节及索条状物处即为治疗点。根据患者疼痛程度及关节活动的方向，每次选 3 ~ 4 个治疗点，对治疗点进行常规消毒、局麻，选用汉章牌 4 号针刀按照四步操作规程进针。刀口线先与肌纤维韧带方向平行，后垂直，分别疏通 3 ~ 4 刀，直到刀下感觉松动后出针，按压针孔，并用创可贴贴敷。

3. 疗法特点 针刀治疗中小针刀前端有刃口，通过手法的触摸探寻，在膝关节周围肌腱韧带起止点处进行松解，剥离粘连，改善膝关节局部微循环，微调关节间隙，调整关节的内在受力平衡，消除关节外围炎症，减轻或消除神经末梢所受到的压迫和牵拉，从而达到缓解疼痛的目的。

4. 注意事项 严格无菌操作，避免局部感染。局部皮肤破溃者患处避免进针，避免浸水。近期接受过激素治疗者、凝血功能异常者、合并有严重肝、肾功能障碍及糖尿病者、施术局部存在皮肤破损及膝关节有创伤的患者禁用。

5. 临床应用 周磊等观察针刀松解术治疗膝关节骨性关节炎 100 例，采用随机数字法将患者分为两组各 50 例，观察组采用针刀治疗，对照组采用关节腔注入玻璃酸钠液体的方式治疗。治疗结束时，两组患者的临床疗效比较无统计学意义；治疗半年后，随访观察组患者的临床疗效明显优于对照组，比较具有统计学意义（$P<0.05$）。朱峻松等将 80 例膝关节骨性关节炎患者随机分为两组，治疗组采用五指定位法针刀整体松解，对照组采用关节腔注射玻璃酸钠。治疗组治愈率为 82.5%，对照组为 62.5%。

五、注射疗法

1. 适应证 膝关节创伤性滑膜炎患者慢性疼痛，活动受限者。

2. 操作方法 患者取坐位或仰卧位，患膝关节充分放松，取膝关节内侧或外侧穿刺点，注射部位皮肤常规消毒、铺巾，操作者左手将患侧髌骨从外侧向内推动，使髌骨突出，右手持 10mL 注射器连针头从髌骨内侧缘中点髌骨关节间隙进针，进针角度为 45°。先快速进入皮下，再沿其间隙缓慢进针，针头进入关节腔应顺畅无阻力，进针深度以针头外露 0.3～0.5cm 为佳，进针成功后，左手固定针头，右手回抽注射器，如有积液应先改用空注射器抽出，再注入川芎嗪注射液 4mL，拔针后穿刺点再消毒、按压，盖上无菌纱布，屈伸膝关节 10 余次，使药物在关节内均匀分布。4 小时后方可除去纱布，24～48 小时内避免剧烈活动，每周 1 次，连续 5 周为 1 个疗程。

3. 疗法特点 川芎嗪是从中药川芎根茎中分离得到的一种有效活性生物碱，其化学结构为四甲基吡嗪，目前已可人工合成，主要有盐酸川芎嗪和磷酸川芎嗪两种。川芎嗪具有活血化瘀、扩张动脉、改善微循环、降低血液的黏度、抑制血小板聚集、抗血栓形成、抗氧化、免疫调节等药理作用，实验研究发现川芎嗪注射液对培养的关节软骨细胞的增殖能力及蛋白多糖和胶原合成产生影响，有促进软骨细胞合成代谢的作用。

4. 注意事项 关节腔内注射特别注意局部严格消毒及无菌操作。穿刺时技术性较高，强调定位准确，一次成功。如进针时感到有阻力或进针困难，表示角度不正确，或因患者骨刺形成，切勿强行进针，应上下稍移动针头角度，直至无阻力、患者无痛感时再慢慢进针。注射时避免反复穿刺，避免伤及关节软骨，避免将药物注射到关节腔外组织中。

5. 临床应用 胡建中等采用川芎嗪关节腔内注射治疗膝关节骨性关节炎 39 例，治疗 5 周后总有效率为 82.1%。有实验发现川芎嗪能提高软骨组织超氧化物歧化酶的活性，降低软骨组织丙二醛及关节液糖胺多糖浓度，可更有效地清除氧自由基，起到抑制软骨退变的作用。中西药结合关节腔注射给药既能发挥西药的抗炎止痛、保护软骨作用，又可以发挥中药的活血消肿、舒经活络作用。

黄涛等采用玻璃酸钠联合川芎嗪关节腔内注射治疗膝关节骨关节炎 40 例，并与对照组单纯玻璃酸钠组对比，治疗组疼痛缓解明显优于对照组，两组膝关节功能明显改善，治疗组优于对照组。

兰俊采用黄芪注射液 2mL+ 玻璃酸钠注射液 2mL 关节腔内注射，并与对照组单纯玻璃酸钠组对比，结果试验组优于单纯使用玻璃酸钠注射组。

参考文献

［1］任维龙，李刚.海桐皮汤熏洗治疗膝关节骨性关节 66 例［J］.实用中医药杂志，2013，29（12）：1055.

［2］许梅馨.海桐皮汤熏洗治疗早、中期膝关节骨性关节炎 98 例［J］.浙江中西医结合杂志，2012，22（1）：34-35.

［3］俞飞，费骏，赖震.海桐皮汤熏洗治疗膝骨性关节炎［J］.中国中西医结合外科杂志，2016，22（1）：15-17.

［4］赖震，石仕元，费骏等.海桐皮汤熏蒸对兔实验性膝骨关节炎软骨细胞凋亡的影响［J］.中华中医药学刊，2013，1（1）：161-163.

［5］钱列民.中药外敷治疗膝关节骨性关节炎［J］.中华医院感染学杂志，2011，21（12）：2494-2495.

［6］郭岁利.中药外敷配合独活寄生通痹汤治疗膝关节骨性关节炎 75 例［J］.现代中医药，2013，33（3）：39-40.

［7］刘强.针灸治疗膝关节骨性关节炎的临床疗效分析［J］.中医临床研究，2013，5（11）：49-50.

［8］李忠桥.艾灸治疗膝关节骨性关节炎35例疗效观察［J］.河北中医，2010，32（6）：888-889.

［9］周磊，牟艳.针刀松解术治疗膝关节骨性关节炎的临床疗效及安全性评价［J］.针灸临床杂志，2015，31（5）：34-36.

［10］朱峻松，吴绪平，张天民.五指定位法整体松解术治疗膝关节骨性关节炎疗效观察［J］.中医针灸，2010（30）：35.

［11］吕红斌，岳珍，王嘉芙.4种中药对体外培养兔关节软骨细胞代谢的影响［J］.中国运动医学杂志，1995，14（3）：135-137.

［12］胡建中，罗承耀，康明，等.川芎嗪关节腔内注射对膝骨关节炎的治疗作用［J］.中南大学学报（医学版），2006，31（4）：591-593.

［13］黄涛，孙克民，王和鸣.玻璃酸钠联合川芎嗪关节腔内注射治疗膝关节骨性关节炎40例［J］.福建中医学院学报，2006，16（4）：42-43.

［14］兰俊.黄芪注射液加玻璃酸钠注射液关节腔内注射治疗膝骨关节炎临床研究［J］.中医正骨，2009，21（10）：6-11.

（徐旭东　周海洋）

第四节 腰椎骨质增生症

腰椎的骨质增生是一种腰椎骨质增生伴腰椎小关节退行性改变的慢性骨关节疾患，多见于中老年人。随着年龄的增大，机体各组织细胞的生理功能也逐渐衰退老化，退化的椎间盘逐渐失去水分，椎间隙变窄，纤维环松弛向周边膨出，椎体不稳，纤维环在椎体边缘外发生撕裂，导致髓核突出，将后纵韧带的骨膜顶起，其下面产生新骨，形成骨刺或骨质增生。

腰椎骨质增生主要与年龄、劳损、外伤、姿势不正确等有着直接的关系。腰椎的退变过程，除与年龄变化有关外，也与腰椎是否长期过度的屈伸活动及负重损伤等因素有关，近些年腰椎骨质增生年轻患者的比例在增加，多与久坐、久站、长时间维持同一个姿势工作有关。如从事IT行业、电脑族、老师、会计、司机、打字员、手工艺品制作者等容易发生腰椎骨质增生。

腰椎骨质增生症常见腰痛，晨起明显，活动后减轻，多活动或负重后腰痛又加重，多无明确压痛点，腰部活动受限，腰部叩击有舒服感，一般不伴有神经压迫体征。X线片显示椎体有骨质增生，椎间隙狭窄。

腰椎骨质增生是一种慢性、进展性关节病变，以第三、四腰椎最为常见。若失治，一旦骨质增生压迫脊神经，可引起腰部的放射痛，如压迫坐骨神经可出现下肢放射，若椎体的后缘增生而导致椎管狭窄，压迫马尾神经，可出现马尾神经受压综合征，临床症状见间歇性跛行。

腰椎骨质增生既有内平衡结构（腰椎骨、关节、椎间盘等）的退变、增生、错位、炎症及自身免疫性反应等病理改变，又有腰部肌肉、韧带等外平衡结构的失调，在治疗时要同时兼顾，内外同治。治疗腰椎骨质增生的关键不是消除骨质增生，而在于消除骨质增生周围的无菌性炎症。目前西医学的药物治疗重点集中于对症治疗，目的在于缓解疼痛、减轻炎症、延缓软骨退化。中医认为该病病因有两个方面：其一为因虚致病，系肝肾亏虚、筋骨失养，风寒湿邪入侵致气血瘀滞，痹阻经络；其二为因病致虚，多由闪挫跌仆，风寒湿邪入侵致气滞血瘀，久则肝肾亏损，脉络失和，渐成本病。常用中医外治方法有熏蒸、贴敷、中药离子导入、外用搽剂等疗法。

一、熏蒸疗法

1. 适应证 腰椎骨质增生症见腰背酸痛、脊柱活动不灵活者。

2. 操作方法 熏蒸方：用羌活、细辛、冰片、杜仲、川续断、藿香、木香、白芷、当归、红花、丁香、薄荷、石菖蒲、威灵仙、鸡血藤、骨碎补、制川乌、透骨草、伸筋草各20g。加水1.5L置于熏蒸机锅内，煮沸15分钟后，根据患者耐受情况调节舱内温度在40～42℃之间，患者进入舱内，取仰卧位，熏蒸25～30分钟，每天1次，10天为1个疗程。

3. 疗法特点 中药熏蒸通过热、药的协同作用，加速血液、淋巴液的循环，促进新陈代谢，加快代谢产物的清除。同时，由于热能的作用，促使皮肤充血，毛孔扩张，药物通过扩张的毛孔渗透肌肤，达到活血化瘀、祛风散寒、通络止痛的作用。本方中药成分均具有改善组织器官血液循环，增加组织器官营养供应，消除局部组织非炎症性水肿和致痛物质的作用。

4. 注意事项

（1）严重高血压、严重心脏病者忌用。

（2）熏蒸过程中，应防止局部皮肤烫伤。

（3）用药后，如局部皮肤有丘疹、瘙痒或肿胀等过敏现象时，需停止用药。将原有的药物擦拭或清洗干净，并遵医嘱内服或外用抗过敏药物。

（4）由于熏蒸时大量出汗，故熏蒸前后患者应多饮水，防止出汗过多引起虚脱，熏蒸后不宜立即外出，稍事休息后再离开病室，防止昏厥和感冒。

（5）关闭门窗，室温保持在 22 ~ 24℃，治疗结束后及时擦干身体，穿好衣服，防止受凉后感冒。

（6）加强巡视，在治疗过程中应随时注意观察患者的病情变化，询问有无头晕、心慌、乏力等虚脱症状，如果发生应立即采取有效措施，对活动不便者应专人协助，确保安全，防止摔伤、烫伤。

5. 临床应用　刘昌君观察中药熏蒸治疗腰椎骨质增生的疗效。将80例腰椎骨质增生患者随机分成两组，40例治疗组采用中药熏蒸治疗，40例对照组采用电针加 TDP 照射理疗。观察两种治疗方法的疗效。结果：治疗组总有效率为95%，对照组总有效率为80%，两组比较，差异有统计学意义（$P<0.05$）。高广慧用中药熏蒸治疗治疗腰椎骨质增生80例，总有效率为81%。

二、贴敷疗法

1. 适应证　腰椎骨质增生症见腰背酸痛者。

2. 操作方法　处方：透骨草100g，乳香50g，没药50g，威灵仙30g，续断30g，生川乌20g，生草乌20g，白芷30g，细辛10g，独活30g，五灵脂30g，炮穿山甲珠20g，三棱30g，莪术30g，姜黄20g，杜仲50g，骨碎补50g。诸药共研为细末，每次以适量水煮加醋调成糊状，制备膏药。根据患者症状及查体确定腰部治疗部位，热毛巾擦净，铺设20cm×20cm纱布一块，上敷膏药，厚度0.5cm左右，范围以全部覆盖病患部位为宜，隔日1次，10次为1个疗程，若未愈，间隔5日进行第2个疗程。

3. 疗法特点　此方以活血化瘀、补益肝肾、祛风散寒止痛为主。

4. 注意事项

（1）严重高血压、严重心脏病、实热证者忌用。

（2）敷贴处皮肤有过敏或溃破者忌用此法。

（3）每次治疗前以热毛巾擦净患处，治疗完毕后用干毛巾，避风寒。

（4）所用药方为外用，不可入口，用后洗手。

（5）治疗期间须嘱患者避免扛提重物、腰部过度用力。

5. 临床应用 杨忠运研究自拟铁棒槌复方及药酒外敷治疗腰椎骨质增生疼痛。治疗组自拟铁棒槌复方及药酒外敷，对照组壮骨关节九、氢溴酸高乌甲素片、葡萄糖酸钙片口服。结果显示治疗组有效率95%，对照组有效率51%，两组有效率具有显著性差异（$P<0.05$）。结论显示自拟铁棒槌复方及药酒外敷对腰椎骨质增生所致疼痛疗效好。

三、中药离子导入疗法

1. 适应证 腰椎骨质增生症见腰背酸痛，脊柱活动不灵活者。

2. 操作方法 处方：续断、桑寄生、透骨草、威灵仙、杜仲、骨碎补、怀牛膝、生川乌、生草乌、独活、防己、乌梢蛇各50g，乳香、没药各25g，血竭10g。一般加水5L，浸泡20分钟后加热煎煮40分钟，倒出煎液后再加水3L煎煮30分钟并过滤，两次煎液合并后再煎煮浓缩至2L。治疗时，取适量煎液加热浸泡绒布垫，置于直流感应治疗机双电极之下，并根据病情选取不同位置。主要放置于腰部，绒布垫面积：作用极5cm×8cm置于腰部骨质增生处；非作用极6cm×10cm置于骶尾部；衬垫厚度1.5cm，电流密度0.1m/cm²。每天治疗1次，每次30分钟，2周为1个疗程。（图5-1）

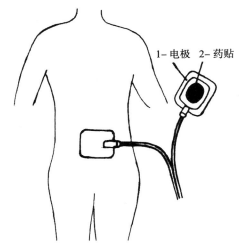

1- 电极 2- 药贴

图 5-1 腰部中药离子导入疗法

3. 疗法特点　中药离子导入治疗，操作比较简单，能使药物离子渗透病变部位，直接作用于局部。方中桑寄生、杜仲补肝肾，强筋骨；生川乌、生草乌、威灵仙温经通络，祛风除湿，消痹痛；骨碎补、血竭活血祛瘀，通脉，调和气血；乳香通关开窍，散结止痛，引药入里，使诸药充分发挥药效。全方能补益肝肾、强筋壮骨、温经通络、祛风除湿。

4. 注意事项

（1）治疗中若患处皮肤有疼痛感，可将电流量调低。

（2）对药物过敏或皮肤有感染、溃破者忌用此法。

（3）用药部位如住院需要做手术切口，应避免此外用方法。

（4）治疗期间须嘱患者避免扛提重物、腰部过度用力。

5. 临床应用　张晓静观察中药离子导入治疗腰椎骨质增生 60 例，经 4 ～ 26次（平均 9.6 次）治疗，治愈 25 例，显效 25 例，好转 9 例，无效 1 例，总有效率为 98.4%。陈艳霞用中药离子导入治疗腰椎病 80 例，总有效率为 96.7%。王延新等用中药离子导入治疗腰椎骨质增生 225 例，总有效率为 91.1%。

四、外用搽剂

1. 适应证 腰背酸胀疼痛伴臀部酸痛，腰部活动不利或有僵硬者。

2. 操作方法 "五生"搽剂，处方：生半夏、生南星、生川乌、生草乌、生威灵仙，研细末后，用适量酒精浸泡一个月（酒精过敏者可用白醋浸泡），酒精与生药量 2∶1 为宜。可适当用温水清洗患处，也可先热敷局部 15 分钟，待患处微微发热后，根据疼痛部位大小，取适量浸药外搽患处，搽拭时力量和频率适中，不可损伤局部皮肤，搽拭大约 3 分钟，至局部微微发热。每天外搽患处 3～5 次，1～3 个月可见明显疗效，疗程长短视病情轻重而定。

3. 疗法特点 搽剂有活血、散瘀、消肿、止痛之功效，具有制备简单、价格低廉、使用方便、疗效显著、稳固持久等优点。

4. 注意事项

（1）五种生药具有毒性，必须叮嘱患者，用后一定要洗手，切勿入口、鼻、眼等，以防中毒。

（2）皮肤有过敏或溃破者忌用此法。

（3）治疗期间须嘱患者避免扛提重物、腰部过度用力。

5. 临床应用 刘研在用搽拭法治疗骨质增生过程中，不断总结经验，同时查阅大量的医学文献及中医古方研制成的外用"五生"搽剂，在临床治疗中，1 个月即可有明显疗效，3 个月后大都症状消失。结论：外用搽剂具有制备简单、价格低廉、使用方便、疗效显著、稳固持久等优点，可以在临床上推广使用。

参考文献

［1］刘昌君.中药熏蒸治疗腰椎骨质增生的疗效观察和护理体会［J］.中国现代药物应用，2012，6（15）：97–98.

［2］高广慧，蔡桂玲.针刺合中药熏蒸治疗腰椎骨质增生疗效观察［J］.中国针灸，2008，28（增刊）：62–63.

［3］杨忠运.自拟铁棒槌复方及药酒外敷治疗腰椎骨质增生疼痛668例临床研究［J］.卫生职业教育，2012，30（16）：130–131.

［4］张晓静.中药离子导入治疗腰椎骨质增生疗效观察［J］.辽宁中医杂志，2004，31（6）：487.

［5］陈艳霞.中药离子导入治疗腰椎病的疗效观察及护理［J］.当代护士，2014，（6）：94.

［6］王延新，华坚.中药离子导入治疗腰椎骨质增生225例临床观察［J］.河北中医，2001，23（8）：575–576.

［7］刘研.外用"五生"搽剂治疗骨质增生［J］.湖北中医杂志，2014，36（12）：48.

（毛国庆　陈方庆）

第五节　类风湿关节炎

类风湿关节炎是一种以关节病变为主的慢性自身免疫性疾病。临床表现为小关节滑膜炎所致的关节肿痛，继而软骨破坏、关节间隙变窄，晚期因严重骨质破坏、吸收导致关节僵直、畸形、功能障碍。在我国，类风湿关节炎的患病率为 0.24% ~ 0.5%，女性多于男性，比例为 2 ~ 3∶1，任何年龄均可发病，以 20 ~ 50 岁最多。因关节滑膜的炎症、细胞浸润、增生，形成血管翳，侵犯关节软骨、软骨下骨、韧带和肌腱等，造成关节结构破坏，最终导致关节畸形和功能丧失。发病特点为关节对称性、持续性肿胀疼痛、压痛和活动受限，并伴有晨僵，可累及全身多处关节。除关节症状外，还可出现贫血、皮下类风湿结节、淋巴结肿大、血管炎、外周神经病变、眼部病变及心、肺、肾脏等病变。发病初期多不引起重视，晚期常并发关节畸形、强直等，致使生活不能自理。

本病病因病机尚不清楚，迄今尚无根治的办法。致残率较高，预后不良。

西医学一般治疗使用非甾体镇痛药、免疫抑制剂、类固醇药物、金制剂等，或手术矫形，以缓解疼痛、消炎退肿、保持肌力、保留或恢复关节功能、预防及纠正畸形、提高生活质量。

中医学认为类风湿关节炎属"痹证"范畴，内因多为脾、胃、肝、肾的气血、阴阳不足，卫外不固，而以肾虚为本；外因为风、寒、湿、热邪气侵袭，阻滞经络，血瘀痰凝，深入骨髓，而致关节肿胀、畸变。治当以祛风散寒除湿、活血化痰通络为主。外治法可通过药物或非药物作用于皮肤、经穴，直达腠理，使经络疏通，气血流畅，达到通则不痛的目的。常用中医外治方法有熏洗、贴敷、针灸、埋金等疗法。

一、熏洗疗法

1. 适应证 类风湿关节炎辨证中的寒湿痹阻证，常见关节处肿胀疼痛，晨僵，屈伸不利，遇寒则痛剧，局部畏寒怕冷者。

2. 操作方法 方药组成：独活、羌活、杜仲、牛膝、细辛、秦艽、当归、骨碎补、大黄、生半夏、生川乌、生草乌、白芥子、透骨草、没药、乳香、艾叶、大血藤、丁香、红花、桃仁、生天南星、刘寄奴、䗪虫。熏洗方法：先将上述药物浸泡 1 小时，煮沸 10 分钟后滤出药液倒入盆中，熏洗双足、双踝、双肘、双腕等疼痛关节处，待水温适宜时浸泡手、膝关节等部位，每次 30 分钟，每天 2 次，12 周为 1 个疗程。

3. 疗法特点 本中药熏洗方是治疗类风湿关节炎寒湿痹阻证的经验方，祛风除湿、散寒止痛、活血化瘀之外兼具补肝肾、强筋骨之效。中药可以通过扩张的毛孔渗透肌肤，减轻局部炎性反应，较为全面地消除类风湿性关节炎的临床致病原因，从而取得较好的临床疗效。

4. 注意事项

（1）熏洗过程中防止局部皮肤烫伤，同时注意保暖。

（2）熏洗过程中，可能出现头晕等不适，应当立即停止熏洗，卧床休息。

（3）用药后观察局部皮肤，如有丘疹、瘙痒或局部肿胀等过敏现象时，停止用药，并将药物擦拭干净或清洗，遵医嘱内服或外用抗过敏药物。

5. 临床应用 李肖运用中药外洗方联合甲氨蝶呤片治疗寒湿痹阻型类风湿关节炎，对照组单用甲氨蝶呤片，治疗组总有效率为 93.18%，对照组为 72.72%，治疗组显著高于对照组（$P<0.05$）；治疗组治疗后中医临床症状评分均显著低于对照组（$P<0.01$）；治疗组治疗后关节主要临床指标改善均优于对照组（$P<0.01$）；治疗后，治疗组 ESR、RF 和 CRP 水平均明显低于对照组，比较差异有统计学意义（$P<0.01$）。其认为采取中药外洗方联合甲氨蝶呤片治疗寒湿痹阻型类风湿关节炎可明显降低临床症状评分，改善关节临床症状，降低 ESR、

RF 和 CRP 水平，提高临床治疗效果。

二、贴敷疗法

1. 适应证   类风湿关节炎辨证中的寒湿痹阻证或痰瘀互结证患者。

2. 操作方法   常用的贴敷膏剂有祛痹通络膏和生姜汁糊膏。祛痹通络膏组成：杜仲、川乌、干姜、生南星、青风藤等，按一定比例制成。生姜汁糊膏组成：青风藤、透骨草、红花、白芥子等，按一定比例用生姜汁调成糊状膏剂。选取大椎、双侧外关、双侧肺俞、双侧足三里穴。每年春、秋分当日取生姜汁糊膏置于祛痹通络膏剂（1cm×1cm×1cm）上（膏剂面积 5cm^2），中间加 0.2g 麝香，依据疾病选取穴位，将膏剂准确贴在穴位上，四周用胶布封好加以固定，避免流出。每次 5 ~ 7 贴，贴敷时间每次 6 ~ 8 小时，5 天贴敷 1 次，春、秋分各贴敷 3 次，连续 3 年为 1 个疗程。

3. 疗法特点   春、秋分贴敷疗法是在针灸学理论基础上，总结众多名老中医临床经验，将具有特定疗效的药物贴于特定穴位，使药物直接作用于体表穴位或局部病灶，使局部血管扩张，加速血液循环，起到祛风除湿、活血化瘀等作用。还可使药物透过皮毛肌腠由表入里，发挥较强的药效作用，通过经络的贯通运行，送达全身。

4. 注意事项

（1）皮肤未出现任何不适，可适当增加贴敷时间，不要超过 24 小时。

（2）贴敷期间应避免食用生冷、辛辣、海鲜等食物。

（3）贴敷后 2 天内避免沐浴。

（4）不良反应包括皮肤过敏，红、肿或发痒，甚至皮肤起疱。判断确实系贴敷引起，立即取下药膏，观察患者有无其他的不良反应。

（5）出现不良反应后，一般不须做特殊处理；出现水疱之后，禁止抓挠，外用甲紫药水；水疱过大，可抽出渗液，外敷酒精湿纱布即可。

5. 临床应用　刘婷观察春、秋分贴敷治疗类风湿关节炎疗效，总有效率为 92%。春、秋分贴敷治疗类风湿关节炎，可以明显减轻因患病而给患者带来的痛苦，甚至可以减少其他药物的使用，临床应用过程中，疗效显著。

三、埋金疗法

1. 适应证　类风湿关节炎患者关节处肿胀疼痛，痛有定处，晨僵，屈伸不利，遇寒或遇热痛剧，反复发作者。

2. 操作方法　将金制剂事先铸造成球冠底直径为 0.5cm 的半球体，高压蒸汽消毒后备用。取穴：肝俞、肾俞、脾俞、肺俞、大包、丰隆。患者俯卧位，埋金穴位用甲紫作标记，局部皮肤常规消毒，铺手术无菌洞巾，予利多卡因注射液局部麻醉，用手术刀尖顺肌肉条理刺破皮肤切口 0.1 ~ 0.2cm，将血管钳从切口斜插到肌层，作旋动按摩，产生酸胀感，刺激以患者能耐受为度，将金制剂放置于穴位切口深处。皮肤缝合，局部无菌纱布覆盖，并用胶带固定。尽量减少埋针处的剧烈运动与过多接触，待埋针处异物感彻底消失后再做第二次治疗，一般 60天治疗 1 次，根据患者情况治疗 2 ~ 3 次。

3. 疗法特点　将金制剂进行改良并与针灸穴位埋植法相结合，形成具有中医针灸特色的一套独特疗法。本病多选用背俞穴、脾之大络为主。肝俞、肾俞、脾俞、肺俞为背俞穴，能够调整人体各脏腑经气，扶正以祛邪。脾之大络在治疗络病方面有奇效，它从脾经大包穴分出，散布于胸胁部，其络脉之气上至中府，与肺经沟通，助肺行气、主治节。大杼为骨会，膈俞为血会，为骨、血脉之气所聚之处，能够活血通络、补骨舒筋。

固态金性质稳定，在局部穴位埋金，刺激腧穴的时间延长，可长期刺激穴位起到增强腧穴及经络的治疗作用，激发了腧穴的良性调整作用，使机体的病理状态向着正常方向转化。本法体内金含量立即达到治疗类风湿关节炎所需的累积剂量，且不经肠道排出，有效提高疗效。埋入穴位的金不经胃肠道，无胃肠道不良反应。

4. 注意事项

（1）术前做好解释工作，使患者更好地配合治疗。

（2）术中严格无菌操作，埋金后嘱患者保持伤口干燥清洁，术后 1～3 天伤口敷盖无菌纱布，避免局部伤口感染。

（3）术后居住环境清洁，并注意休息，减少走动。

（4）饮食宜清淡，忌食辛辣、油腻、煎炸、腥膻之品；伴有糖尿病、血液系统疾病者，以及急、危重症患者不宜进行此治疗。

5. 临床应用 李晶晶等运用埋金疗法在类风湿关节炎治疗取得了很好的疗效。其强调要辨证准确，治本为主，辅以治标，减轻症状，临床疗效自然显著。通过研究金制剂在治疗类风湿关节炎中的应用及作用机制，并将其改良为临床上确为有效的、新型的治疗方法，为临床治疗本病又提供了一种有效的治疗手段。

参考文献

［1］李肖.中药外洗方2号治疗寒湿痹阻型类风湿关节炎疗效观察［J］.四川中医，2016，34（7）：108-110.

［2］刘婷.春、秋分贴敷治疗类风湿关节炎100例［J］.实用中医内科杂志，2013，27（4）：60-61.

［3］李晶晶，裴文娅，林国华.林国华教授穴位埋金治疗类风湿关节炎经验［J］.中国针灸，2015，35（12）：1289-1292.

（杨 军 周 宇）

第六节　痛风性关节炎

　　痛风性关节炎是指由于尿酸盐沉积在关节囊、滑囊、软骨、骨质和其他组织中而引起病损及炎性反应的一类疾病。多有遗传因素和家族因素，好发于中老年男性，常侵犯第一跖趾关节或拇指关节，也可发生于其他较大的关节，尤其是踝部和足部关节。常因精神紧张、进食高嘌呤食物、酗酒、劳累及外感风寒等诱发，表现为关节猝然红肿热痛，逐渐加剧，昼轻夜重，常伴有发热、疲倦、畏寒、头晕等全身症状。急性发作持续数天至数周可自然缓解。多次发作后，可形成关节僵硬、畸形，活动受限，常累及肾脏。部分患者关节周围、耳郭及趾、指骨间出现痛风石。X线片提示软骨缘邻近关节的骨质有不整齐的穿凿样圆形缺损。本病分为急性期和间歇期。

　　西医学治疗主要是减少嘌呤类饮食的摄入、促进尿酸的排泄和终止炎症反应，选用秋水仙碱、别嘌醇、非甾体类抗炎药、皮质激素、小苏打等。急性发作时应注意休息，局部冷敷，抬高患肢，关节制动。

　　中医学认为本病多由先天禀赋不足，过食膏粱厚味，湿热内蕴，外感风寒湿热之邪，痹阻经络，气血运行不畅，痰瘀交结而发病。治疗当内外兼治。在急性期以祛邪为主，用祛风除湿、清热利湿等法；间歇期以扶正祛邪为主，用健脾益气、补益肝肾等法。本病愈后尤应重视饮食调养，避免复发。外治法通过药物或非药物疗法作用于表皮、腧穴，直达腠理，能使局部红肿热痛明显缓解，减轻局部炎症反应，减少骨质破坏。常用中医外治方法有熏洗、贴敷、针刺等疗法。

一、熏洗疗法

　　1. 适应证　痛风性关节炎患者。

2. 操作方法 本病急性发作时用中药熏洗 1 号方，处方：苍术、黄柏各 15g，牛膝、忍冬藤、丹参、赤芍、防己、茵陈各 10g。间歇期用中药熏洗 2 号方，处方：党参 20g，白术、茯苓、薏苡仁、山药各 15g，木瓜、威灵仙、土茯苓、秦皮各 10g。将药物研粗末，装入布袋中，先加冷水浸没药物，20 分钟后加水煎至 30 分钟，然后倒入足浴木桶中，水温 39 ~ 41℃为宜，将患肢放入药液中，时间为 20 分钟，10 天为 1 个疗程。

3. 疗法特点 痛风性关节炎急性期为湿热互结，郁于关节，气血壅滞，经络不通所致。中药熏洗 1 号方用茵陈、忍冬藤清热利湿解毒；黄柏清下焦湿热；牛膝引药下行；丹参、赤芍活血化瘀；防己清热利湿，通络止痛。而间歇期以脾虚失健、湿浊内生为本，中药熏洗 2 号方中用党参健脾益气，茯苓、薏苡仁、山药、白术健脾渗湿，木瓜、威灵仙祛湿通络，土茯苓、秦皮即能清湿热之余邪，又能促进尿酸排泄。

4. 注意事项

（1）每次用完一定要用清水冲洗容器。

（2）每两周用肥皂水彻底清洗容器 1 次。

（3）熏蒸过程中防止局部皮肤烫伤，注意保暖。

（4）用药后观察局部皮肤，如有丘疹、瘙痒或局部肿胀等过敏现象时，停止用药，并将药物擦拭干净或清洗，遵医嘱内服或外用抗过敏药物。

5. 临床应用 于莉运用中药熏洗方法治疗痛风性关节炎 26 例，取得较好的疗效。中药熏洗通过温热作用直接通过局部孔窍、经穴，渗透、吸收、扩散，达到清热解毒、抗炎消肿、健脾扶正固本的功效，同时避免了经肠胃、静脉、肌肉等途径而产生的药物毒副作用和抗药性等弊端，所以中药熏洗既能增强局部药物浓度达到"治病求本"之目的，又能补"内治法之不及"，使药物疗法与物理疗法有机结合，操作方法简单，疗效可靠。

二、贴敷疗法

1. 适应证 痛风性关节炎急性期、间歇期患者。

2. 操作方法 "痛风灵"湿敷贴系著名骨科专家何天祥教授经验方，组成：独活、苍术、黄柏、牡丹皮、泽泻各 15g，白芷、郁金、当归、大黄、牛膝各 10g，板蓝根 30g，经加工制成浸膏，用 5cm ×10cm 无纺布三层浸渍成湿敷贴，每贴约含生药 10g，包装备用。用法：将患处皮肤洗净后，将湿敷贴外贴于受累关节局部，用绷带包裹固定，每天更换 1 次，忌用塑料、薄膜包裹，1 周为 1 个疗程。

3. 疗法特点 "痛风灵"湿敷贴具有清热除湿解毒、凉血散瘀止痛、健脾护肾通络之功效，能有效地消除痛风性关节炎的炎症，并能促进血尿酸的排泄，控制再复发，具有显著的疗效。本法局部用药，药力直达病所，使用方便安全。

4. 注意事项

（1）皮肤未出现任何不适，可适当增加贴敷时间，不要超过 24 小时。如出现过敏等不适反应，应立刻取下贴敷并对症处理。

（2）贴敷期间应避免食用生冷、辛辣、海鲜等食物。

（3）贴敷后 2 天内避免沐浴。

（4）治疗前和治疗后分别查血常规、血沉、肝肾功、血尿酸及受累关节局部情况。

5. 临床应用 何浚治采用"痛风灵"湿敷贴治疗痛风性关节炎 168 例，总有效率为 98.2%。贴敷治疗痛风性关节炎具有操作简便、安全性高、疗效好、费用低、损伤小等优点，是一种行之有效的治疗方法，值得在临床治疗过程中进一步推广应用。秦秀芳等将 60 例痛风患者随机分为治疗组和对照组各 30 例，两组内服药物相同，治疗组加用六神丸调食醋外敷局部。结果治疗组红肿和疼痛的缓解均优于对照组（$P<0.05$，$P<0.01$）。两组治疗方法对本病皆有良好疗效，而统计结果表明贴敷疗法治疗痛风关节炎效果更显著。

三、针刺疗法

1. 适应证 痛风性关节炎急性期、间歇期患者。

2. 操作方法 选穴：曲池、血海、三阴交、关元、肾俞、膈俞，结合局部相应腧穴。全身腧穴均用 0.3mm×40mm 的针灸针常规消毒后刺入，得气后施用捻转泻法，肾俞、关元针用平补平泻法，趾、指小关节局部采用 0.3mm×25mm 的针灸针点刺。每天 1 次，10 次为 1 个疗程，休息 1 周后进行第 2 个疗程。2 个疗程后观察疗效。

3. 疗法特点 痛风性关节炎多因患者嗜食肥甘厚味之品，致脏腑经络痰郁热结，复感风寒湿邪，故出现上述一系列痰热郁结、经络痹阻之证候。选穴曲池、血海、膈俞都可行气活血，取"治风先治血，血行风自灭"之理；三阴交、太白、商丘、阴陵泉等穴位能健脾利湿泄热，肾俞、关元相配为前后配穴，功专散寒止痛。诸穴相配可起清热化痰、舒经通络之效，即"痛则不通，通则不痛"。

4. 注意事项

（1）注意无菌操作；针刺手法规范。

（2）针刺治疗过程中，如遇晕针、滞针等状况，应及时处理。

（3）炎症得到控制后，为巩固疗效，预防复发，尚应嘱患者节制饮食、戒酒，同时还要避免过度劳累、受凉，并适度运动、多饮水等。

5. 临床应用 解光尧等运用单纯针刺方法治疗急性痛风性关节炎 46 例，取曲池、血海、三阴交、膈俞结合局部相应腧穴用捻转泻法，肾俞、关元用平补、平泻法，趾、指小关节局部采用针灸针点刺。临床治愈 30 例，好转 12 例，无效 4 例，随访 1 年，有 6 例复发。戴晴选用齐刺法治疗本病，以病变部位为主取穴，第一跖趾关节肿痛以疼痛中心取 1 穴周转穴，配合太冲、三阴交；膝关节肿痛以疼痛中心取 1 穴周转穴，配穴足三里、阳陵泉、阴陵泉；上肢关节肿痛以疼痛中心取 1 穴周围 2 穴，配穴曲池、外关。主穴采用齐刺法，直针刺入，旁 2 针刺入，得气后留针 30 分钟。治疗有效率为 91%。

参考文献

［1］于莉.中药熏洗治疗痛风性关节炎体会［J］.中国医药指南,2011,9（6）:298.

［2］何浚治.痛风灵湿敷贴治疗痛风性关节炎168例［J］.四川中医,1997,15（12）:43.

［3］秦秀芳,严小蓓.六神丸外敷治疗痛风急性发作临床观察［J］.上海中医药杂志,2016,40（5）:30.

［4］解光尧,陈允利.针刺治疗痛风性关节炎46例的临床观察［J］.浙江中医学院学报,2003,27（3）:63.

［5］戴晴.齐刺为主治疗急性痛风性关节炎34例［J］.浙江中医学院学报,2003,27（5）:64.

（杨 军 周 宇）

第七节 骨化性肌炎

骨化性肌炎是一种非肿瘤性病变，病理组织以纤维组织增生为特征，伴有大量的新骨形成，同时还可以有软骨形成。骨化性肌炎常发生在外伤后，肌肉内血肿、早期局部肿胀、强制性被动活动、暴力推拿、长期固定等均可形成骨化性肌炎，也有人认为可能与感染或缺血有关，好发于肘、肩、大腿、臀部和小腿的腹侧肌肉，常发生在肌肉与骨连接部，也可发生在筋膜、肌腱、骨膜、韧带、血管壁上。该病其实是一种异位骨化，病理组织学早期以细胞变性、出血、机化及结缔组织增生为特点，中晚期发生骨化及钙化，且骨化及钙化过程从病灶的外周向中央发展。

该病常见于儿童或青壮年，以男性多见，早期症状多伴有疼痛、肿胀、局部皮肤温度升高，如不及时正确治疗，中晚期则出现局部肿块质硬、肿胀、疼痛，受累关节活动受限。

西医学治疗药物有非甾体类抗炎药或二磷酸盐类药物，如塞来昔布、帕米磷酸钠等。

骨化性肌炎在中医学属于"瘀血痹"范畴，病机为外伤停瘀，瘀血蕴结肌肉组织，日久形成包块硬结，痹阻经脉。治疗以活血化瘀、软坚散结、祛风除湿、舒筋活络、消肿止痛和通利关节为原则。常用中医外治疗法有熏洗、推拿、针灸及针刀等疗法。

一、熏洗疗法

1. 适应证 骨化性肌炎前期（7 ~ 20 天），损伤部位肿胀疼痛明显，发热，局部皮温高，损伤部位需要制动者。

2. 操作方法　外用熏洗方药：生南星、自然铜、赤芍各45g，红花、川芎、王不留行、䗪虫、泽兰、木香、海桐皮、土茯苓、鸡血藤、三棱、莪术各30g，生川乌、生草乌、木瓜各20g，穿山甲15g。放入专用盆中，加醋2L，浸泡30分钟，再加水2.5L煎煮。离火去渣，将患部放于药液之上，外盖布罩，先以热气熏蒸，并用毛巾蘸药水热敷患处，待水温降至50～60℃时，将患部浸入盆内作浸洗，边浸洗边轻揉，每次熏洗约1小时，每天2次，每剂熏洗2天，5剂为1个疗程。

3. 疗法特点　中药熏洗剂中，生南星有强力散结消肿止痛的功效；川芎、莪术、三棱、鸡血藤、自然铜、红花、䗪虫标记、穿山甲、泽兰、王不留行均具有活血祛瘀，消肿止痛之功；方中穿山甲善于走窜，性专行散，能通经络而达病所；与三棱、莪术配伍专攻破瘀消癥；生川乌、生草乌祛风湿，散寒止痛；赤芍祛瘀止痛；木香理气；土茯苓清热解毒；木瓜、海桐皮祛风湿。诸药共用达到活血通络、软坚散结、解痉止痛之功。再用醋做引药，取其活血脉、行药力、化瘀血之功，以加强活血止痛、软坚散结的作用；药液熏患处由于温度的刺激，加上局部轻揉按摩，可使患部的血管扩张，改善局部的血液循环，使新陈代谢旺盛，又能加速药物透入皮肤，使其吸收增强药效，从而缓解肌肉痉挛，抑制无菌性炎症反应，达到消除骨化性肌炎的目的。

4. 注意事项

（1）熏洗过程中，应防止局部皮肤烫伤。

（2）用药后，如局部皮肤有丘疹、瘙痒或肿胀等过敏现象时，需停止用药。将原有的药物擦拭或清洗干净，并遵医嘱内服或外用抗过敏药物。

（3）室温要适宜，患者身体暴露部位注意保暖。

5. 临床应用　张永立等用中药熏洗治疗未成熟期创伤性骨化性肌炎26例，中药熏洗组有效率为76.92%，对照组采用石蜡外敷，有效率为30.77%，两组差异有统计学意义（$P<0.05$），其认为中药熏洗能够祛风湿止痹痛、温经通脉、活血化瘀、软坚散结，能有效抑制骨化性肌炎骨块生长，改善肢体功能。饶梓辉等用中药熏洗治疗肘关节骨化性肌炎，他认为骨化性肌炎主要是因肢体受到损伤后，筋脉受到损伤，血瘀气滞，经络不通，经久不解造成的。中药熏洗能加快静脉血回流，结合活血化瘀、温经通脉药物，从而达到尽快消肿、散结的功效。其临床研究表明采用中药熏洗组的患者同采用常规手术治疗组的患者相比，具有更好的依从性，且患者在治疗过程中承受的身体负担更轻，有效治愈率达到了 94.44%，高于常规治疗组的 83.33%，组间比较，差异具有统计学意义（$P<0.05$）。结论显示中药熏洗治疗肘关节骨化性肌炎疾病疗效显著，可有效缓解患者疼痛感并提高患者活动度。张雪梅等用中药熏洗治疗肘关节骨化性肌炎30 例，其中肱骨髁上骨折 16 例，髁间骨折 2 例，肘关节脱位 8 例，其他外伤 4例。以活血化瘀为主方，结果显效 12 例，有效 17 例，1 例未坚持治疗，取得满意疗效。

二、推拿疗法

1. 适应证 骨化性肌炎中后期（6 ~ 12 周）患者。

2. 操作方法 （以肘关节为例）取患者正坐，术者立于患者的侧方，左手托住患肢腕部，右手于患部先施行揉捏法，约 5 分钟；再对肘关节周围韧带、肌肉施以弹拨，重点在有硬结的部位，约 5 分钟；然后术者双腿呈马步状，一手握腕部，另一手护肘部，做肘关节屈伸运动，边运动边摇晃，以增加关节活动范围，范围由小到大，以不引起疼痛为宜；此后再从腕部到肘关节至上臂施以推压手法，共 15 分钟左右；最后对整个患肢施以揉搓、拍击手法，约 5 分钟，共约 30分钟。每天 1 次，10 次为 1 个疗程，休息 2 天再进行下一疗程，连续治疗 4 个疗程。

3. 疗法特点 推拿能舒筋通络、活血散瘀、消肿止痛，使局部血液循环加速，促进新陈代谢，改善局部组织的营养供给。治疗中采用揉捏手法改善深部组织的血液循环和新陈代谢，散瘀消肿，松解粘连；弹拨手法能提高神经兴奋性，改善神经功能，防止肌肉萎缩增强肌张力，松解粘连；摇晃能增加关节活动范围，松解粘连，滑利关节，恢复关节功能；推压促进静脉血和淋巴液回流，通滞、散瘀、消肿；揉搓、拍击法能兴奋神经，促进循环，升高局部温度，消除肌肉疲劳，增强肌肉工作能力。

4. 注意事项 避免粗暴按摩、反复强力被动牵拉关节等医源性因素造成再损伤及反复出血而形成粘连骨化。

5. 临床应用 印秋兰用中药熏洗配合推拿治疗肘关节外伤性骨化性肌炎 86 例，治愈 66 例，占 76.74%，好转 19 例，占 22.09%，未愈 1 例，占 1.16%（未坚持用药），表明推拿疗法在预防和治疗骨化性肌炎的良好功效。廖敏捷等通敷合剂配合陇中理筋手法治疗创伤性骨化性肌炎 18 例研究中，治愈患者 9 例、好转 6 例、未愈 3 例，临床总有效率为 83.3%。结论显示陇中理筋手法具有缓解痉挛，松解粘连，通利关节等作用，尤其对于软组织的粘连，筋伤的痹阻不通等有较好的临床疗效。李岳君等用按摩理筋合颈腕悬吊治疗肘骨化性肌炎 12 例，临床治愈 4 例（33.3%），显效 7 例（58.3%），改善 1 例（8.3%），无效 0 例，总有效率为 100%。凌家保在创伤性肘关节骨化性肌炎 21 例手法治疗研究中，分为两型：初期型（15 ~ 40 天）14 例，优 10 例，良 4 例；成熟型（40 天以后）7 例，优 3 例，良 2 例，尚可 1 例，差 1 例，优良率占 90%。治疗时间最短 14 天，最长 3 个月。其认为当骨化性肌炎已成熟稳定，肘关节已转化为永久性僵硬，依靠中药熏洗、理疗，功能锻炼都无法解决时，按摩手法成为治疗的首选措施。采取辨证分型，在松解粘连、改善局部硬化组织后，在臂丛麻醉下，手法一次性撕裂骨化性肌炎及瘢痕粘连组织，再按新创伤处理。它具有简便易行，疗效确切，费用低，痛苦少的特点。

三、针刀疗法

1. 适应证 骨化性肌炎中后期（6～12周）患者。

2. 操作方法 （以肘关节为例）B超定位下，分别选定肘窝前、内外侧髁、鹰嘴和尺神经肘管处：5个进针部位，局部碘伏消毒两遍，铺盖无菌洞巾，术者戴无菌手套，超声头套无菌乳胶手套，B超监视下避开神经与血管。1%利多卡因皮下浅层局麻后进针，沿组织纵行方向行点刺剥离，在刀口接触骨面时，将软组织从骨面铲离，纵行序贯疏剥，并横行剥离。术毕用无菌纱布包扎，局部加压5分钟以上，以减少手术区出血。1次/周，每次针刀松解后第二日起，行软组织弹拨和牵拉手法治疗。4次后大部分患者关节活动度改善，肱尺关节活动度可达15°～110°，前臂可旋后。继续行针刀和手法治疗，针刀1次/3周，手法同前。二月后改为针刀1次/月，停止手法治疗，改为患者主动屈伸、旋转练习。

3. 疗法特点 针刀可以通过微创的方式松解肌腱、关节囊的挛缩，较快地改善关节的活动度，针刀在进入骨化与软组织的边缘时，可以同时进行横向和纵向的点刺，这样才可以达到松解挛缩的软组织的目的，从而减低软组织高张力的状态。有些学者认为针刀还能切断软组织和局部骨化的连接，从而达到局部多余骨性组织的剥离。

4. 注意事项 严格无菌操作，避免局部感染。局部皮肤破溃者患处避免进针，避免浸水。针刀松解后，必须长时间的局部压迫，避免局部血肿形成，尤其避免渗血进入关节腔，从而加重局部症状。

5. 临床应用 王斌在超声引导下针刀松解治疗骨化性肌炎三例，利用超声引导下的针刀操作，认为针刀只能进行点刺松解，而非切割，并未直接剥离和清除骨化组织，是通过减低软组织张力，改善关节活动度，促进骨化组织的吸收，最终取得良好效果。叶明东认为针刀能够直接疏通剥离组织间隙，疏削粘连，刮除瘢痕，理顺纤维组织。他在小针刀加中药熏洗治疗肘关节骨化性肌炎6例的研究中，4 例达到痊愈，2 例效果良好，临床效果满意。王恒等用小针刀加中药熏洗治疗局限性骨化性肌炎 11 例的研究中，临床痊愈 9 例（其中 2 个疗程 4 例，3 个疗程 5 例），显效 2 例。结论显示小针刀能够直接剥离疏通组织粘连，削除增殖，破坏原有病理修复机制，激活正常修复功能。

参考文献

［1］张永立，王爱国.中药熏洗治疗未成熟期创伤性骨化性肌炎 26 例疗效分析［J］.中医中药，2013，3（4）：94-95.

［2］饶梓辉，聂水生，汤华，等.中药熏洗治疗肘关节骨化性肌炎的临床价值分析［J］.深圳中西医结合杂志，2015，25（22）：59-61.

［3］张雪梅，林群华，叶维健.中药熏洗治疗肘关节骨化性肌炎 30 例体会［J］.九江医学，2000，15（3）：146.

［4］印秋兰，温木生.中药熏洗配合推拿治疗肘关节外伤性骨化性肌炎 86 例［J］.中国民间疗法，2002，10（1）：34.

［5］廖敏捷，米仲祥，毕军伟.通敷合剂配合陇中理筋手法治疗创伤性骨化性肌炎 18 例［J］.中国中医骨伤科杂志，2014，2（22）50-51.

［6］李岳君，胡兆平.按摩理筋合颈腕悬吊治疗肘骨化性肌炎［J］.中国中医信息杂志，2000，7（9）：77-78.

［7］凌家保.创伤性肘关节骨化性肌炎 21 例手法探讨［J］.中国中医骨伤科杂志，2000，8（1）：32-33.

［8］王斌.超声引导下针刀松解治疗骨化性肌炎三例报道并文献回顾.中国康复医学会运动疗法专业委员会第九届全国学术会议论文选编，2007：247-251.

[9] 叶明东.小针刀加中药熏洗治疗肘关节骨化性肌炎 [J].中国骨伤，1998，11（6）：76.

[10] 王恒，刘海潮.小针刀加中药熏洗治疗局限性骨化性肌炎 11 例 [J].中国临床康复，2003，6（14）：2139.

（卞恒杰　孙玉明）

第六章　骨与关节感染

6

第一节　急性血源性骨髓炎

急性血源性骨髓炎是细菌播散至骨髓腔，以骨质吸收、破坏为主的疾病，溶血性金黄色葡萄球菌是最常见的致病菌，其次为乙型链球菌，其他细菌比较少见。本病起病急骤，初期即有明显的全身中毒症状，如高热（39～40℃）、寒战等，可有头痛、呕吐等脑膜刺激症状，严重者可出现昏迷及感染性休克症状。大部分患者有明确感染灶，肢体肿胀，肤色发红，有压痛，不敢移动患肢，脓肿沿着髓腔播散可累及整个骨干。当脓肿穿破骨膜后形成软组织深部脓肿，疼痛突然减退。脓肿穿破皮肤，皮肤破溃形成窦道，脓液流出。

早期联合应用足量广谱抗生素对疾病的控制至关重要，随后再根据药敏结果即时调整抗生素方案，抗生素应使用至体温正常、症状消退后2周左右。若患者抵抗力强、细菌毒力弱，治疗及时、规范，疾病在早期即可治愈。反之，病情则继续加重转化为慢性骨髓炎，重者导致败血症危及生命。

中医学认为，急性血源性骨髓炎多因疔毒、疖疮内生热毒，热毒内盛，留于筋骨，筋脉被阻，血凝毒聚，腐骨成脓而成急性附骨疽。根据急性血源性骨髓炎的发病机制，治疗上早期多以清热解毒治疗，后期多以扶正祛邪治疗。常用中医外治法有贴敷、溻渍、负压吸引冲洗等疗法。

一、贴敷疗法

1. 适应证　急性血源性骨髓炎脓肿未形成者。

2. 操作方法　协助患者取舒适体位，患处下垫中单，充分暴露病灶部位，注意保暖。清洁皮肤，观察皮肤肿胀情况，询问患者的感受。根据皮肤肿胀情况确定敷药面积，用加味金芙膏（南京市中西医结合医院院内制剂，批准号：苏药制字 Z04001259），组成：金黄散（天花粉 50g，大黄 25g，姜黄 25g，黄柏 25g，白芷 25g，南星 10g，厚朴 10g，陈皮 10g，甘草 10g，苍术 10g）65%，芙蓉叶 15%，七味内消膏（官桂 12g，公丁香 12g，生南星 12g，樟脑 12g，山奈 12g，牙皂 6g，白胡椒 3g）20%，上药加蜂蜜（或饴糖）适量调成糊状备用。取大小合适的敷料正确摊药，做到均匀、厚薄适中，不污染他物，敷药面积适中，敷药部位准确，适量均匀敷于患处，随时观察患者病情变化，询问患者感受。包扎：胶布固定，范围大的用绷带缠绕，松紧适宜，保持肢体功能位。

3. 疗法特点　运用中药敷于患处，以达到通经活络、消肿止痛的作用。能够显著提高血管活性，促进血液循环。

4. 注意事项　局部皮肤过敏者禁用。用药后观察局部皮肤有无丘疹、瘙痒或局部肿胀等过敏现象，一旦出现即停止用药，并将药物擦拭干净或清洗。

5. 临床应用　聂亚林对 40 例急性化脓性骨髓炎患者进行了对照研究，结果发现在西医常规治疗基础上加用中药三黄粉贴敷，患者的疗效更加显著，患者的急性症状及切口感染状况能够更快、更有效地被控制，切口愈合情况较好。

二、溻渍疗法

1. 适应证　早期局部肿痛，脓肿未形成者。

2. 操作方法　用皮炎洗剂（南京市中西医结合医院自制药剂），主要成分：金银花、蒲公英、野菊花、苦参、板蓝根、黄连等，水煎取药汁，浸湿纱布，趁热湿敷于纱布覆盖的肿痛处，每隔 15 分钟左右向湿敷纱布上喷洒药液，逐步软化并膨胀皮肤角质层，使药物更好地透入皮内病灶处。

3. 疗法特点　溻渍疗法是中药熏洗的一种方法，其机制主要是通过渗透压原理，使低浓度的组织液向高浓度药液渗透，药物可直接作用于病变部位，促进局部血流，增加血管及淋巴管的通透性，同时还能调节机体免疫系统，增强机体免疫力，达到扶正祛邪的目的。皮炎洗剂局部使用，达到消炎、镇痛、抑渗等作用。

4. 注意事项　首先要确保药液新鲜，湿敷纱布的面积要大于患处。过敏者禁用，一旦皮肤出现红疹、瘙痒等过敏表现者应立即停止用药，并彻底清洗敷药皮肤，安慰患者，避免患者产生紧张情绪。

5. 临床应用　闫慧等依据骨髓炎细菌培养结果拟方采用溻渍疗法对 18 例骨髓炎合并骨外露患者进行为期 7 ~ 10 天的治疗，12 例患者创面脓液明显较少，质清稀，肉芽新鲜，6 例患者创面分泌物稍减少，脓液稠厚。然后再对 6 例脓液稠厚者行敏感抗生素静滴 1 周左右，同时配合溻渍疗法，疗效满意。

三、负压吸引冲洗疗法

1. 适应证　急性血源性骨髓炎伴窦道形成、脓液较多者。

2. 操作方法　窦道处使用持续 VSD 负压密闭式灌洗引流方式。将多侧孔冲洗管放置在髓腔内，出水管放置髓腔外包埋在 VSD 内，按创面大小修剪，VSD 边缘须覆盖 2 cm 以上健康皮肤，并保持各连接处密封，及时连接负压引流管，维持负压在 125 ~ 450mmHg，采用敏感抗生素持续冲洗，直至创面及骨髓腔内肉芽新鲜，无脓性分泌物。（图 6-1）

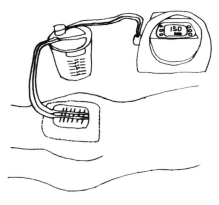

图 6-1　VSD 负压吸引冲洗疗法

3. 疗法特点 所用 VSD 负压吸引，可依靠毛细血管虹吸作用和外在动力持续对创面进行有效的引流，及时将坏死组织分解的腐臭气味、伤口渗液及有害炎症介质排出体外，保持了创面的清洁，持续性负压引流可以明显提高骨创面的局部循环血流速度，增加供血量，显著改善创面部位的血液循环，促进创面的增生修复，使伤口得到良好的愈合，加速窦道闭合。

4. 注意事项 注意观察引流量及引流管中引流液的颜色，出现异常应查找原因，及时处理，尤其要注意保持各管道紧密连接，不能出现折叠、受压、堵管以及回流现象。

5. 临床应用 王隼等采用 VSD 治疗儿童急性血源性骨髓炎 11 例，股骨远端骨髓炎 6 例，胫骨近端骨髓炎 4 例，髂骨骨髓炎 1 例。所有患儿均行术前脓液及血培养和术中脓液培养，采用 VSD 引流，双联抗生素用药，并根据药敏试验结果调整抗生素，5 ～ 7 天拆除 VSD 引流敷料，创口不再有脓液渗出后关闭伤口。抗生素应用至体温平稳后 2 周停药，复查 3 次血培养均为阴性方可出院，下肢石膏固定并口服抗生素 4 周。出院后 1、3、6 个月进行随访。11 例患儿中 5 例脓液培养及血培养均检出金黄色葡萄球菌，1 例仅脓液培养出金黄色葡萄球菌，3 例脓液培养及血培养为溶血性链球菌，1 例脓液培养为表皮葡萄球菌，1 例脓液培养及血培养均阴性。5 例 VSD 引流 1 次，5 例 VSD 引流 2 次，1 例 VSD 引流 3 次，平均 1.6 次，平均 VSD 治疗时间 1.5 周，术后 1 ～ 5 天体温逐渐平稳，最终 11 例患儿均缝合关闭伤口。所有病例均完成 3 次随访，伤口愈合良好，X 线片示骨修复良好，肢体功能恢复良好。其认为 VSD 治疗儿童急性血源性骨髓炎操作简便、高效、安全，治疗时间短，患者痛苦少，可作为儿童急性血源性骨髓炎的常规治疗方法。

参考文献

[1]聂亚林.自拟三黄粉外敷治疗急性化脓性骨髓炎40例临床观察 [J].浙江中医杂志，2015，50（4）：280.

[2]闫慧，何建玲.中药熏洗治疗骨髓炎合并骨外露的护理体会 [J].中医正骨，2000，12（8）：57.

[3]王隼，沈阳，应灏，等.负压封闭引流技术在儿童急性血源性骨髓炎中的应用 [J].中国骨与关节外科，2012，5（6）：517-519.

（周　飞）

第二节　慢性骨髓炎

慢性骨髓炎是指骨与周围组织感染性炎症。以骨质吸收，破坏为主，由急性化脓性骨髓炎发展所致，一般认为急性化脓性骨髓炎发病4周后进入慢性期。其致病因素与急性化脓性骨髓炎相同，常合并多种细菌的混合感染。患者常感局部隐痛、酸痛，肢体增粗变形，皮下组织增厚而变硬，皮肤弹性差且有色素沉着。疾病稳定时，没有全身症状，活动期时，死腔内脓液积聚，可有局部乃全身感染症状。有窦道者，常有脓液流出。

病变经久不愈，局部肌肉萎缩。病程可达数月、数年，甚至终生不愈。加强营养，增强体质，提高抗病能力，以促进愈合。

中医学认为，内热偏盛，外感风热火毒，内外相搏进入骨髓，热盛肉腐，肉腐化脓，致腐骨。根据慢性骨髓炎的发病机制，治疗原则以清热解毒，祛邪与扶正兼顾，内治与外治结合。治法以扶正祛邪为大法，外治法通过药物或非药物疗法作用于皮肤、经穴、窦道，以扶正祛邪、去腐生肌等。常用中医外治法有负压吸引冲洗、中药熏洗、灌药疗法等疗法。

一、负压吸引冲洗疗法

1. 适应证　慢性骨髓炎脓液较多者。

2. 操作方法　见 P297 负压吸引冲洗疗法操作方法。

3. 疗法特点　见 P298 负压吸引冲洗疗法疗法特点。

4. 注意事项　见 P298 负压吸引冲洗疗法注意事项。

5. 临床应用　张梅等探讨灌洗负压持续吸引术在慢性骨髓炎患者中的应用效

果，收治的 60 例慢性骨髓炎患者作为研究对象，随机分成观察组和对照组各 30 例。两组均给予一般处理和病灶清除术，在此基础上观察组给予伤口灌洗并负压持续吸引治疗，对照组给予传统伤口换药治疗，比较两组的住院时间、伤口愈合及复发情况、护理并发症等。发现灌洗负压持续吸引术在慢性骨髓炎患者中的应用效果显著，能够促进创面的增生修复，加速伤口愈合。

二、熏洗疗法

1. 适应证 慢性骨髓炎局部肿胀、疼痛，脓肿未形成者。

2. 操作方法 用熏洗 I 号方（南京市中西医结合医院骨科协定方，主要成分：金银花 10g，法半夏 12g，知母、浙贝母、天花粉、白及、皂角刺、乳香、丹皮各 6g。）水煎取药液 0.2L，与 0.6L 热水共置入中药熏蒸仪。患者取仰卧位、膝关节取伸直位，调整蒸气喷口与皮肤之间的距离为 25 ~ 30cm，温度保持在 55℃左右，每天 1 剂，每次 30 分钟，每天 2 次，10 天为 1 个疗程。

3. 疗法特点 通过热、药的协同作用，加速血液、淋巴液的循环，促进新陈代谢，加快代谢产物的清除。同时，由于热能的作用，促使皮肤充血，扩张毛孔，使药物通过扩张的毛孔渗透肌肤，达到消肿止痛的作用。本法配方为熏蒸 I 号方来自南京中西医结合医院骨科协定方，能显著缓解患者疼痛，减轻症状。

4. 注意事项

（1）每次用完一定要用清水冲洗容器。

（2）每两周用肥皂水彻底清洗容器 1 次。

（3）熏蒸过程中防止局部皮肤烫伤。

（4）用药后观察局部皮肤，有无丘疹、瘙痒或局部肿胀等过敏现象，一旦出现即停止用药，并将药物擦拭干净或清洗，遵医嘱内服或外用抗过敏药物。

（5）室温要适宜，患者身体暴露部位注意保暖。

5. 临床应用　刘坤对60例骨髓炎患者进行了对照研究，对照组患者选用单纯的中药内服疗法，观察组选用中药内服联合中药熏洗疗法。研究发现，观察组的疗效显著高于对照组（$P<0.05$）。表明中药内服联合熏洗疗法治疗骨髓炎有更好的临床疗效。吕松峰等通过慢性化脓性骨髓炎患者窦道分泌物药敏试验结果，选取针对性更好的中药或增加部分药物的用量来治疗慢性化脓性骨髓炎20例全部治愈出院，在长达1年以上的随访调查中，85%以上的患者病灶未复发，较好地改善了患者的生活质量。

三、灌药疗法

1. 适应证　慢性骨髓炎有窦道久不愈合者。

2. 操作方法　根据碘油造影结果，用窦愈灵（南京市中西医结合医院院内制剂），成分：大蒜素、麻油、冰片、乙醇适量。行灌注治疗，可直达病灶。注射时加大压力推注，使药液流注到窦道的各个部位，每周灌注3次，2周即可显效。（图6-2）

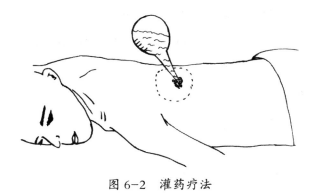

图 6-2　灌药疗法

3. 疗法特点　窦愈灵是经过特殊加工的油包水剂型，具有抑菌杀菌、祛腐生肌的作用，促使窦道闭合。灌药疗法可使药物直达病灶，药效直接。

4. 注意事项 灌药治疗要注意无菌操作，根据碘油造影结果，清除窦道内坏死组织及脓液后灌入足量窦愈灵，凡士林纱布填塞窦口，无菌棉垫包扎牢靠。

5. 临床应用 张建军等通过内服五虫散联合中药灌洗的方法对 77 例慢性化脓性骨髓炎患者进行了治疗。除中药灌洗外，作者还利用虫类药峻烈之通瘀解毒作用及病菌对其无耐药性之特点进行治疗，取得了满意的效果。

参考文献

［1］张梅，喻瑛，杨选花，等.灌洗负压持续吸引术在慢性骨髓炎患者中的应用效果［J］.中国当代医药，2015，22（15）：31-33.

［2］刘坤.中药内服和熏蒸治疗骨髓炎的临床应用［J］.中医临床研究，2011，3（24）：104-105.

［3］吕松峰.中药熏洗治疗慢性骨髓炎的临床体会［J］.光明中医，2011，26（3）：515-516.

［4］张建军，郑吉琦.五虫散内服加中药灌洗治疗慢性骨髓炎 77 例［J］.中国民间疗法，2001，9（9）：24-25.

（周 飞）

第三节 创伤后骨髓炎

创伤后骨髓炎主要指因火器伤、开放性骨折或切开复位内固定等对骨折断端或显露处的直接污染、感染而造成的骨髓炎。不同于血源性骨髓炎，创伤后骨髓炎的病变部位都在骨折端附近，而不在干骺端，骨折处附近软组织亦可同时出现急性化脓性炎症。创伤后骨髓炎在急性期主要表现为骨折后或术后突然出现高热等急性炎症期所常有的全身症状，同时局部出现红、肿、疼痛及水肿等症状，创口或骨表面可有脓液或分泌物溢出。而在慢性期主要表现为伤口不能闭合，可遗留窦道或有骨外露，创口处分泌物较多。因在骨端表面感染，故形成无骨痂包围的死腔。

骨骼一旦污染及其后发展形成感染，大多为慢性过程。受感染的骨端因无骨膜及血供而易坏死，由于皮肤缺损及肢体肿胀，软组织可能难以遮覆而使骨外露，以致加重坏死进程。

西医学治疗目前多建议合理使用抗生素，彻底清除病灶，消灭死腔，引流通畅，保持局部有效的药物浓度，保持局部成骨活性。在合理使用抗菌药的同时进行手术治疗，在彻底清除病灶的基础上，应用局部带蒂肌瓣或带蒂肌皮瓣转移充填消灭死腔。

中医学认为该病多因病后余毒未清，兼之湿热内成、毒邪串犯筋骨，以致气血壅滞，经络痹阻；或因跌打损害，局部骨骼损伤，继之毒邪感染，以致血瘀络阻而成本病。故本病的病机一般认为系湿热、血瘀、脓腐侵袭营血，导致气滞血瘀、损筋败骨。治疗则以清热解毒、化湿和营、扶正祛邪为大法。外治法也遵循这一原则。常用中医外治疗法包括敷贴、溻渍、微波、拔罐等疗法。

一、贴敷疗法

1. 适应证 有瘘管形成或手术切口未愈合者。

2. 操作方法 先将瘘管或疮面用双氧水泡洗，然后用生理盐水洗涤，用干棉纱擦干，将生肌玉红膏涂在病骨上，瘘管用纱条引流，早期每天或隔天换药 1 次，中晚期 3 ~ 5 天换药 1 次，一般用药 3 ~ 5 周。

3. 疗法特点 中药外敷能促使毛细血管增生，改善创面血液循环，加快坏死组织分解和清除，有利于新鲜肉芽组织的生长，缩短创面愈合的时间，局部无刺激，患者痛苦小、疗程短、疗效显著。

4. 注意事项

（1）患处贴敷前后，要清洗干净。

（2）用药后应观察局部皮肤，如有丘疹、瘙痒或局部肿胀等过敏现象应立即停止用药，并将药物擦拭干净或清洗，遵医嘱内服或外用抗过敏药物。

（3）若溃疡肉色灰淡而少红活，新肉生长缓慢，则宜配合内治补养和食物营养，内外并施，以助新生；若创面日久难敛，则宜改善局部的气血运行，以促进愈合。

5. 临床应用 李震宇对急、慢性骨髓炎经常规治疗不成功的病例，采用手术清除死骨，扩开死腔，然后内服硇砂丸，外用加味生肌玉红膏，内外结合治疗100 例，疗效满意。常文萍等使用生肌玉红膏与百克瑞联用治疗慢性骨髓炎也获得了满意的临床效果。李兰霞等将 62 例骨创伤性骨髓炎患者随机分为两组，均应用传统治疗护理措施，观察组在急性发作期加用自拟方外敷患处，手术后加生肌玉红膏与民间验方蛋黄油交替外敷于伤口处。结果观察组从术前症状控制、等待手术时间、术后创口愈合情况及护理问题解决情况方面明显优于对照组。

二、溻渍疗法

1. 适应证 外伤后疮口溃烂，久不收口，脓水淋漓，形成窦道者。

2. 操作方法　以六神祛腐汤煎药湿敷患处，方药组成：桑枝、黄芪、黄柏、野菊花、槐角、大青叶各 25g。加水 1L，煎取 0.3 ~ 0.5L 药液，浸泡伤口患处或用纱布浸药液反复外敷患处。每次 1 小时以上，每天 2 ~ 3 次，可根据病情反复应用，疗程 5 ~ 7 周。

3. 疗法特点　中药外用的特点在于直达病灶，操作简便，依从性高，副作用小，效果明显。

4. 注意事项　若溃疡肉色灰淡而少红活，新肉生长缓慢，则宜配合内治补养和食物营养，内外并施，以助新生；若创面日久难敛，则宜改善局部的气血运行，以促进愈合。

5. 临床应用　张志勇等采用六神祛腐汤浸泡伤口患处或用纱布浸药外敷患处，结合高压氧治疗慢性骨髓炎，总有效率高达 96.88%。陈宗跃等自拟六神祛腐汤外敷治疗创伤性骨髓炎 36 例，通过 X 线片观察骨质破坏修复情况，愈显率达 94.44%。

三、微波疗法

1. 适应证　外伤后疮口溃烂，久不收口，患肢肌肉萎缩，以探针检查可触到粗糙之死骨者。

2. 操作方法　使用微波治疗时，辐射器用覆盖物包裹使用，对准病灶部位后方可输出微波，切忌空载输出。根据症状选择 20 ~ 60W，应以患者感到温热舒适为准，初次接受微波理疗的患者应多观察其反应，以防灼伤。每次照射时间为 15 ~ 20 分钟，每天 1 ~ 2 次。30 天为 1 个疗程，定期换药，保持疮口清洁。

3. 疗法特点　微波辐射使组织温度升高，血管扩张，局部血流加速，血管壁渗透性增高，增强代谢，改善营养，促使组织再生和渗出液吸收，同时加强药物的吸收，提高疗效。

4. 注意事项

（1）微波治疗应保持良好的距离，适当的强度，以防灼伤。

（2）微波治疗期间，定期换药，保持疮口清洁。

（3）有活动性肺结核、出血及出血倾向的，局部严重水肿、严重心脏病、恶性肿瘤的患者及孕妇禁止使用。

5. 临床应用 许华峰将 54 例慢性骨髓炎患者随机分为治疗组和对照组。对照组给予中药湿敷治疗，治疗组在对照组的基础上给予微波治疗，观察两组患者临床疗效。结果治疗组临床疗效明显高于对照组，复发率明显低于对照组。李大为运用中药微波照射治疗慢性骨髓炎 40 例，临床有效率高达 90%。

四、拔罐疗法

1. 适应证 创伤后骨髓炎各个时期患者。

2. 操作方法 可根据患病肢体形态部位，有无创面、窦道以及创面、窦道大小，选用不同大小型号的罐具，罐具要可消毒，可加热，可调压。有创面或窦道者，每天治疗 1 次，每次 10 分钟，压力以拔出分泌物或血液为度，可以骑跨创面，温度略高于肤温，40℃左右，在换药时进行，按无菌物品管理。无创面、窦道或已愈合者每天治疗 2 次，每次 10 分钟，压力温度适中，条件允许者可以走罐。

3. 疗法特点 拔罐疗法能够直接排毒，又能够改善血液循环，提高抗生素效用，调节机体平衡，提高免疫细胞吞噬能力，加速新陈代谢，促进骨与软组织的修复。

4. 注意事项 体质过于虚弱者不宜拔罐，会使虚者更虚。有心脏病、血液病、患皮肤病以及孕妇、妇女经期、过饱、过饥、醉酒时都不适宜拔罐。拔罐过程中若出现脸色苍白、神昏仆倒、出冷汗和头晕目眩等症状，此为晕罐，应立刻停止拔罐，让患者平卧，饮温开水或糖水，休息片刻，多能好转。晕罐严重者，应针刺或点掐百会、涌泉、足三里、中冲、内关和人中等穴位，或艾灸百会、气海、涌泉、关元等穴位。

5. 临床应用　董晓俊等将 80 例慢性骨髓炎患者随机分为治疗组和对照组，对照组采用中药内服外洗以及应用活血类中药针剂，西药应用敏感抗生素、维生素、营养支持物质以及必要的病灶清除术。治疗组是在对照组治疗基础上加用拔罐疗法。结果显示治疗组总有效率为 100%，对照组总有效率为 94.74%，两组疗效比较有显著性差异。两组患者住院时间比较观察组平均 8.43 周，对照组平均 9.11 周。其认为拔罐疗法在治疗慢性骨髓炎中的应用能够提高治愈率，有效缩短住院时间。

参考文献

［1］李震宇.内外结合治疗骨髓炎 100 例［J］.湖南中医杂志,1994,10（2）:27-28.

［2］常文萍,关靖.生肌玉红膏与百克瑞联用治疗慢性骨髓炎临床体会［J］.天津药学,2008,20（2）:41-42.

［3］李兰霞,武春华,李兰英.中药外敷治疗骨创伤性骨髓炎临床观察［J］.中国中医急症,2006,15（9）:982-983.

［4］张志勇,焦丽强,于明克,等.六神祛腐汤结合高压氧治疗慢性骨髓炎 96 例［J］.中国中医急症,2009,18（11）:1895-1896.

［5］陈宗跃,刘向龙,于明克.自拟六神祛腐汤外敷治疗创伤性骨髓炎 36 例［J］.中国中医急症,2011,20（6）:945-948.

［6］许华峰.中药湿敷联合微波治疗慢性骨髓炎的临床研究［J］.现代诊断

与治疗，2014，25（20）：4614-4615.

[7]李大为.中药微波照射治疗慢性骨髓炎[J].河南中医，2002，22（5）：38-39.

[8]董晓俊，李跃京，张朝阳，等.拔罐疗法在治疗慢性骨髓炎中的应用[J].中国中医骨伤科杂志，2006，14（4）：26-27.

（张　立）

第四节　化脓性关节炎

化脓性关节炎是指化脓性细菌引起的关节内感染。化脓性关节炎的致病菌多为金黄色葡萄球菌，其次为大肠杆菌、肺炎球菌、铜绿假单胞菌等。婴幼儿化脓性关节炎常以溶血性链球菌为主。起病急骤，有寒战、高热等症状，体温可达39℃以上，甚至出现谵妄与昏迷，小儿惊厥多见。病变关节迅速出现疼痛与功能障碍，患者常因惧怕疼痛拒做任何检查。关节腔内积液在膝部最为明显，可见髌上囊明显隆起，浮髌试验可为阳性，张力高时使髌上囊甚为坚实，因疼痛与张力过高有时难以做浮髌试验。

发病后 2 ~ 3 日内如能早期诊断及正确治疗，关节可以完全恢复。治疗过迟就会形成各种后遗症。预后决定于感染的程度、细菌的种类及治疗的正确与否。主要后遗症是关节畸形、纤维性强直及骨性强直。下肢髋、膝、踝关节是负重关节，关节软骨一旦破坏，关节面不整，易继发关节变形，骨性强直也时有发生。大龄儿童骨骺线提前闭合，会发生患肢短缩，乳幼儿骨骺核消失会引起患肢严重短缩。

中医学认为，化脓性关节炎多因正气不充，邪气壅滞，毒蕴关节，气滞血瘀，经络阻塞，津液不能输布，湿热内蕴，腐筋伤骨所致。根据化脓性关节炎的发病机制，外治法多以泻火解毒、清热利湿、补益气血、托里透脓、益气化瘀和通经活络为主。常用中医外治疗法有贴敷、穿刺注射、VSD 负压吸引冲洗等疗法。

一、贴敷疗法

1. 适应证　化脓性关节炎早期，关节肿痛不著，皮肤无破溃者。

2. 操作方法　患者取相对舒适轻松的姿势，充分暴露患处，然后用 75% 医用酒精或碘伏对需要贴敷的部位进行清洁消毒，再根据患者所诉的肿痛部位确定敷药的面积，用加味金芙膏（南京市中西医结合医院院内制剂，批准号：苏药制字Z04001259，处方主要有姜黄、大黄、芙蓉叶等）直接贴敷于患处，纱布包扎后，用医用胶布固定，对胶布过敏者可用绷带固定。

3. 疗法特点　用中药敷于患处，以达到通经活络、消肿止痛的作用，能够显著提高血管活性，促进血液循环。

4. 注意事项　局部皮肤破溃、过敏者禁用。一旦皮肤出现红疹、瘙痒等过敏表现者应立即停止用药，并彻底清洗敷药皮肤。

5. 临床应用　郑晓辉等将捣烂的犁头草外敷于化脓性关节炎患者关节肿胀处，配合内服药治疗取得满意的疗效。犁头草又名紫花地丁，具有清热、消肿、解毒的功效。其所含的铜、铁、锰、锌等微量元素对痈、疮、流注等组织的愈合有一定的作用。

二、穿刺注射疗法

1. 适应证　适用于化脓性关节炎中期，关节肿痛明显，皮肤无破溃者。

2. 操作方法　在关节肿胀最明显处应用14号针头穿刺抽吸关节腔脓液，并送细菌培养加药敏试验。若关节腔脓液少，可先注入生理盐水，使关节囊膨胀，尽可能多地抽取关节腔积液。当细菌培养及药敏结果回示后，向关节腔内注射敏感抗生素，每天1次，配合静脉滴注抗生素。当体温正常，关节肿胀明显缓解，关节腔穿刺液细菌培养加药敏试验连续3次阴性后，停止关节穿刺注射抗生素，并停止静脉滴注抗生素，改为口服抗生素4周。

3. 疗法特点　关节穿刺对关节炎和关节损伤的诊断和鉴别诊断有着重要意义，根据抽出关节液的量、颜色、透明度、黏稠度、糖含量、蛋白含量、镜下检查或细菌培养，能较可靠地诊断并鉴别出关节炎的性质。抽到脓液或分泌物做涂片检测和细菌培养，若为阳性，不仅可以作为诊断，同时可明确致病菌种类及对药物的敏感性，以作为治疗的依据。

4. 注意事项 穿刺时应尽量吸净关节内积脓或积液，以降低关节内张力，可使疼痛减轻，并可防止关节血管栓塞，关节软骨破坏。关节穿刺吸引后，可向关节注入有效广菌谱抗生素，以达到早期治疗的目的。

5. 临床应用 何生祯等对 19 例早期化脓性关节炎患者行关节穿刺冲洗治疗，疗效显著，全部治愈出院。关节穿刺冲洗疗法具有早诊断，早治疗，创伤小，操作方便，并发症少，关节功能恢复块，复发率低等优点，被认为是膝关节早期化脓性关节炎的首选措施。

三、VSD 负压吸引冲洗疗法

1. 适应证 化脓性关节炎中、晚期，皮肤破溃有较多脓液者。

2. 操作方法 所有患者除常规检查外，均进行病原学检查和药敏试验，术前准备完成后即在全麻下彻底清除感染或坏死组织，然后根据创面大小选择 1 ~ 2 副输液器，于输液器的过滤器上方 1cm 处剪断，在末端处剪数个小侧孔，将自制的冲洗管置于创面或创腔内，用缝线将冲洗管固定在伤口周围正常皮肤或 VSD 上，再按创面大小把 VSD 敷料置入创面上，引流管带侧孔的一端埋于 VSD 敷料中，另一端从远离创面约 3cm 正常皮肤处戳孔引出。材料边缘与皮肤间断缝合。最后擦干周围皮肤，将生物透性薄膜粘贴并密闭整个创面。

3. 疗法特点 本疗法减少了因反复穿刺抽脓及注入抗生素可能导致的引流不畅而使病情加重，同时避免了因开放引流带来的继发感染和关节功能障碍。化脓性关节炎的致病菌 80% 以上为金黄色葡萄球菌，其病变不仅影响滑膜，且常累及韧带和关节软骨，因脓液中含有大量蛋白溶解酶，很易使软骨溶解破坏。持续冲洗使蛋白分解酶得到足够的稀释，使软骨得到保护，持续吸引还可使关节内脓液、坏死组织得到充分引流，减少中毒症状。冲洗液中含有较高浓度的抗生素，可直接作用于关节内细菌，使感染得到控制。持续吸引使肿胀的关节得到有效的减压，避免骨骺或股骨头血运障碍。冲洗液使关节囊保持轻度膨胀，可防止关节在愈合过程中粘连，因而可获得一个较好的关节功能。

4. 注意事项 保持负压吸引通畅，保持合适的负压 −0.04 ~ −0.06MPa。根据 VSD 敷料是否瘪陷、引流管管型是否存在判断引流是否通畅，若创面瘪陷表示负压有效；若敷料隆起，创面潮湿且有液体聚集，提示引流堵塞或连接管扭曲，应立即处理。还须定期检查连接管与负压表及负压瓶之间，以及各引流管之间连接是否松动，给予调整。观察引流管是否通畅，准确记录引流量及引流液的颜色、性质等。仔细检查创面内是否有活动出血，当发现有大量新鲜血液被吸出应立刻处理。感染创面持续负压吸引易引起管道塌陷，分泌物、血凝块、坏死组织等更易引起 VSD 微孔堵塞。因此，应保证每天冲洗量 1.5 ~ 2.5L，引流液清亮后改为单纯负压吸引。所有患者术后均应用敏感抗生素 5 ~ 7 天，以控制感染。

5. 临床应用 张玉富等对术后感染引发的 7 例膝关节化脓性关节炎彻底清创后行 VSD 负压吸引冲洗疗法，发现在 VSD 治疗的第 7 ~ 12 天后创面及关节腔内已非常洁净，髌骨表面出现新鲜肉芽组织，疗效满意。表明 VSD 负压吸引冲洗疗法可对浅部和深部的感染创面充分灌洗引流，有效促进创面愈合。朱光辉等对 25 例化脓性关节炎患儿行 VSD 负压吸引冲洗疗法，均获痊愈，经 4 个月至 4 年随访均无复发。

参考文献

[1]郑晓辉，沈泽培，黄枫.犁头草治疗化脓性关节炎［J］.中医药学刊，2005，23（8）：1526-1528.

［2］何生祯，王珍秀.关节穿刺冲洗治疗早期化脓性关节炎19例总结［J］.医学信息，2015，28（30）：266.

［3］张玉富，田鹏，王满宜.负压封闭引流技术结合关节腔内灌洗引流治疗髌骨骨折术后感染［J］.中华创伤骨科杂志，2013，15（4）：308-311.

［4］朱光辉，梅海波，唐进，等.封闭负压引流治疗婴幼儿化脓性关节炎的疗效观察［J］.中国普通外科杂志，2011，20（11）：1284-1286.

（王　睿）

第五节　脊柱结核

脊柱结核（spinal tuberculosis）是因结核性分枝杆菌感染，随血行到达血流缓慢的椎体，引起椎体病变所致。脊柱结核起病缓慢，全身表现不典型，可有低热、盗汗、消瘦、贫血等表现；局部症状包括疼痛、活动受限，疾病迁延不愈可导致病理性骨折、脊柱畸形、寒性脓肿，窦道形成，甚至截瘫。治疗脊柱结核西医学常规予以联合抗结核药物，必要时行结核病灶清除术，大多数患者经规范治疗可以痊愈。

中医学认为，本病为先天禀赋不足，正气虚弱，肝肾受损，或后天失调，伤及脾肾导致肾虚髓空，抗病能力下降，痨虫乘虚而入，留着于骨骼而发病。中医学认为该病属于"骨痨－流痰"范畴。根据脊柱结核的发病机制，其治疗原则必须整体与局部并重、祛邪与扶正兼顾、内治与外治结合。治法以温肾壮阳、益气健脾、滋阴养血、扶正祛邪、抗痨杀虫为主。外治法通过药物或非药物疗法作用于皮肤、腧穴、窦道，以扶正祛邪、温阳散结、祛腐生肌、抗痨杀虫。常用中医外治方法有贴敷、药线引流、灌药等疗法。

一、贴敷疗法

1. 适应证　初、中期脊柱结核患者，患处仅轻微疼痛不适，夜间疼痛可加重，脊柱活动障碍或脓成未溃者。

2. 操作方法

（1）初期：用阳和解凝膏外敷，本方出自《外科正宗》。组方为：鲜牛蒡草480g（或干品120g），透骨草40g（或干品10g），川乌20g，桂枝20g，大黄20g，当归20g，生草乌20g，生附子20g，地龙20g，僵蚕20g，赤芍20g，白芷20g，白蔹20g，白及20g，川芎10g，续断10g，防风10g，荆芥10g，五灵脂 10g，木香 10g，香橼 10g，陈皮 10g，肉桂 20g，乳香 20g，没药 20g，苏合香 40g，麝香 10g。除苏合香外，肉桂、乳香、没药粉碎成细粉，与麝香配研，过筛，混匀。其余牛蒡草等 22 味，酌予碎断，与食用植物油 2400g 同置锅内炸枯，去渣，滤过，炼至滴水成珠。另取铅丹 75～105g，加入油内，搅匀，收膏，将膏浸泡于水中。取膏，用文火熔化后，加入苏合香及上述粉末，搅匀，分摊于纸上，即得。外用，加温软化，贴于患处。

（2）中期：用太乙膏外敷，本方出自《外科正宗》。组方为：玄参、白芷、当归身、肉桂、赤芍、大黄、生地黄、土木鳖各 60g，阿魏 9g，轻粉 12g，柳枝、槐枝各 100 段，血余炭 30g，铅丹 1200g，乳香 15g，没药 9g，麻油 2500g。除铅丹外，诸药入油煎，熬至药枯，去渣，再加入铅丹，充分搅匀成膏，用时隔火炖烊，摊于纸上，随病处大小敷贴。

3. 疗法特点　初期用阳和解凝膏，温阳化湿、消肿散结。中期予以太乙膏消肿清火、解毒生肌。

4. 注意事项　脓肿破溃、局部皮肤过敏者禁用。用药后观察局部皮肤，如有丘疹、瘙痒或局部肿胀等过敏现象时，停止用药，并将药物擦拭干净或清洗。

5. 临床应用　王殿荣等利用中药内服外用治疗骨结核伴窦道患者 32 例，内服阳和汤，外治予温经化痰、消肿散结、祛腐生肌之品，包括化核膏、祛腐散、生肌散、生肌象皮膏等药，总有效率为 96.87%。该法通过内外联合用药，能促进破坏骨质修复，疗效确切。

二、药线引流疗法

1. 适应证　脊柱结核晚期患者，脓成已溃，形成长期不愈的浅表性窦道者。

2. 操作方法　用传统中药丹剂加味 I 号丹、I 号丹、II 号丹等换药治疗。将丹剂均匀撒在油纱布上或特制的纸捻上，直接用于窦道。开始用加味 I 号丹祛腐和拔管，使窦道创面组织新鲜，再以 I 号丹和 II 号丹顺序提脓和刺激创面肉芽生

长，逐步闭合窦道。（图 6-3）

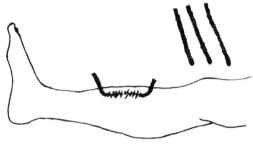

图 6-3　药线引流疗法

3. 疗法特点　所用丹剂加味Ⅰ号丹祛腐作用较强，Ⅰ号丹、Ⅱ号丹祛腐作用渐次减弱，而生新作用逐渐增强，加速窦道闭合。

4. 注意事项　1～2天换药1次，彻底清除坏死的组织及脓液后将药线置入窦道。换药要严格无菌操作，换药后敷料包扎牢靠。

5. 临床应用　杨德昌用自炼白降丹治骨结核10例，药用朱砂、雄黄各6g，水银30g，硼砂15g，火砂、食盐、白矾、皂矾各45g，如法炮制，制成药条插入脓腔或窦道，治疗10例骨结核溃破患者，结果痊愈7例，无效3例。该研究还配合内服加味八珍汤以扶正逐邪、抗痨杀虫，促进窦道愈合，疗效可靠。

三、灌药疗法

1. 适应证　脊柱结核晚期患者，脓成已溃，形成长期不愈的复杂性深部窦道者。

2. 操作方法　根据碘油造影结果，用窦愈灵（南京市中西医结合医院中药制剂）行灌注治疗，可直达病灶。窦愈灵以大蒜素、麻油为主要成分，经特殊加工使窦愈灵制剂为油包水剂型，注射时加大压力，可流注到窦道的各个部位，每周灌注3次，2周为1个疗程。

3. 疗法特点 窦愈灵具有抑菌杀菌、祛腐生肌的作用，可促使窦道闭合。

4. 注意事项 灌药治疗要注意无菌操作，根据碘油造影结果，清除窦道内坏死组织及脓液后灌入足量窦愈灵，凡士林纱布填塞窦口，无菌棉垫包扎牢靠。

5. 临床应用 谢景龙等用结核灵插管冲洗治疗骨关节结核性窦道 81 例，药用连翘、金银花、蒲公英各 250g，黄柏 300g，川贝母 20g，蜈蚣 10 条制成 2.5L 液体冲洗结核窦道同时配合内服中药结果治愈 80 例，有效 1 例，总有效率达 100%，疗效较好。

孔晓海等收治结核性窦道患者 95 例，用中药制剂窦愈灵灌注，凡士林纱条阻塞窦口，隔日灌注 1 次。窦道愈合时间 <3 周者 35 例，3 ~ 4 周者 31 例，4 ~ 6 周者 27 例。随访 5 ~ 58 个月，平均 31 个月，治愈 93 例，复发 2 例，治愈率达 97.5%。窦愈灵具有抑菌杀菌、祛腐生肌的作用，促使窦道闭合，疗效显著。

参考文献

［1］王殿荣，王玉辉.中药内外兼治治疗骨结核 32 例临床观察［J］.四川中医，2008，26（1）：104-105.

［2］杨德昌.自炼白降丹治疗骨结核 10 例观察［J］.江西中医药，1981，12（3）：21.

［3］谢景龙，秦国进.结核灵插管冲洗治疗骨关节结核性窦道 81 例疗效观察［J］.中国医药学报，1991，6（2）：36-40.

［4］孔晓海，梅宗贤，林云涛，等.窦愈灵治疗慢性结核性窦道的临床研究［J］.现代中西医结合杂志，2002，11（13）：1207-1208.

（王　睿）

第六节　髋关节结核

髋关节结核是由于结核杆菌通过血液循环到达髋部，引起的以骨关节破坏为主、进行缓慢的髋关节感染性疾病。大多继发于肺结核，少数来源于消化道结核，在全身骨关节结核中约占 7.20%，仅次于脊椎结核而居第二位，在肢体大关节中居首位。多见于儿童和青壮年，男性多于女性。患者常有食欲减退、消瘦、全身无力以及低热、盗汗等症。往往伴有跛行、疼痛、患侧肢体肌肉萎缩、关节肿胀、活动受限，甚至有病理性脱位、关节畸形、强直和下肢不等长等症状。

髋关节结核西医学常规进行西药抗结核，必要时行病灶清除、关节成形等手术治疗。一般效果比较满意，预后也比较理想。若失治或误治，可引起病灶反复发作，局部继发窦道，甚至病理性脱位、僵硬或强直。

中医学将髋关节结核称为"穿拐痰"。中医学认为，先天禀赋不足，正气虚弱、肝肾受损，或后天失调，伤及脾肾导致肾虚髓空，抗病能力下降，痨虫乘虚而入，留着于骨与关节而发病。根据髋关节结核的发病机制，治疗原则以整体与局部并重、祛邪与扶正兼顾、内治与外治结合。内治法以温经散寒、通滞化痰、养阴清热、益气托毒、补益肝肾、抗结核杀虫为主。外治法通过药物或非药物疗法作用于皮肤、经穴、窦道，以扶正祛邪、温阳散结、去腐生肌、抗结核杀虫。常用中医外治法有贴敷、灌药、药线引流等疗法。

一、贴敷疗法

1. 适应证　髋关节结核早期局部肿胀、未成脓或脓肿初期、皮肤无破损者。

2. 操作方法　协助患者取舒适体位，患处下垫中单，充分暴露病灶部位，注意保暖。清洁皮肤，观察皮肤外观情况，询问患者的感受。摊药根据病变区域大小确定敷药面积，可选用加味金芙膏（南京市中西医结合医院院内制剂，批准号：苏药制字 Z04001259）或七味内消散（南京中西医结合医院院内制剂），组成：肉桂、丁香、樟脑、山奈、牙皂、生南星、白胡椒，用蜂蜜调配而成备用。取大小合适的敷料，均匀摊药，厚薄适中，不污染他物；随时观察患者病情变化，询问患者感受。胶布固定，范围大的用绷带缠绕，松紧适度，保持肢体功能位。

3. 疗法特点 运用中药敷于患处，以达到通经活络、清热解毒、消肿止痛的作用。该疗法能够显著提高血管活性，改善局部血液循环，抑制结核菌活性及病理进展。加味金芙膏为南京中西医结合医院院内制剂，批准号：苏药制字 Z04001259，临床运用 40 余年，总有效率 85% 以上，临床未见不良事件发生。

4. 注意事项 脓肿破溃、局部皮肤过敏者禁用。用药后观察局部皮肤，如有丘疹、瘙痒或局部肿胀等过敏现象时，停止用药，并将药物擦拭干净或清洗。

5. 临床应用 赵凤莲应用中药制剂（主要成分：麝香、赤石脂、红花、冰片、乳香、没药等），研为粉末后撒于患处，用药布包扎，每天早、晚换药各 1次，10 天为 1 个疗程，治疗骨结核瘘管、窦道 95 例，有效率为 91.6%，认为所用药物具有辟浊、活血、生肌、收口之妙。

二、灌药疗法

1. 适应证 手术后管道、结核窦道复杂者。

2. 操作方法 选用窦愈灵（南京市中西医结合医院院内制剂），主要成分为大蒜液、麻油等。换药时常规消毒窦道周围皮肤，剪开窦愈灵包装，用包装尖端细管口探入窦道口，逐渐用力捏挤包装袋将药液注入窦道内，调整方向，或患者改变体位，直到药液持续溢出窦道口，表明药液已经充满病灶腔隙。凡士林纱布填塞窦口，每周 3 次。

3. 疗法特点 窦愈灵属纯中药制剂，为油包水剂型，注射时压力大，可流注到窦道的各个部位，可疏通被小死骨及干酪组织堵塞的窦道分支，使病变组织易于排出，同时有抑菌杀菌、祛腐生肌作用，促使窦道闭合。"窦愈灵"临床使用10余年，总有效率100%，远期疗效88.5%，显著提高了结核性复杂窦道的治愈率。未见临床不良事件发生。《"窦愈灵"中药制剂治疗复杂性窦道的临床研究》，2003年获得南京市科学技术进步奖三等奖。该制剂实现了无毒纯中药制剂替代传统"丹剂"，避免了临床患者汞中毒危险性，缩短复杂性窦道的疗程，降低了再手术率。

4.注意事项 用灌注法之前，要进行窦道造影，明确窦道走行，如果临近或连通胸、腹腔等重要结构，禁忌使用。灌注时，药液无菌包装打开后，不得重复使用，以免细菌污染导致窦道混合感染。窦愈灵具有刺激性，初次注药剂量不宜太大，防止出现药物反应。用药后观察局部皮肤，如有丘疹、瘙痒或局部肿胀等过敏现象时，停止用药，并将药物擦拭干净或清洗，遵医嘱内服或外用抗过敏药物。个别患者会有疼痛或发热，酌情对症处理，如果症状明显，则停止使用。

5.临床应用 杨凯新等应用闭式灌注冲洗治疗骨关节结核31例患者，髋关节18例，肘关节8例，踝关节5例。术后保持冲洗管通畅，也可用负压吸引。冲洗液加用抗结核药物，一般采用二联抗结核药物，如异烟肼、链霉素，适当应用抗炎药物，如庆大霉素或甲硝唑，抗结核及抗炎药物交替冲洗。冲洗时间可根据病灶大小而定，但不少于30天，也可采用间断给药，每天3次。待感染及体征消失，化验关节冲洗液正常后拔管。全身正规抗结核治疗4个月以上。31例患者经上述治疗后，28例2年无复发，关节活动良好，无疼痛。2例关节功能大部分恢复。1例陈旧性髋关节结核患者6个月后扶拐活动，关节疼痛明显减轻，2年后随访未发现病灶复发。作者认为，此法血清药物浓度明显低于全身用药时的浓度，对结核杆菌具有长时间抑制作用，而且全身反应小，解决了以往关节内药物浓度低的问题，此法适用于滑膜结核及早、中期全关节结核。

三、药线引流疗法

1. 适应证　疮疡疮口过小，脓水不易排出者。

2. 操作方法

（1）一般多用五五丹、七三丹或黑虎丹等，黏附在药线上，插入既深又小的疮口，发挥提脓祛腐的作用。

（2）内裹药物法。将药物预先放在纸内，裹好搓成纸线备用。药物可选白降丹等，因这些药有腐蚀化管的作用，多用于瘘管和窦道已成者，发挥腐蚀化管、脱管的作用。

（3）将腐蚀药物加米糊或面粉制成锭状、线香状的药捻，插入细小的瘘管，如三品一条枪。具体使用时，应顺着疮口方向插入药线，插到口道底部后再抽出少许，外留 0.5cm，便于换药时取出。

3. 疗法特点　提脓祛腐，引导脓水外流。

4. 注意事项　提脓祛腐法使用的药物，大都具有刺激作用，凡对药物有过敏者，均应禁用。丹药应用陈久之品，则可缓和药性，减少患者痛苦。这类药物使用不宜过量，以免引起汞中毒。药捻插入疮口中，应留出一小部分于疮口之外，便于换药；如脓水已尽，流出淡黄色液体时，即使脓腔尚深，亦不宜再插黏有腐蚀性药物成分的药捻，否则影响收口的时间；腐蚀药物作用峻猛，腐去管化即停，否则易伤好肉或筋骨。

5. 临床应用　倪毓生等应用海马拔毒生肌散合红升丹，按临床辨证需要，配制成含 5% ~ 80% 红升丹浓度的散剂，用散剂或取药线剂型治疗结核性窦道，疮口脓腐多而不易脱落或引流不畅者；取祛腐生新膏油纱条治疗疮口开豁、引流通畅、脓腐已尽、肉芽组织鲜活、窦道尚深、生肌不速者；祛腐生新膏治疗疮口内凹尚浅、脓腐已尽、肉芽组织新鲜者。治疗 45 例患者，窦道疮口愈合，全身症状消失，44 例，占 97.78%；未愈：窦道及疮口未愈合，全身症状明显改善，1 例，占 2.22%。治疗天数最短 30 天，最长 87 天。作者认为，结核性窦道在外治药物中，首选升、降二丹制剂，因其具有祛腐生新和抗菌、抑菌作用，在具体应用时必须注意择用合适的剂量与剂型，其浓度一般与脓腐多少成正比，外治的同时，内治扶正祛邪尤为重要。

参考文献

［1］赵凤莲 . 中药外治法临证治疗骨结核 95 例［J］. 中医函授通讯，1993，11（6）：19 .

［2］孔晓海，梅宗贤，林云涛，等 . 窦愈灵治疗慢性结核性窦道的临床研究［J］. 现代中西医结合杂志，2002，11（13）：1207–1208 .

［3］杨凯新，阿曼·特来提 . 闭式灌注冲洗治疗骨关节结核［J］. 新疆医科大学学报，2000，23（2）：163 .

［4］倪毓生，倪毅，方勇 . 升、降二丹为主外治结核性窦道 45 例［J］. 中医外治杂志，2010，20（6）：28–29 .

（杨增敏　佟兴业）

第七节　膝关节结核

膝关节结核是由于结核杆菌通过血液循环到达膝部，引起的以骨关节破坏为主、进行缓慢的膝关节感染性疾病。大多继发于肺结核，少数来源于消化道结核。在国内大宗结核病例的报道中，膝关节结核的发病率在脊柱及髋关节之后，居于六大关节的第二位。膝关节结核患者多为儿童及青壮年，以 10 岁以下儿童多发，性别上无明显差别。全身症状可表现为低热、盗汗、贫血、消瘦、易疲劳、食欲不振和血沉加速等。儿童患者常有夜啼、易哭闹等特有表现。患者常有关节肿胀、肌肉萎缩、畸形、窦道、功能障碍、发育生长畸形等表现。

治疗膝关节结核西医学常规进行西药抗结核，必要时行病灶清除、关节融合等手术方法。若失治或误治，或患者体质不佳、年老体衰，可引起病灶反复发作，局部继发窦道，甚至病理性脱位、僵硬或强直。

中医学将膝关节结核称为"鹤膝痰"。中医学认为，本病之本为儿童先天不足，青少年则为劳倦内伤，以致肾亏络空，骨质生长障碍或骨质疏松所致；其标是风寒乘虚侵袭，痰浊凝聚，或有所伤，气血失和。后期因阴愈亏，火愈旺，常出现阴虚火旺的证候；因脓水淋漓不断，又可出现气血两虚的症状。根据膝关节结核的发病机制，治疗原则以整体与局部并重、祛邪与扶正兼顾、内治与外治结合。内治法以温经散寒、通滞化痰、养阴清热托毒、补益肝肾、抗结核杀虫为主。外治法通过药物或非药物疗法作用于皮肤、经穴、窦道，以扶正祛邪、温阳散结、去腐生肌、抗结核杀虫。常用中医外治法有贴敷、药线引流、灌药等疗法。

一、贴敷疗法

1. 适应证　膝关节结核早期局部肿胀、未成脓或脓肿初期、皮肤无破损者。

2. 操作方法　协助患者取舒适体位，患处下垫中单，充分暴露病灶部位，注意保暖。清洁皮肤，观察皮肤外观情况，询问患者的感受。摊药根据病变区域大小确定敷药面积，可选用加味金芙膏（南京市中西医结合医院院内制剂，主要成分：姜黄、大黄、芙蓉叶等）或七味内消散（南京中西医结合医院院内制剂，主要成分：官桂、丁香等），取大小合适的敷料正确摊药，做到均匀、厚薄适中，不污染他物；敷药部位准确；敷药面积适中；随时观察患者病情变化，询问患者感受。胶布固定，范围大的用绷带缠绕，松紧适度，保持肢体功能位。

3. 疗法特点 运用中药敷于患处或穴位，以达到通经活络、清热解毒、消肿止痛的作用。该法能够显著提高血管活性，改善局部血液循环，抑制结核菌活性及病理进展。加味金芙膏为南京中西医结合医院院内制剂，批准号：苏药制字Z04001259，临床运用40余年，总有效率85%以上，临床未见不良事件发生。

4. 注意事项 脓肿破溃、局部皮肤过敏者禁用。用药后观察局部皮肤，如有丘疹、瘙痒或局部肿胀等过敏现象时，停止用药，并将药物擦拭干净或清洗。

5. 临床应用 李武军应用中药自制制剂（主要成分：延胡索、细辛、白芥子、桂枝、乳香、没药等）陈醋调膏，摊于棉布上，敷于患处，一般3～6小时去药，若贴后烧灼感明显，可提前去药，防止药物灼伤皮肤，10天1次，3次为1个疗程，3个疗程后停用。治疗21例中，临床痊愈18例，显效3例，其中治疗3个疗程临床痊愈7例，4个疗程临床痊愈8例，6个疗程临床痊愈3例。为巩固疗效，常规服用抗结核药物1年，经2年随访，临床痊愈18例，未再复发。作者认为，贴敷药物有祛风通络、散寒化痰、化瘀止痛功效，且药物直达病所，内外合治，疗效较好。薛伟等应用骨结核外敷药方（主要成分：麻黄、蟾酥、斑蝥、白芥子、蜈蚣、黄芩、全蝎、黄柏、三七、乳香、五倍子、没药、黄连等），将制好的药膏敷于骨关节上，厚度为1cm，用黄蜡绸覆盖，再用由平布包扎固定即可。保持一定温度，6天换1次药，30天为1个疗程。24例患者治疗后，总有效率达到了95.8%，满意率达到了91.99%。骨结核敷药治疗，简单痛苦小，无毒副作用，避免了患者长期吃药、打针的痛苦，药物通过局部渗透、吸收直达病灶部位，可在24小时内渗入骨组织，发挥作用。王殿荣等于病灶局部没破损处外敷化核膏，以温经化痰、消肿散结，伤口表面外敷生肌象皮膏，达到收敛生肌、活血止血功效，能促进病灶吸收、破坏骨质修复，控制病情发展。通过内外联合用药，达到标本兼治的目的。

二、药线引流疗法

见 P322 髋关节结核药线引流疗法。

三、灌药疗法

见 P320 髋关节结核灌药疗法。

参考文献

［1］李武军．抗结核肿消散加药物贴敷治疗关节结核 21 例［J］．中国社区医师（医学专业），2011，13（11）：161．

［2］薛伟，张英民，郭洪生．关节镜手术配合中药贴敷应用于膝关节结核的疗效分析［J］．环球中医药，2015，8（S2）：177–178．

（杨增敏　佟兴业）